SURGERY

现代外科健康教育丛书

现代外科健康教育——心血管外科分册

主　审　董念国
主　编　李燕君　徐　芬
副主编　曾　珠　王慧华　王　晶
编　者　(以姓氏笔画为序)
丁　露　王　爽　王　晶　王雪晖
王慧华　圣　利　刘　帆　刘　菊
刘　敏　许　敏　孙婷婷　李　宁
李燕君　杨林杰　杨柳青　陈丽萍
周　杨　赵　媛　胡玉婷　姜　杨
徐　芬　董　芸　程　芬　曾　珠
冀春霞　戴晓鸥

華中科技大學出版社
http://www.hustp.com
中国·武汉

内容简介

本书是“现代外科健康教育丛书”之一。

本书共八章，以问题的形式导入，内容包括概述、先天性心脏病围手术期康复指导、心脏瓣膜病、冠心病、主动脉夹层动脉瘤、其他类型心脏病、特殊治疗及检查和心脏外科疾病围手术期健康指导。

本书不仅可供患者及其家属参考使用，也可供广大临床护理工作者及教师使用。

图书在版编目(CIP)数据

现代外科健康教育．心血管外科分册/李燕君，徐芬主编．—武汉：华中科技大学出版社，2017.11
ISBN 978-7-5680-2207-1

Ⅰ．①现… Ⅱ．①李… ②徐… Ⅲ．①外科学 ②心脏外科学 ③血管外科学 Ⅳ．①R6

中国版本图书馆 CIP 数据核字(2016)第 219837 号

现代外科健康教育——心血管外科分册
Xiandai Waike Jiankang Jiaoyu
——Xinxueguan Waike Fence

李燕君 徐 芬 主编

策划编辑：居 颖 车 巍
责任编辑：陈 晶
封面设计：原色设计
责任校对：祝 菲
责任监印：周治超
出版发行：华中科技大学出版社(中国·武汉) 电话：(027)81321913
武汉市东湖新技术开发区华工科技园 邮编：430223
录 排：华中科技大学惠友文印中心
印 刷：武汉华工鑫宏印务有限公司
开 本：880mm×1230mm 1/32
印 张：10.875
字 数：310 千字
版 次：2017 年 11 月第 1 版第 1 次印刷
定 价：39.00 元

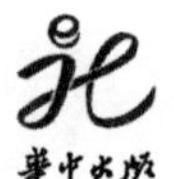

现代外科健康教育丛书
编　委　会

网络增值服务
使用说明

1. PC端读者操作步骤

(1) 登录

a. 登录网址 http://yixue.hustp.com/index.php，完成注册后点击“登录”。输入账号、密码后，提示登录成功。

b. 完善个人信息，将个人信息补充完整后，点击保存即可。

(2) 查看图片

点击“课程”，选择相应图书，即可看到书内图片。

2. 手机端读者操作步骤

(1) 用手机扫描二维码，按提示登录；新用户先注册，然后再登录。

(2) 登录之后，按页面要求完善个人信息。

(3) 验证成功后，即可看到该二维码所对应的图片。

序 1

护理是诊断和处理人类对现存的或潜在的健康问题的反应。现代护理学赋予护士的根本任务是“帮助患者恢复健康，并帮助健康人提高健康水平”。根据这一任务，护理活动可以分为两大类：一类是临床护理活动，即帮助患者维持生命、减轻痛苦和促进健康的恢复；另一类则是健康教育和健康促进活动，即帮助患者获得与健康相关的知识，预防疾病发生，提高自我保健能力和建立健康相关行为。

外科手术作为一种压力源，会造成患者的心理应激，对患者的康复不利。不同专科手术护理的健康教育满足了人们对健康的关注和需要，充分体现了护理专业在人类健康领域中的重要性。开展专科护理健康教育，有助于住院手术患者及家属配合手术，可增强手术患者的适应能力，促进手术顺利实施，提高手术疗效，促进患者康复，具有深远的社会意义。

“现代外科健康教育丛书”由长期工作在外科护理工作一线的护理专家，结合多年实践经验，总结、归纳外科临床护理工作中的常见问题，并根据当前外科护理学发展的要求编撰而成。本套丛书根据外科手术科室的具体专科特点，系统地介绍了专科手术护理等健康教育工作的内容，围绕患者最担心、最关心、最需要解决的问题展开，重点介绍术前健康教育、术后健康教育和出院健康指导等内容，对住院手术患者和家属进行有目的、有计划、有效果的健康教育，促进患者快速康复，提高患者生活质量。

值此华中科技大学同济医学院附属协和医院建院150周年之际，我谨将本套丛书推荐给广大患者！

中华医学会外科学分会常委
中华医学会外科学分会实验外科学组组长
中华医学会湖北省腔镜外科学会主任委员
中华医学会武汉市普通外科学会主任委员
华中科技大学同济医学院附属协和医院院长
华中科技大学同济医学院第一临床学院院长
医学博士　教授　主任医师　博士生导师

2016年10月26日

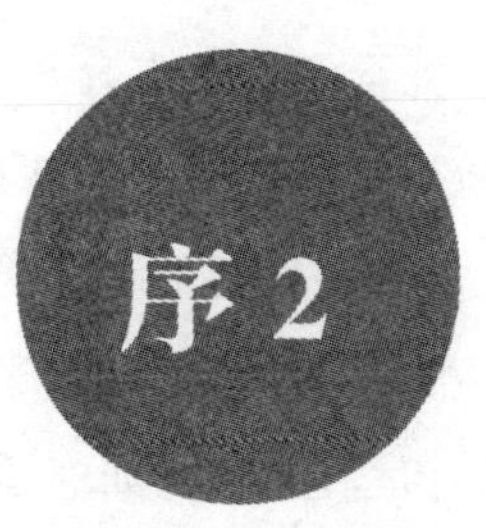

序2

当您感觉不适去医院看病时，您会不会抱怨：看病难，与医生沟通时间太短，听不懂医生说的医学名词。您会不会疑惑：我该挂哪个科？我需要做哪些检查？我必须做手术吗？……阅读“现代外科健康教育丛书”可以帮助您解答以上问题。本套丛书使用通俗易懂的语言，采用问答的形式及清晰直观的图片，帮助您熟悉自己的身体部位、结构和功能，了解外科疾病的相关基本知识，获得必要的健康常识。

21世纪是人类社会迈向健康文明时代的世纪，人类发展关注的是尽量避免不良的健康状况和死亡，健康促进和健康教育已经成为21世纪的主旋律。在我国近年来的护理工作改革中，最引人注目的转变之一就是越来越多的医院在实施责任制整体护理的过程中，开展了对患者及其家属的健康促进和健康教育工作。

“现代外科健康教育丛书”体现了国家护理工作改革的最新趋势，以及国内、外护理健康教育的先进理念，参加编写的人员均为国内三级甲等医院护理部的资深护理专家和长期从事临床专科护理工作的一线护理人员。

“现代外科健康教育丛书”配合国家护理工作改革目标，深入、持久地开展护理健康教育，对社会、医院及患者都将产生积

极的影响，具有深远的社会意义。本套丛书共分为17个分册，根据专科特色，翔实地介绍了外科门诊就诊患者及住院患者亟须解决的问题。本套丛书系统性地告诉您什么时候应该去医院就诊、应该做哪些检查、怎样与医生积极配合等，更重要的是还会教您如何休息、如何合理膳食、如何适度运动，就像是一位陪伴在您身边的专业、细致的贴心“保健师”。无论您是健康者，还是外科疾病患者或是患者家属，都能从这套丛书中得到实用且通俗易懂的医学护理知识。

国家卫生标准委员会医院感染控制标准专业委员会委员兼秘书长

原卫生部护理中心主任

中国护理管理杂志社副社长　编辑部主任

巩玉秀

前言

心血管外科是一门年轻而又朝气蓬勃、发展迅猛的学科，我国每年心脏外科手术量逾二十万台。心脏外科手术对每一位患者和其家庭来说，都是重大事件，影响终生。越来越多的患者和家属希望能够了解发病的原因、住院期间各种检查和治疗的目的，以及出院后的注意事项等方面的知识，本书就是从患者角度出发，点滴解读心脏各疾病细节，为患者及家属解惑。

本书描述的病种覆盖了心脏瓣膜病、冠心病、先天性心脏病、大血管病变以及终末期心脏病等各类心血管疾病，还特别详细描述了术后重症监护期间，患者所接触的各类仪器、设备，以及多种侵入性操作的步骤、目的和注意事项，是一本简明易懂的科普读物。

本书适合心血管外科患者、患者家属、护士、医学生等人群阅读。

在编写过程中，编者坚持严谨、认真、求实的工作态度，但书中难免仍有不足之处，恳请各位读者批评指正，以使本书日臻完善。

编　者

第七章 特殊治疗及检查

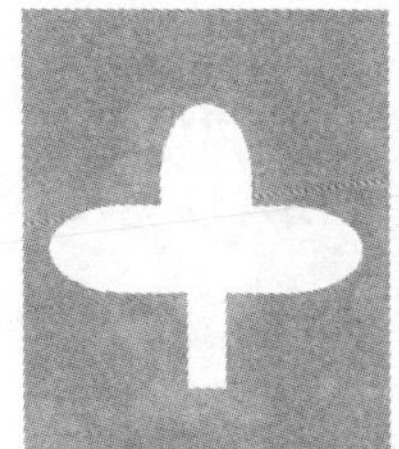

第一章 概 述

一、心脏的基础知识

（一）心脏的解剖

1 心脏在哪里?

心脏是一个中空的肌性器官，位于纵隔内，居两肺之间，横膈膜之上(图 1-1)。正常成人心脏长径为 12～14 cm、横径为 9～11 cm、前后径为 6～7 cm。正常成人男性心脏重约 300 g，女性心脏重约 250 g。

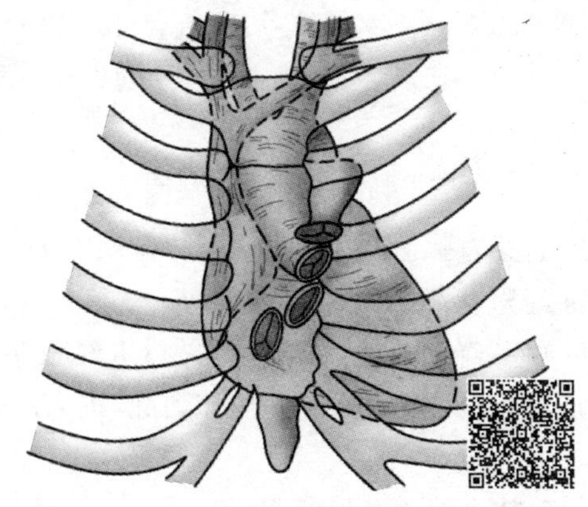

图 1-1 心脏的位置

2 心脏是由什么构成的?

(1) 心脏的结构分为以下三层。

① 心包：包裹在心脏外表的纤维浆膜层，呈囊性结构。脏层心包又称心外膜，覆盖心脏。壁层心包包裹在心脏外表。脏、壁两层

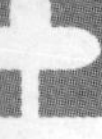

之间为心包腔，内有 20～30 mL 浆液，起润滑作用。

② 心肌：心外膜和心内膜之间厚的、肌性中间层。心房肌层最薄，厚为 2～3 mm；右心室较厚，为 5～8 mm；左心室最厚，为 9～12 mm。

③ 心内膜：光滑的内壁层，直接接触血液。

(2) 心脏有四个腔，左右心房和左右心室（图 1-2、图 1-3、图 1-4）。

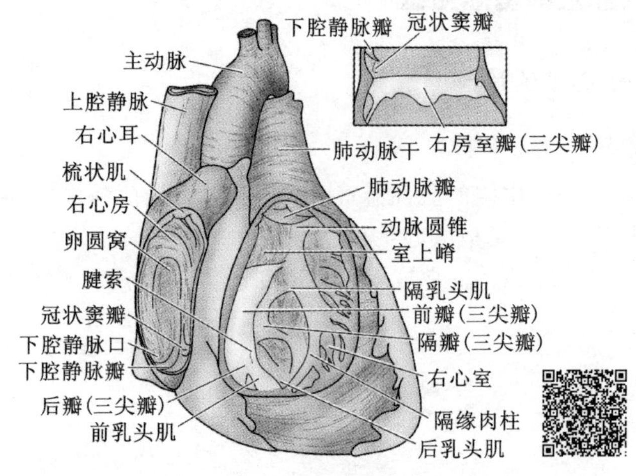

图 1-2　右心房和右心室

① 右心房：全身静脉血经上、下腔静脉流回右心房。大部分冠状静脉回流血液经冠状静脉窦流入右心房。

② 右心室：心室舒张期，静脉血从右心房经三尖瓣流入右心室。心室收缩期，血液经肺动脉瓣流入肺动脉，进入肺循环，氧合成动脉血。

③ 左心房：动脉血经 4 条肺静脉流入左心房。

④ 左心室：心室舒张期，动脉血从左心房经二尖瓣流入左心室。心室收缩期，血液经主动脉瓣泵入主动脉，进入体循环。

(3) 心脏有四个瓣膜，分别为二尖瓣、三尖瓣、主动脉瓣和肺动脉瓣（图 1-2）。

①二尖瓣位于左心房和左心室之间。成人二尖瓣瓣口面积为

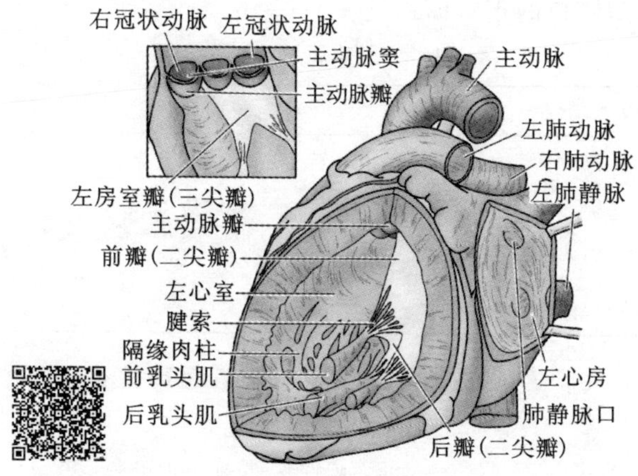

图 1-3　左心房和左心室

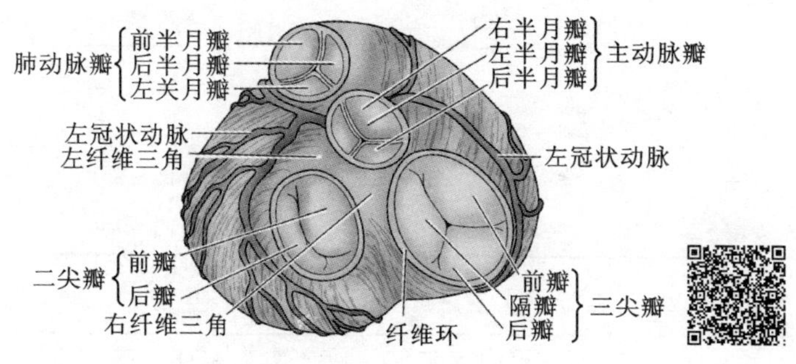

图 1-4　心脏瓣膜

4～6 cm^2，由瓣环、2 个瓣叶、腱索、乳头肌、部分左心房壁、左心室壁和临近主动脉瓣环支架部分组成。

②三尖瓣位于右心房和右心室之间，在 4 个瓣膜中口径最大。成人三尖瓣瓣口面积约为 10.5 cm^2，直径为(36±4.5)mm。由前瓣、隔瓣和后瓣组成。

③主动脉瓣位于左心室和主动脉之间。成人主动脉瓣瓣口面积为 3～4 cm^2，由瓣叶(左瓣、右瓣和后瓣)、瓣环、主动脉窦、升主动脉根部和主动脉瓣下组织构成。

④肺动脉瓣位于右心室和肺动脉之间。由前瓣、左瓣和右瓣 3 个半月瓣组成。正常成人肺动脉瓣瓣口面积约为 3 cm^2。

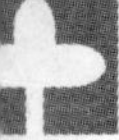

心脏瓣膜口的正常面积见表1-1。

表1-1 心脏瓣膜口的正常面积

心脏瓣膜	瓣膜口面积/cm^2
二尖瓣	4～6
三尖瓣	约10.5
主动脉瓣	3～4
肺动脉瓣	约3

(4) 心腔压力的正常值见表1-2,心脏超声检查的正常值范围见表1-3。

表1-2 心腔压力的正常值(美国重症护理协会,1998)

心腔	压力/mmHg	
	舒张期	收缩起始期
右心房	0～8	
左心房	4～12	
右心室	0～8	15～25
左心室	4～12	110～130

表1-3 心脏超声检查的正常值范围

部位	正常参考值/cm	
	儿童	成人
升主动脉(AAO)	1.8～2.2	2.5～3.3
左心房(LA)	2.0～2.4	2.7～3.5
左心室(LV)	3.0～4.0	3.5～5.3
室间隔(IVS)	0.5～0.8	0.8～1.1
右心房(RA)	2.4～3.0	3.2～4.5
右心室(RV)	2.4～3.2	3.2～4.4
肺动脉主干(PA)	1.4～1.9	2.4～2.8
缩短率(FS)	＞25%	＞25%
射血分数(EF)	50%～70%	50%～70%

（二）心脏的血液供应和传导系统

3 什么是冠状动脉?

冠状动脉起源于升主动脉，分支为左、右冠状动脉，为心肌供血。左冠状动脉分支为左前降支和回旋支，供应左心房和左心室的心肌、室间隔的大部分、右心室的前壁部分。右冠状动脉供应右心房、右心室的心肌、室间隔的后部、窦房结、房室结和部分左心房。

4 什么是冠状静脉?

冠状静脉起源于心脏各个部分，主要回流至右心房的冠状静脉窦。

5 什么是心脏的传导系统?

心脏的传导系统（图 1-5）由特殊的心肌细胞组成，包括窦房结、房室结、房室束及其分支和浦肯野纤维。心肌细胞具有自律性、兴奋性、传导性和收缩性四大生理特性。

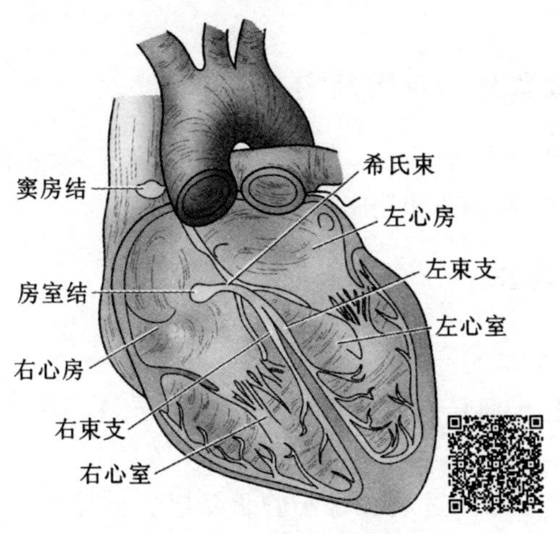

图 1-5　心脏的传导系统

（1）窦房结：窦房结位于右心房和上腔静脉结合处。窦房结发起冲动，引起心房去极化和收缩。正常窦性心律为 60～100 次/分。心率小于 60 次/分称为心动过缓，大于 100 次/分称为心动过速。

(2) 房室结:房室结位于右心房房间隔的下方,三尖瓣基底部的上方。窦房结发出的冲动经3条结间束传导至房室结。

(3) 房室束:房室束,又称希氏束,是一束特殊的肌性纤维,起源于室间隔右侧,穿行于室间隔并分成左右两支。其传导冲动引起心室去极化。房室束的起搏细胞能引起冲动,节律为40～60次/分。

(4) 浦肯野纤维:浦肯野纤维,为束支终端的细小纤维,可将冲动传导至心室心肌细胞,刺激心室收缩。浦肯野纤维能引起冲动,节律为20～40次/分。

6 什么是心律失常?

心律失常是由于窦房结激动异常或激动产生于窦房结以外,激动的传导缓慢、阻滞或经异常通道传导,即心脏活动的起源和(或)传导障碍导致心脏搏动的频率和(或)节律异常。由于心脏原有结构、功能改变,手术创伤和各种心血管药物的作用,心脏外科术后心律失常相当常见。

二、心血管外科常用药物

心血管外科患者围手术期常用药物有降压药、正性肌力药、抗心律失常药、抗血栓药和调脂药。

(一) 降压药

7 常用利尿剂是什么?

小剂量利尿剂是高血压初步治疗的首选,特别是老年人、超重者。

99%的肾小球滤过液被肾小管重新吸收回体内,因此,利尿剂多通过减少重吸收率来增加尿量,例如,肾小球滤过率降为98%,则尿量可增加1倍。选用利尿剂时应根据其作用部位、机制及作用时间和用量来选择,避免同时用作用于同一部位的两种利尿剂。常使用的利尿剂有呋塞米、氢氯噻嗪、螺内酯、氨苯蝶啶。

呋塞米是磺胺药物的衍生物,是治疗急性肺水肿和急性心肌梗死引起的左心衰肺淤血的首选药物，口服 10～20 min 起效，1.5 h 达到高峰。

氢氯噻嗪利尿效果较呋塞米弱，但作用时间长，口服 1～2 h 起效，持续 16～24 h。

螺内酯通过阻断醛固酮受体起到保钾的作用。氨苯蝶啶抑制钠离子交换，减少钠在远曲小管和集合管的重吸收，使钾的间接丢失减少。氨苯蝶啶作用时长为 8～12 h，螺内酯作用时间可达 3～5 天。

碳酸酐酶抑制剂，如乙酰唑胺，利尿作用弱，主要用于治疗青光眼。渗透性利尿剂，如甘露醇，常用于减轻脑水肿。

此外，临床上常采用氨茶碱与呋塞米联合静脉泵入，收到良好利尿效果。氨茶碱常用于舒张呼吸道平滑肌，同时也能增加心肌收缩力。氨茶碱通过增加肾血流和肾小球滤过率而产生的利尿作用很弱，但与髓袢类利尿剂如呋塞米联合使用，能加强后者的利尿效果。

在使用利尿剂的过程中，要准确记录尿量，根据尿量调整微量注射泵的速度，防止利尿过度造成的低血压或低血钾，导致心律失常。

常用利尿剂的作用部位、机制及注意事项见表 1-4。

表 1-4　常用利尿剂的作用部位、机制及注意事项

分类	作用部位	作用机制	药物名称	注意事项
髓袢类利尿剂（强效）	肾小管髓袢升支髓质部	抑制 $Na^+/K^+/2Cl^-$ 协同转运蛋白	呋塞米、依他尼酸、布美他尼、托拉塞米	低 K^+、低 Na^+、碱中毒、耳毒性
噻嗪类利尿剂（中效）	主要作用于远曲小管	抑制 Na^+、Cl^- 重吸收	氢氯噻嗪、氢氟噻嗪	低 K^+、肝肾功能损害、勃起功能障碍
保钾利尿剂（弱效）	远曲小管和皮质集合管	阻断醛固酮受体/抑制钠离子交换	氨苯蝶啶、螺内酯	肾功能不全者警惕高 K^+、低 Na^+

续表

分类	作用部位	作用机制	药物名称	注意事项
碳酸酐酶抑制剂（弱效）	肾小管	降低 H^+ 从近端肾小管分泌，增加碳酸氢盐和钠的丢失	乙酰唑胺	低 K^+
渗透性利尿剂	肾小管	形成高渗透压，阻止肾小管对原尿的再吸收	甘露醇、低分子右旋糖酐、高渗葡萄糖	脱水；高 K^+、低 Na^+

8 血管扩张剂是什么？

血管扩张剂可减轻周围血管阻力，减轻心脏的后负荷，同时，扩张冠状血管，增加心肌供氧，改善心功能。常用药有硝普钠、硝酸甘油和奈西立肽。血管紧张素转换酶抑制剂和利尿剂联合口服有助于维持血流动力学。在使用血管扩张剂的过程中，一定要注意严密监测患者的血压，必要时使用心电监护仪，特别是硝普钠等降压效果快速的药物，输注速度不应超过 10 μg/(kg · min)。硝普钠在使用过程中应使用避光输液装置，肾功能不全者监测氰化物浓度，以防止药物蓄积引起中毒。

9 β受体阻断药是什么？

β肾上腺素能受体阻断药（简称β受体阻断药），如倍他乐克，在除变异型心绞痛以外的所有缺血性心脏病的治疗中都处于优势地位，它能减少心肌梗死后患者的远期死亡率，改善慢性充血性心力衰竭患者的预后。

β受体阻断药通过降低心率与血压，和减少活动诱导的心肌收缩力的增加，从而减少心肌耗氧量。

10 钙离子通道拮抗剂是什么？

钙离子通道拮抗剂简称钙拮抗剂，是治疗高血压、心绞痛最常用的药，以减少外周血管阻力为主，兼有部分利尿作用。常用的钙拮抗剂有地尔硫䓬、维拉帕米、硝苯地平（如拜新同）。

(二) 正性肌力药

11 正性肌力药是什么?

正性肌力药,俗称强心药,通过增强心肌收缩力治疗心力衰竭,分为洋地黄类(如地高辛)、磷酸二酯酶抑制剂(如米力农)、儿茶酚胺类(如多巴胺)和钙增敏剂4类(如左西孟旦,见表1-5)。

表1-5 常用正性肌力药作用机制及注意事项

类别	药名	作用机制	注意事项
洋地黄类	地高辛、去乙酰毛花苷(西地兰)	加快心肌收缩速度,加强心肌收缩力,减慢心率	洋地黄中毒
磷酸二酯酶抑制剂	米力农	抑制磷酸二酯酶的活性,使 Ca^{2+} 内流,增强心肌收缩力;扩张外周小动脉,降低后负荷	心律失常
儿茶酚胺类	多巴胺、多巴酚丁胺	多巴胺:与多种受体结合产生 β_1 受体、β_2 受体和 α 受体效应;多巴酚丁胺:β 受体激动剂,增加心肌收缩力	多巴酚丁胺:低血压
钙增敏剂	左西孟旦	增加肌钙蛋白C对钙离子的敏感性	心房颤动、低钾

地高辛是洋地黄类药,有增强心肌收缩力与减慢心率的作用。常用于心力衰竭合并心房颤动患者。常规用洋地黄类药治疗心力衰竭和心律失常有效,但要控制用量,防止中毒。使用洋地黄类药物的患者,服药前注意要用听诊器数患者心率,心率低于60次/分,则不能服用,以免加重心动过缓。同时注意药物的胃肠道反应等不良反应,若有出现,及时停药。

米力农同时具有增强心肌收缩力和舒张血管的作用,使用时应

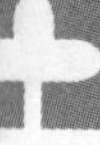

警惕心律失常的危险。

多巴酚丁胺是多巴胺的合成同质异构体，是β受体激动剂，能增加心肌收缩力，但β_2激动效应可能引起低血压，有时会因为舒张压低引起反射性心动过速。多巴胺是一种类儿茶酚胺因子。高剂量时，激动α受体，收缩外周血管，使外周阻力增加，肾血流量下降。联合血管扩张剂使用，或联合多巴酚丁胺治疗，效果优于单纯使用多巴胺。多巴胺通常从0.5～1 μg/(kg · min)开始，逐渐加量。5 μg/(kg · min)即可提高心排血量，7.5 μg/(kg · min)时肾血流达高峰，10 μg/(kg · min)时可出现心律失常。多巴胺只能静脉内给药，药物渗入肌肉组织会造成坏死。因此应用多巴胺时，应当注重患者的血管保护，尽量使用大血管如颈静脉或肘正中静脉，避免药物对血管的刺激。若发生外渗，可局部敷酚妥拉明。

钙增敏剂左西孟旦可以增加肌钙蛋白C对钙离子的敏感性，已被一些欧洲国家收录，但尚未收入美国药品目录。

（三）抗心律失常药

12 什么是抗心律失常药？

抗心律失常药分以下几类，见表1-6。

表1-6　抗心律失常药

种类	通道作用	复极时间	代表药物
Ⅰa	钠通道阻滞(＋＋)	延长	奎尼丁、丙吡胺、普鲁卡因胺
Ⅰb	钠通道阻滞(＋)	缩短	利多卡因、苯妥英钠、美西律
Ⅰc	钠通道阻滞(＋＋＋)	无变化	氟卡尼、普罗帕酮
Ⅱ	I_f：一种起搏及除极电流；间接钙通道阻滞	无变化	β受体阻断药
Ⅲ	复极钾电流	明显延长	胺碘酮、索他洛尔
Ⅳ	房室结钙通道阻滞	无变化	维拉帕米、地尔硫䓬

续表

种类	通道作用	复极时间	代表药物
类Ⅳ	钾通道开放药(超极化)	无变化	腺苷

注:+为抑制作用;++为明显抑制作用;+++为非常显著抑制作用

I_f:超极化激活电流

抗心律失常药在使用过程中,要随时监测患者心率和心律,警惕并发症的出现。

频发室性期前收缩用利多卡因和胺碘酮治疗;心动过缓,用少量异丙肾上腺素治疗;心房颤动患者用胺碘酮、洋地黄和普鲁卡因胺治疗。

(四)抗血栓药

13 什么是抗血栓药?

心房纤维性颤动、充血性心力衰竭时易发生体循环、肺循环栓塞。抗凝治疗可以预防栓塞,若无禁忌情况,使用少量抗凝剂治疗有利无害。在用抗凝药物治疗时,护士应当严格执行医嘱,按时按量给药,药物不能存放在患者处,防止误服,同时,监测凝血时间,并根据检查结果调整抗凝药物剂量。

常用的药物有阿司匹林、氯吡格雷(如波立维)、低分子肝素、华法林和替格瑞洛(如倍林达)。

阿司匹林能抑制血小板聚集,出血是最严重的不良反应。此外,胃肠道不良反应最常见,与食物同时服用可减少胃肠道不良反应。

氯吡格雷是一种血小板 ADP 受体 P2Y12 抑制剂,与阿司匹林相比,其消化道出血减少。口服数小时后起效,但达到稳态需要3~7天。

低分子肝素相对分子质量为普通肝素的 1/3,能抑制凝血因子Ⅹa 和凝血酶,当血小板计数低于 10×10^9/L 时应停止使用。用药过量可用硫酸鱼精蛋白拮抗。

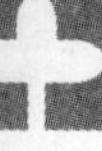

华法林在肝微粒体灭活维生素K,干扰维生素K依赖的凝血因子形成,起效时间为2～7天。

替格瑞洛能抑制血小板聚集,给药2～4 h后达到最大的作用,此作用可保持2～8 h,是抗血小板聚集一线药。

(五)调脂药

14 如何合理服用调脂药?

调脂药主要用于降低血液中低密度脂蛋白胆固醇,提高高密度脂蛋白胆固醇,可稳定粥样硬化斑块,改善血管内皮功能,多选用他汀类,常用药有立普妥、可定等。由于调脂药存在肝功能损害等副作用,心脏手术术前3～5天常停服,术后可恢复服用。

三、心血管外科手术医疗费用及报销、救助政策

(一)武汉市城镇职工基本医疗保险

15 住院期间哪些费用需要自费?哪些费用可以报销?

武汉市城镇职工基本医疗保险的患者个人自费范围包括住院自付部分;统筹账户支付范围包括急诊、住院、门诊重症。重症费用办理方面,根据单病种疾病诊断和手术分类编码进行费用结算。例如,主动脉瓣置换术费用为7万元(除瓣膜费用外,机械瓣和生物瓣瓣膜费用相同),费用大于1.5倍的仍按照总数结算,小于1.5倍范围以外的费用由医院承担。

16 什么是统筹基金起付标准?

统筹基金起付标准俗称“门槛费”,起付金需患者自行支付,也不参与各种形式的报销。

统筹基金起付标准,按上年度全市职工平均工资的10%左右并结合医疗机构的不同等级确定,存在波动;同一个年度内2次以上住院的患者可减半。

如某时期的统筹基金起付标准为一级医院400元,二级医院600元,三级医院800元,那么同一年第二次及以上住院的统筹基

金起付标准为一级医院200元，二级医院300元，三级医院400元。

17 统筹基金的报销标准是什么？

在统筹基金起付标准以上部分，根据医疗机构等级，由统筹基金和职工个人按下列比例支付，退休人员个人自付医疗费用的比例为职工个人自付比例的80%。

(1) 一级医疗机构统筹基金支付88%，职工个人自付12%。

(2) 二级医疗机构统筹基金支付85%，职工个人自付15%。

(3) 三级医疗机构统筹基金支付82%，职工个人自付18%。

18 什么是甲类、乙类和自费药？

住院药品报销分甲类、乙类和自费三种。

甲类：按正常比例报销。甲类药品是指临床治疗必需、使用广泛、疗效好、同类药品中价格低的药品。

乙类：先自付10%，再按正常比例报销。乙类药品是指可供临床治疗选择、疗效好、同类药品中比甲类药品价格略高的药品。

自费：需自费，不予报销。

大型设备检查项目，如CT、MRI等，先自付10%，再按正常比例报销；血制品，自付30%。

19 统筹基金支付的上限是多少？

统筹基金在一个年度内的最高支付限额，按上一年度全市职工平均工资的4倍左右确定。

统筹基金的起付标准和最高支付限额的具体数额，由市劳动和社会保障行政部门会同市财政部门提出意见，报市人民政府批准后，向社会公布。

20 什么是在职职工住院医疗互助？

在职职工住院医疗互助是指在基本医疗保险和大额医疗结算支付之后，对个人自付的医疗费用（不含起付线和自费费用），采取分段计算的办法给付医疗互助金。

(1) 1万元以下（含1万元）的部分，按30%给付医疗互助金。

(2) 1万元（不含1万元）至10万元（含10万元）的部分，按60%给付医疗互助金。

(3) 10 万元(不含 10 万元)至 12 万元(含 12 万元)的部分,按 80%给付医疗互助金。

(4) 超出 12 万元的部分,不给付医疗互助金。

在一个互助有效期内,医疗互助金的申请不受次数限制。参加人申请医疗互助金,按每次出院分别办理,不累计重复计算。

21 什么是退休人员住院医疗互助?

退休人员住院医疗互助性质同在职职工住院医疗互助,标准略有差异。在基本医疗保险、大额医疗保险结算支付后,对个人自付的医疗费用(不含起付线和自费费用),采取分段计算的办法给付医疗互助金。

(1) 0.5 万元以下(含 0.5 万元)的部分,按 20%给付医疗互助金。

(2) 0.5 万元(不含 0.5 万元)至 1 万元(含 1 万元)的部分,按 30%给付医疗互助金。

(3) 1 万元(不含 1 万元)至 5 万元(含 5 万元)的部分,按 50%给付医疗互助金。

(4) 5 万元(不含 5 万元)至 10 万元(含 10 万元)的部分,按 60%给付医疗互助金。

(5) 10 万元(不含 10 万元)至 12 万元(含 12 万元)的部分,按 80%给付医疗互助金。

退休人员医疗互助金的申请不受次数限制。参加人申请医疗互助金,按每次出院分别办理,不累计重复计算。

职工医疗政策每年均有变动,详细信息可查询"武汉职工医疗互助网"。

(二) 商业医疗保险

22 哪些疾病在商业医疗保险范畴之内?

急性心肌梗死、器官移植、冠状动脉旁路移植术、心脏瓣膜手术、主动脉手术、严重的原发性肺动脉高压和严重的原发性心肌病常在各商业医疗保险重大疾病保险范畴之内,但先天性心脏病常不在商业医疗保险范围之内。

（三）湖北省新型农村合作医疗

23 参与新型农村合作医疗的患者能在本院即时报销吗？

凡我省参与新型农村合作医疗（参合）的农村居民经当地经办机构发送电子转诊信息至我院者，均可实行即时报销，患者出院结算只需支付个人自付的费用。若未经电子转诊，又持有纸质转诊单者，可先自行垫付住院费用，出院后回当地新型农村合作医疗办公室报销。

24 新型农村合作医疗的报销标准是什么？

省级定点医疗机构住院起付线统一为 2000 元。农村五保户、低保户、特困优抚对象者取消住院起付线。我院为 AAA 级定点医疗机构。2015 年省级定点医疗机构即时报销比例见表 1-7（各地市政策略有不同）。

表 1-7　2015 年省级定点医疗机构即时报销比例

纳入政策范围的住院医疗费用	AAA 级定点医疗机构补偿比例	AA 级定点医疗机构补偿比例	A 级定点医疗机构补偿比例
2000＜医疗费用≤5000 元部分	50％	45％	40％
5000 元＜医疗费用≤20000 元部分	55％	50％	45％
20000 元以上部分	65％	60％	55％

25 哪些费用需要自费？

（1）床位费（除层流病房、监护室外）每日 40 元（含 40 元）以下部分据实计入补偿范围，每日 40 元以上部分全部自费。

（2）单项大型检查项目 400 元（含 400 元）以下部分据实计入补偿范围，超过 400 元部分减半计入补偿范围。例如，某项 CT 检查需 500 元，则可补偿 450 元。

（3）单个植入机体大型材料 5000 元以下部分据实计入补偿范围，超过 5000 元低于 30000 元部分按 30％比例计入补偿范围，超过

30000元部分全部自费。例如，某心脏瓣膜20000元，则可补偿5000+15000×30%=9500(元)，自费10500元；某心脏主动脉支架30000元，则可补偿5000+25000×30%=12500(元)。

(4) 挂号费、空调费、伙食费、护工费等需自费。

26 湖北省参合儿童先天性心脏病救治是什么?

2010年，湖北省卫生和计划生育委员会、省民政厅颁发《湖北省开展提高农村儿童重大疾病医疗保障水平试点工作实施方案(试行)》(鄂卫发〔2010〕50号)，对0～14岁(含14周岁)农村儿童先天性房间隔缺损(ASD)、先天性室间隔缺损(VSD)、先天性动脉导管未闭(PDA)、先天性肺动脉瓣狭窄(PS)等4个病种，包括上述病种相互合并等情形，实行按病种定额付费，见以下标准。

先天性房间隔缺损(ASD):2周岁以上2万元，2周岁以下(含2周岁)3万元。

先天性室间隔缺损(VSD):2周岁以上2万元，2周岁以下(含2周岁)3.2万元。

先天性动脉导管未闭(PDA):2周岁以上1.3万元，2周岁以下(含2周岁)2万元。

先天性肺动脉瓣狭窄(PS):2周岁以上2万，2周岁以下(含2周岁)3万。

当患者诊断中出现上述病种相互合并，结算时只按一种主要疾病进行结算，见表1-8。

表1-8　湖北省参合儿童先天性心脏病救治费用

年龄	ASD	VSD	PS	PDA
≤2岁	3万	3.2万	3万	2万
>2岁	2万	2万	2万	1.3万

即对一般患儿新型农村合作医疗(新农合)按定额标准补偿70%，民政救助按定额标准补偿20%，参合患儿家庭承担10%(在我院住院的患儿，该10%的费用由医院承担，参合患儿家庭不承担费用)。

对低保户、特困优抚家庭患儿和农村孤儿新农合基金承担总费用的 75%，民政救助资金承担总费用的 25%，参合患儿家庭不承担费用。按照上述费用定额标准超出部分由定点救治医疗机构承担。

（四）慈善救助金

27 湖北省慈善总会有哪些心脏病救助项目？

（1）复杂先心病儿童救治计划。

湖北省 18 周岁以下，参加了农村合作医疗或城镇医保的未成年人可以申请。申请人填写《湖北省慈善总会大病救助申请表》，同时准备以下材料：申请人身份证复印件（幼儿需提供户口本及监护人身份证复印件）、医院诊断证明复印件、低保证复印件或者县级民政部门出具的特困证明。申请材料连同申请表寄至（或送至）湖北省慈善总会办公室。

出院后带齐：出院诊断证明、出院记录单、手术记录、发票复印件，送至湖北省慈善总会，善款将会转账到申请人的银行账户。救助金额为住院总费用的 40%，总额不超过 2 万元。

（2）“顶梁柱”救助计划。

救助湖北省内患有风湿性心脏病、年龄在 18～55 岁的低保患者，资助标准为治疗总费用的 30%，最高不超过 2 万元。

表 1-9 为湖北省慈善总会大病救助申请表。

表 1-9　湖北省慈善总会大病救助申请表

编号：　　　　申请时间：　年　月　日　　收文时间：　年　月　日

<table>
<tr><td>救助人姓名</td><td colspan="2"></td><td>性别</td><td></td><td>出生年月</td><td></td></tr>
<tr><td>身份证号码</td><td colspan="4"></td><td>病种</td><td></td></tr>
<tr><td>家庭住址</td><td colspan="4"></td><td>低保证号</td><td></td></tr>
<tr><td>本人（父母）职业</td><td></td><td>联系人姓名</td><td colspan="2"></td><td>电话</td><td></td></tr>
<tr><td>家庭困难情况</td><td colspan="6"></td></tr>
</table>

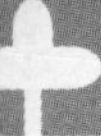

续表

<table>
<tr><td>已发生
总费用</td><td></td><td>农合
（医保）
已报销
费用</td><td></td><td>申请
资金</td><td></td></tr>
<tr><td>县（市、区）慈善会
审核及资助情况</td><td colspan="5">系城市低保对象（　　）　农村低保对象（　　）　其他特困对象（　　）
本会（局）已资助（　　）元（附资助凭证、报销凭证、低保证或特困证明）
年　月　日</td></tr>
<tr><td>省慈善总会
办公室调查
初审意见</td><td colspan="2">经办人：
年　月　日</td><td colspan="3">负责人：
年　月　日</td></tr>
<tr><td colspan="6">总会领导审批意见：

年　月　日</td></tr>
<tr><td>备注</td><td colspan="5">请将申请人身份证复印件、医院诊断证明复印件（或心脏B超复印件），与申请资助金额相对应的医院收费收据、特困证明、当地资助资金凭证连同本表一同寄至本会</td></tr>
</table>

28 怎样申请北京爱佑慈善基金会救助?

北京爱佑慈善基金会是一家以从事公益事业为主的,按照《基金会管理条例》的规定依法成立的非营利性法人机构。救助 0～14 周岁、具有手术适应证的贫困家庭先天性心脏病儿童。

北京爱佑慈善基金会资助标准见表 1-10。

表 1-10　北京爱佑慈善基金会资助标准

资助病种	≤2 岁		2～14 岁	
	资助上限	治疗限价	资助上限	治疗限价
肺动脉狭窄(中度)(合并轻中度肺动脉高压)	15000	30000	10000	20000
房间隔缺损(合并轻中度肺动脉高压)	15000	30000	10000	20000
室间隔缺损(合并轻中度肺动脉高压)	16000	32000	10000	20000
动脉导管未闭(合并轻中度肺动脉高压)	10000	20000	6500	13000
简单病种复合型	资助自付费用 60%,上限为 27000			
复杂型先天性心脏病	资助自付费用 60%,上限为 40000			

(1) 需准备的材料。

①全家身份证正反面复印件;②全家户口本复印件,每一张都需复印;③医院诊断证明或心脏 B 超复印件;④贫困证明或低保证复印件;⑤北京爱佑慈善基金申请表;⑥患儿生活照 1 张、全家合影 1 张(最好在自家房子前方照)。

(2) 北京爱佑慈善基金申请流程。

①申请人填写申请表(从护士长处领取),备足材料,交给病区护士长;②护士长网络上报申请信息;③北京爱佑慈善基金会审核通过,将资助金额转账到我院账户;④护士长电话通知申请人来医院领取救助金,并结账;⑤申请人回当地农村合作医疗办公室(农合办)或医保机构报销剩余部分金额。

例如，某患儿因简单病种复合型心脏手术花费 5 万元，北京爱佑慈善基金会资助 60%(27000 元封顶)，即实际资助 27000 元。申请人回当地报销剩余的 23000 元。

(3) 特别注意事项。

①申报手续需在手术前一天提交，否则北京爱佑慈善基金会不予受理；②手术费用由家属全额预付；③出院时不能自行结账，由病房统一办理。否则救助款可能无法转到救助人的住院账户，这等同于放弃申请。

29 怎样申请北京彩虹桥慈善基金会救助?

流程同北京爱佑慈善基金会。

四、心血管外科门诊挂号指导

(一) 心血管外科门诊

门诊时间表变化大，最新安排以医院网站和当日挂号窗口的号源为主。

(二) 挂号的方法

30 门诊挂号方法有哪些?

门诊挂号可在门诊大楼一楼挂号窗口挂号，或在自助挂号机上挂号。若当日号已挂完，可到心血管外科门诊询问专家是否可以加号或由医生在医生工作站中用就诊卡刷卡加号。

31 预约挂号方法有哪些?

目前的预约挂号方法有以下几种。

(1) 手机预约。中国移动手机用户拨打 12580 进入；中国电信手机用户拨打 114 或 118114 进入，联通用户拨打 116114 按 5 进入，再按 1。

(2) 网络预约。

① 好医网。成人：进入好医网协和医院，进入“科室列表”，选择“外科”，可选择“心血管外科(成人)”进行预约挂号；小儿：进入好

医网协和医院，进入“科室列表”，选择“儿科学”，选择“心血管外科（小儿）”。

② 挂号网。进入挂号网协和医院界面，在“外科”目录下，选择心血管外科（普）、心血管外科（专）、心血管外科（小儿）或心血管外科移植专病门诊，选择专家预约挂号。

（3）社区卫生服务中心预约。直接到各社区卫生服务中心网点预约。

（4）医生工作站复诊预约。由医生决定后在医生工作站中预约（该部分预约号源的可提供量占所有预约号源的40%）。预约挂号申请单于申请当日（8:00—17:00）有效，过时未付费取号，视为自动放弃。医生工作站复诊预约时限为4周。

32 预约挂号的注意事项有哪些？

（1）办理预约挂号时间为：7:30—17:30。可预约第2～5天的专家门诊。

（2）预约挂号必须告知患者姓名及有效证件号码（如身份证、军官证、护照等）实名制办理，同时必须提供正确的联系方式，以便于情况有变动时通知。

（3）告知话务员要挂协和医院的号，请准确说出科室名称或专家全名以及要预约的时间（上午/下午）。

（4）预约挂号成功后，手机可收到提示短信，手机预约的同时会扣除挂号费及手续费，网络预约通过网上支付挂号费，社区卫生服务中心网点现金支付挂号费及手续费。

（5）看病当天到门诊一楼预约处，凭登记的有效证件和就诊卡取号，上午就诊请于10:00以前取号，下午就诊请于15:30以前取号。若因故不能前来就诊，预约号过期作废。

（6）因医院医、教、研等工作特殊性，可能会出现专家临时紧急停诊，若遇此种情况，患者可选择由医院推荐专业特长相近的代诊专家，或选择重新预约。若拒绝接受安排，可退还此次预约时扣除的费用。

（7）患者一次最多只能预约2个科室的专家，每科室只能预约1名专家，一周最多只能够预约5次。

(8) 对爽约的处理:患者在预约号码最晚就诊时间之前还没有来就诊,若患者不进行预约费和挂号费用的退还,不计爽约;若要求退挂号费,请在医院预约处办理退费手续,计爽约 1 次。如果一个身份证号码爽约达到 3 次(含 3 次),则进入预约挂号黑名单,限制预约资格。

(三) 复诊的注意事项

33 复诊的注意事项有哪些?

心脏外科术后复诊是治疗过程中非常重要的一环,复诊应注意以下几个方面。

(1) 提前预约挂号。可在出院时由医生工作站开具预约挂号单,并在当日出院时交费。

(2) 选择经治医生门诊日复诊。可避免因找不到经治医生给患者造成不必要的麻烦。

(3) 带齐住院病历复印件、门诊病历、农合卡或医保卡等资料。

(李燕君)

第二章 先天性心脏病围手术期康复指导

一、简单先天性心脏病围手术期康复指导

（一）简单先天性心脏病的基础知识

1 什么是动脉导管未闭？

动脉导管未闭占先天性心脏病发病总数的15%～20%，指连接主动脉与肺动脉的动脉导管在1岁后仍未闭合。动脉导管一端紧邻左锁骨下动脉的下方，另一端起于肺动脉主干分叉处或左肺动脉近端，是胎儿时期连接肺动脉与主动脉的正常血管。胎儿时期肺不具有呼吸功能，动脉导管为胚胎时期特殊循环方式所必需，左心室的血液进入升主动脉，右心室的肺动脉血经动脉导管进入降主动脉以维持正常的循环（图2-1）。一般新生儿在出生2～3周后，肺循环承担气体交换功能，肺循环和体循环各自发挥其作用，血液经肺动脉入肺。在足月儿中，动脉导管在出生后的前24 h内闭合，在早产新生儿中，未成熟的导管组织对氧的反应性更低，因此更可能发生动脉导管未闭（图2-2）。

2 动脉导管未闭的主要病因是什么？

遗传是主要的内因。在胎儿期，如孕母患流行性感冒、风疹、糖尿病、腮腺炎等任何影响心脏胚胎发育的因素均可能造成胎儿心脏畸形，孕母接触放射线、服用抗癌药物等药物亦可能引起胎儿心脏畸形。

3 动脉导管未闭的临床表现有哪些？

动脉导管未闭的临床表现取决于导管粗细、分流量大小以及肺血管阻力高低。导管口径较小，分流量小，临床可无症状，仅在体检

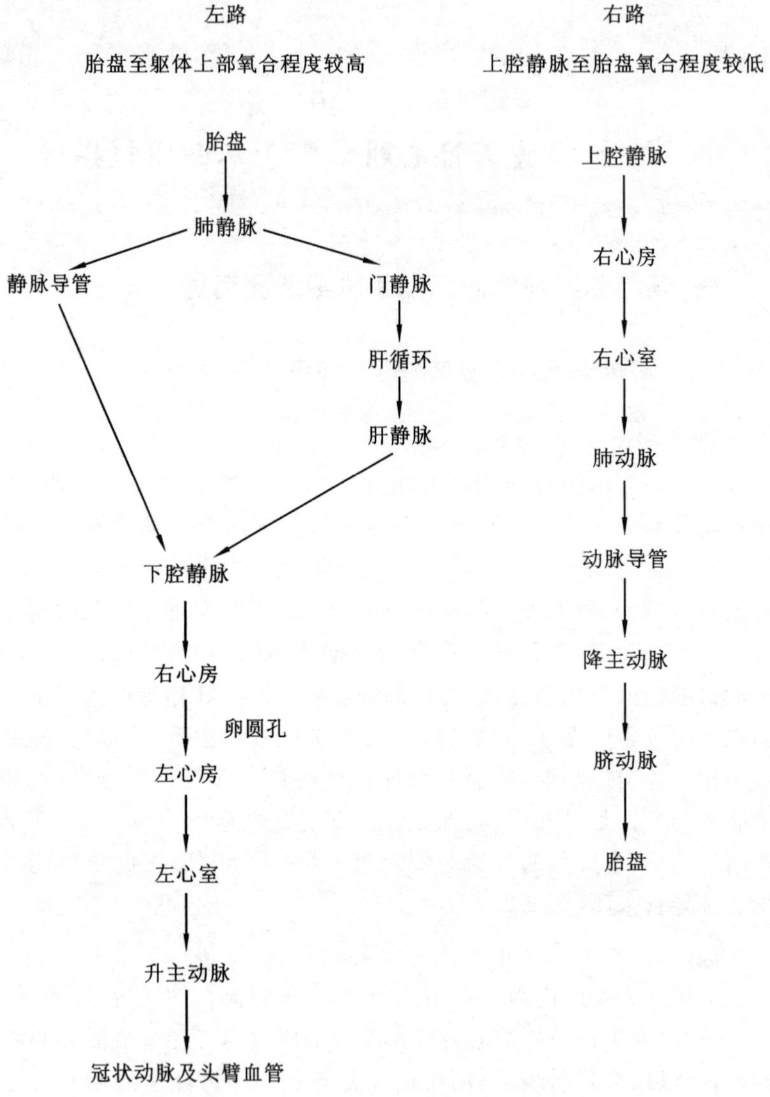

左路

胎盘至躯体上部氧合程度较高

胎盘 → 肺静脉

肺静脉 → 静脉导管 → 下腔静脉

肺静脉 → 门静脉 → 肝循环 → 肝静脉 → 下腔静脉

下腔静脉 → 右心房 →（卵圆孔）→ 左心房 → 左心室 → 升主动脉 → 冠状动脉及头臂血管

右路

上腔静脉至胎盘氧合程度较低

上腔静脉 → 右心房 → 右心室 → 肺动脉 → 动脉导管 → 降主动脉 → 脐动脉 → 胎盘

图 2-1　胎儿血液循环途径

时发现心脏杂音，重者可发生心力衰竭。常见的症状有乏力、气急、劳累后心悸，易患呼吸道感染和生长发育不良。当肺动脉压力持续升高超过主动脉压时，左向右的分流可减少或停止，此时肺动脉血

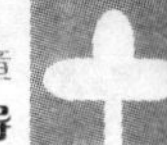

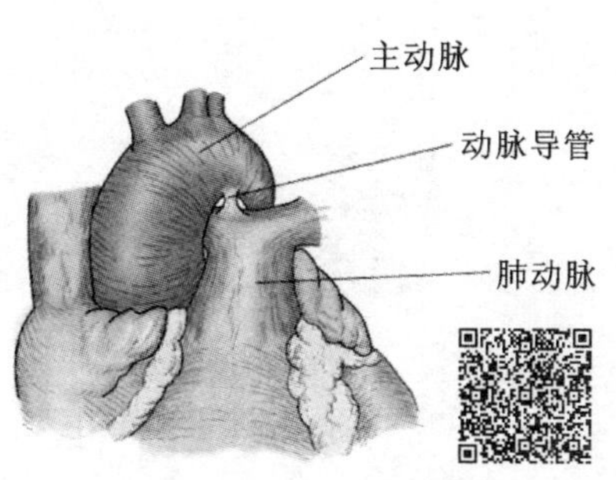

图 2-2　动脉导管未闭

流逆向分流入主动脉，患者可呈现差异性发绀，下半身青紫，左上肢有轻度青紫，右上肢正常。由于在正常情况下主动脉压力明显高于肺动脉压力，这样就会造成血液由主动脉持续地通过动脉导管灌入肺动脉，使肺内血液明显增多，形成肺动脉高压，严重者，可出现艾森曼格综合征。

4 动脉导管未闭如何治疗?

对动脉导管未闭的早产儿可于生后一周内应用消炎痛促使动脉导管关闭。年龄在 1 岁以上者，一旦确诊，若无禁忌证应择机施行手术，理想的手术年龄为 3～7 岁。大多数动脉导管未闭的患者可用经心导管介入方法得到根治。对于早产的动脉导管未闭患者可考虑使用手术缝扎、切开缝合(图 2-3、图 2-4)的方法。通常手术在非体外循环下进行，如动脉导管偏后不易分离，或重度肺动脉高压，或合并其他心血管畸形的一期手术，则需要建立体外循环。

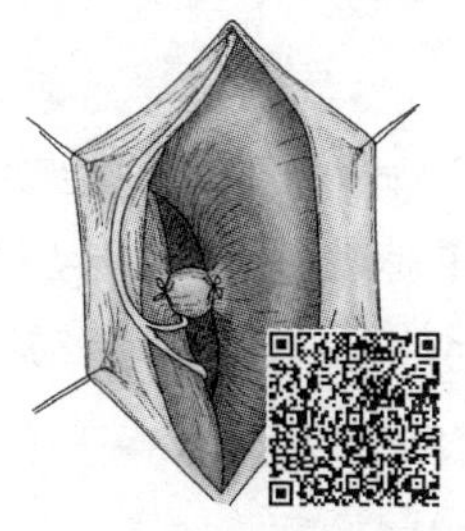

图 2-3　动脉导管缝扎

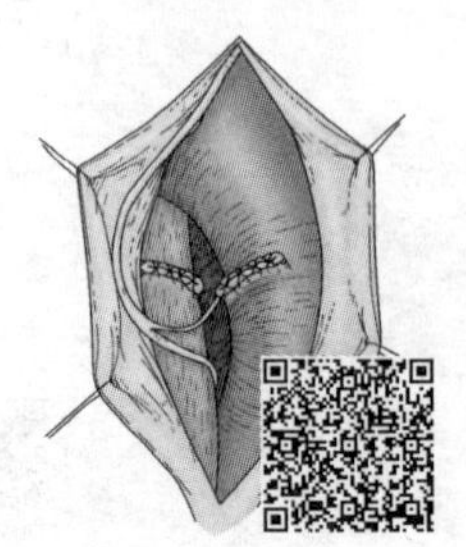

图 2-4　动脉导管切开缝合

5 什么是房间隔缺损?

房间隔缺损是指原始房间隔在胚胎发育时出现异常，致左、右心房残留未闭的房间孔。房间隔缺损占先天性心脏病发病总数的7％～10％，女性多见，可单独发生，也可与其他类型的心血管畸形合并存在。

6 房间隔缺损的病理解剖有哪些?

房间隔缺损的病理解剖分型包括继发孔型(80％)、原发孔型(10％)、静脉窦型(10％)。原发孔型的房间隔缺损常伴有二尖瓣和三尖瓣的畸形。继发孔型房间隔缺损根据缺损的部位分为 4 型：①中央型(或称卵圆孔型)，约占 76％，常可在直视下直接缝合或补片。②上腔静脉型，少见，约占 3.5％。③下腔静脉型，较少见，约占 12％。④混合型，兼有上述两种以上的巨大继发孔型缺损，约占8.5％(图 2-5)。

7 房间隔缺损的临床表现有哪些?

因小儿时期症状较轻，多数到成年后才发现。大多数继发孔型房间隔缺损的患者可无明显症状，体力活动不受限制。当哭闹、肺炎、心力衰竭(心衰)、严重肺动脉高压引起右向左分流者，可出现暂时性发绀。一般到青年时期才表现为气急、心悸、乏力等，40 岁以后可合并心房纤颤、心房扑动等心律失常和充血性心力衰竭，它们是导致患者死亡的重要原因。

8 房间隔缺损如何治疗?

小型房间隔缺损在 1 岁内有自然闭合的可能，1 岁以上的继发

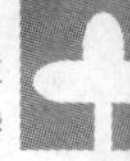

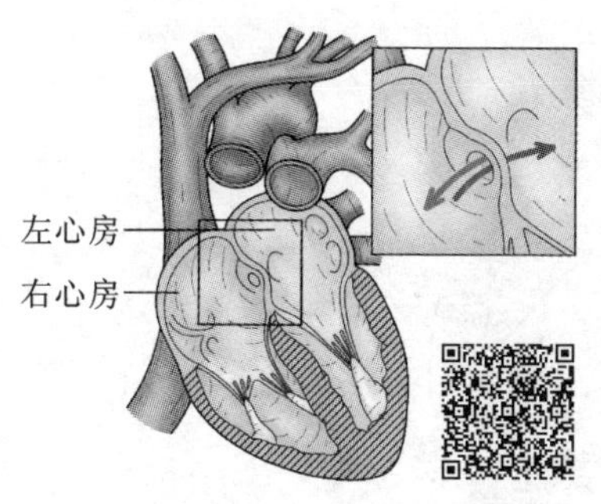

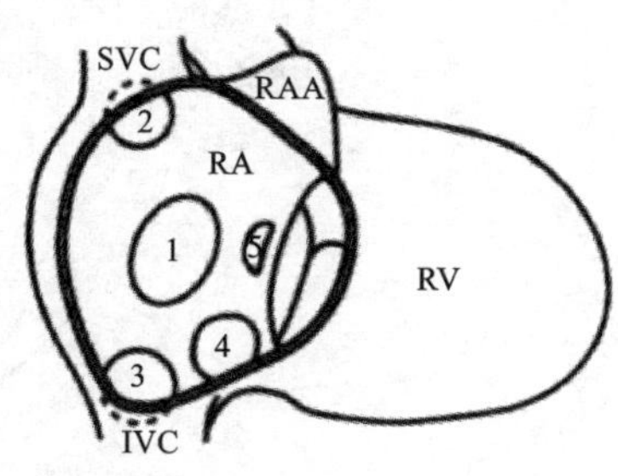

图 2-5　房间隔缺损

1—中央型；2—上腔静脉型；3—下腔静脉型；4—静脉窦型；5—原发孔型

孔型房间隔缺损罕有自发性闭合，一旦诊断明确应争取早日手术，一般主张学龄前，在体外循环下，进行补片修补缺损或者直接缝合。部分继发孔型房间隔缺损若位置、大小合适，可行微创的经心导管介入治疗（图 2-6）。年龄大的房间隔缺损，术后窦性心动过缓发生率较高，可用异丙肾上腺素增快心率，或于术中安置临时起搏电极。

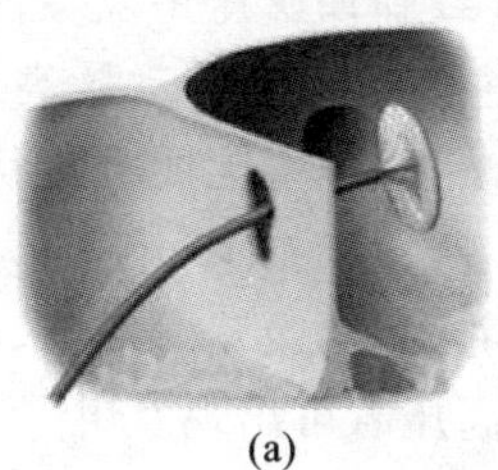

(a)

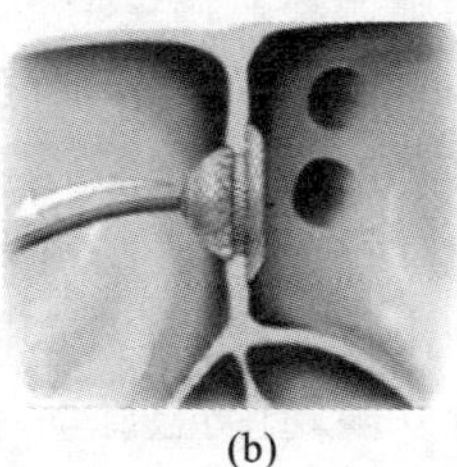

(b)

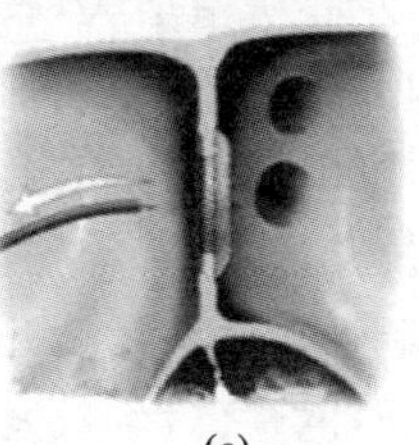

(c)

图 2-6　房间隔缺损封堵术

(a)送入封堵器至病变部位；(b)打开封堵器；(c)封堵缺口，移走导管

9 什么是室间隔缺损?

室间隔的胚胎发育过程较为复杂，完整的室间隔由窦部、小梁部、漏斗部及膜部间隔先后发育构成。室间隔的任一部位发育异常均会造成相应类型的缺损。室间隔缺损可分为膜周部缺损、漏斗部缺损及肌部缺损（图 2-7）。

10 室间隔缺损的病理解剖有哪些?

室间隔缺损并非左心室与右心室之间一条笔直的缺损，因为正

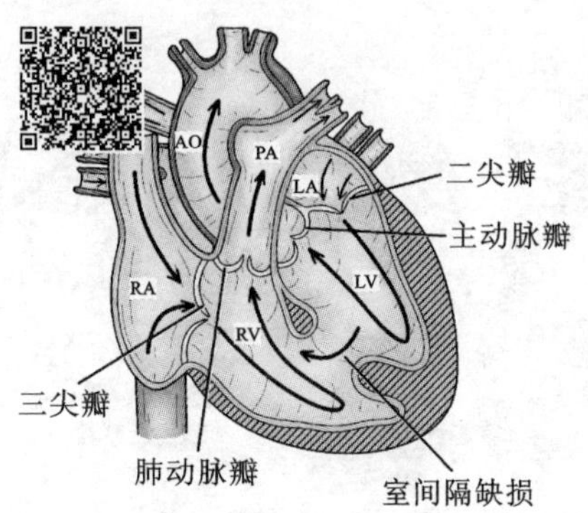

图 2-7　室间隔缺损

常右心室呈月牙形，左心室呈圆形，所以室间隔是一个弯曲的结构，室间隔的结构根据位置的变化而变化。

11 室间隔缺损的临床表现有哪些？

室间隔缺损的临床表现取决于肺循环的阻力和缺损的大小。缺损大者，肺循环血流量明显增多，回流入左心房室，使左心负荷增加，左心房室增大，长期肺循环血流量增多导致肺动脉压增加，右心室收缩期负荷也增加，右心室可增大，最终进入阻塞性肺动脉高压期，可出现双向或右至左分流。小型室间隔缺损，患儿无明显症状，生长发育正常，常在体检时被发现。缺损大者，症状出现早且明显，在新生儿后期及婴儿期出现症状，表现为喂养困难，吸吮时气促、多汗、面色苍白，生长发育受限，有明显肺动脉高压时可出现发绀。

12 室间隔缺损如何治疗？

小型室间隔缺损无明显症状，婴幼儿期不急于手术。对婴儿期有明显症状，合并肺动脉高压倾向的缺损，应尽早在生后 6 个月内手术纠正，防止肺血管梗阻性病变导致失去手术机会。儿童一般应于学龄前期手术，中型及重型患者应尽早手术，不受年龄限制，否则肺动脉高压将逐渐加重。

（二）术前健康教育知识

13 简单先天性心脏病术前准备有哪些？

（1）积极完善术前检查，一般检查包括血常规、尿常规、大便常

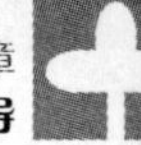

规、肝肾功能及乙肝、丙肝、艾滋病、梅毒、血型、凝血功能、心脏彩超、胸部X线、心电图、心导管检查等。

(2) 等待期应预防感冒，积极改善心功能情况，患者要做好个人卫生，保持床单位的清洁，限制陪同及探视人员数量，防止交叉感染。

(3) 简单先天性心脏病术前准备。

① 术前剪指甲，男患者术前理发，女患者将头发梳好扎紧在头枕部两侧。戒指、耳环、项链等贵重物品取下交给家属，有活动义齿者将义齿交给家属保管好，并告知护士。

② 术前8 h禁食、4 h禁饮，前一天晚餐照常吃，晚上遵医嘱灌肠，灌肠后禁止吃任何东西。小儿禁饮时间为母乳4 h、配方奶6 h、糖水2 h。

③ 术前指导：介绍手术、术后气管插管及呼吸机辅助呼吸的注意事项，训练呼吸及床上排便。

④ 术前一天备皮、备血，执行各项术前医嘱。

(三) 术后健康教育知识

14 简单先天性心脏病术后健康教育有哪些?

(1) 术后一般护理。

① 持续心电监护：严密观察血压、心率、体温及血氧饱和度变化，动脉导管未闭患者术后血压高，遵医嘱降压，并观察疗效，做好记录。

② 防止肺部感染及肺不张：鼓励与协助患者做深呼吸运动，同时给予雾化吸入，每天4次，每次20 min，并拍背助咳，以促进肺膨胀。

③ 保持胸腔引流管的通畅：观察引流液的颜色、性质和量，每30～60 min挤压引流管一次，以防堵塞，保持引流系统密闭性。观察患者有无憋气、呼吸音低、呼吸运动减弱等血气胸症状，一旦发生应积极处理。

④ 保持静脉通路的通畅，保证药物及时、准确、持续地泵入。注意输液、输血的速度，密切观察用药后的反应。

⑤ 泌尿系统：密切观察小便的颜色及量。

⑥ 手术后饮食特点，少量多餐，进食量逐步增加，以高蛋白质、高维生素、易消化食物为宜。婴幼儿喂奶应注意以下几点：a. 喂奶：每次喂奶前注意观察患儿有无腹胀，喂奶量为术前的 1/2～2/3，视患儿情况逐渐增加，喂奶时患儿头部应抬高以避免呛咳和误吸。b. 患儿哭闹时切忌喂食。c. 给患儿喂完奶后，将其抱起，身体尽量竖直靠在大人肩部，轻拍患儿背部促进其消化吸收。

⑦ 手术后胸部理疗方法，翻身叩背能使痰液松动，以利于排痰。家属应学会翻身叩背的方法：以空心掌叩击两侧肩胛以上部位，由下至上叩击，每 2～3 h 一次，每次 2～3 min。叩击完成后，鼓励患者咳嗽，这样有利于肺复张。

(2) 术后并发症观察及处理。

① 动脉导管未闭的术后并发症。

a. 出血：术后大出血是最严重的一种并发症，也是术后死亡的重要原因之一。出血的原因有手术中缝合欠牢固、术后发生反应性高血压使缝合残端破裂出血，动脉导管粗大、合并肺动脉高压，术中止血不彻底、周围组织渗血等。术后应密切观察血压、心率的变化，防止血压过高。同时，注意保持胸腔引流管通畅，观察液平面是否随呼吸波动，间断挤压引流管，每小时记录引流量。成人引流量＞200 mL/h，连续 2 h 以上，或小儿引流量＞5 mL/(kg・h)，应及时向医生报告。

b. 左喉返神经麻痹：拔除气管插管后，让患者发音说话，辨别声音是否嘶哑，喝水是否呛咳。如果有嘶哑现象，立即嘱患者减少说话多休息，给予雾化吸入、湿润咽喉等对症处理。术后发生声音嘶哑，除了气管插管引起的喉头水肿外，主要是手术中牵拉引起左喉返神经水肿，或在结扎切缝导管时损伤左喉返神经。经治疗，神经水肿可于 2～3 周内消退恢复，神经损伤后声带的关闭虽可由右侧声带移位代偿，使其进食不致呛咳，但声音低沉沙哑则为永久性。

c. 导管再通：一般发生于导管结扎术后，主要原因包括结扎管腔不够紧、结扎线松脱或因结扎线撕裂导管内膜，并发假性动脉瘤，瘤内破裂而再通。一般发生在手术当天或术后第一天，胸骨左缘第 1、2 肋间闻及双期杂音，若诊断明确，应再次手术。

d. 假性动脉瘤：术后极严重的并发症，由局部感染或手术损伤引起。临床表现为术后两周发热不退，咯血或声音嘶哑，听诊左前胸上方可有杂音，胸部 X 线可提示肺动脉段突出，呈现块状阴影。一旦确诊为假性动脉瘤，应尽早手术，防止瘤体突然破裂引起大出血致死。

e. 术后高血压：术后最常见并发症，可能原因是动脉导管关闭后，体循环血量增加、疼痛反射、术后输血输液多等。常用方法为结扎或切断导管时开始应用硝普钠，术后继续使用，术后第一天开始口服卡托普利片，而后停用硝普钠。应用硝普钠时注意观察血压变化，避光使用，同时应注意硝普钠的半衰期，每 6 h 更换一次。小儿应预防高血压脑病（烦躁不安、头痛、呕吐，有时伴腹泻），保持小儿镇静，常用 10％水合氯醛，0.3～0.5 mL/kg 灌肠或者口服。

② 房间隔缺损的术后并发症如下。

a. 急性左心衰竭：关键在于预防，术后早期限制液体入量和速度。缺损较大者左心发育一般较差，输血输液速度过快易发生急性肺水肿。应及时镇静、平喘、强心利尿。

b. 低心排血量综合征：多见于术前心功能差，或伴有重度肺动脉高压的患者，术前应积极改善心功能。

c. 心律失常：由于手术损伤传导系统，常见心房纤颤（房颤）、房室传导阻滞等。

③ 室间隔缺损的术后并发症如下。

a. Ⅲ度房室传导阻滞：主要因术中低温、缺氧、酸中毒致传导系统损伤。经复温、用碳酸氢钠等多能恢复正常。若无明显改善，可使用异丙肾上腺素微量泵入。经治疗，心率恢复不满意时，可使用临时起搏器，3 个月后不能恢复者，应安装永久起搏器。

b. 残余漏的观察：室间隔缺损修补术后常见的并发症，严重者可造成心力衰竭、心内感染等，特别是对于大型室间隔缺损合并肺动脉高压的患者，术后应密切观察尿液的颜色及性质，若发现血红蛋白尿，听诊胸骨左缘第 3～4 肋间有收缩期杂音时，应及时报告医生。

c. 肺动脉高压危象的观察：室间隔缺损合并肺动脉高压的患者如果术后出现血氧饱和度下降、烦躁、心率增快，可能为肺动脉高压危象的征兆，应立即报告医生处理。

15 简单先天性心脏病手术出院后应注意哪些事项？

（1）饮食喂养。术后需加强营养，以利于机体的恢复。饮食每次不宜过多，可少量多餐，逐步增加，多食新鲜水果、鱼汤肉汤，保持大便通畅并注意预防消化不良。

（2）休息活动。术后适当的活动有助于患儿心肺功能恢复，但应注意休息，劳逸结合，不可过于疲劳。半年内不要参加体育课或剧烈活动，注意预防感冒。大多数患儿出院后若病情无异常变化，3个月后就可上学。患儿出院后若有发热、咳嗽等不适，应立即到当地医院就诊。

（3）疫苗接种。术后3个月以后可进行预防接种，接种后若出现高热、气促，应及时观察病情变化，必要时可到当地医院小儿内科就诊。

（4）伤口护理。保持伤口处的清洁和干燥，在拆线2～3天后去除伤口表面的纱布，伤口结痂脱皮后方可洗澡。不要在伤口愈合前局部使用清洁剂、爽身粉等物品，伤口若有红肿、渗液，及时告知医护人员。胸部正中开胸的患儿日常生活中避免手拎重物、拉扯手臂、挤压胸廓或背双肩包，以免影响切口愈合。

（5）胸带使用。胸部正中开胸的患儿术后常规使用胸带3个月，以避免胸廓畸形，胸带佩戴时，要让小木板正对胸前，两端在患儿背后妥善固定，松紧以容一横指为宜。患儿入睡时可将胸带取下，以免影响其睡眠，尽量平卧，少取侧卧位。

（6）定期门诊随访。

（程　芬）

二、心内膜垫缺损

（一）心内膜垫缺损的基础知识

16 什么是心内膜垫缺损？

心内膜垫缺损又称房室隔缺损、房室管畸形、共同房室通道等。

它指的是在胚胎期间由于房室心内膜垫发育的缺陷，导致心内膜垫各部分相互之间融合不完全或完全未融合，从而产生了房间隔下部（原发孔型房间隔）的缺损，室间隔流入道部位缺损以及房室瓣发育不全的一组心脏畸形（图 2-8）。心内膜垫缺损分为部分型和完全型两种，部分型心内膜垫缺损是大的原发孔型房间隔缺损合并二尖瓣大瓣裂及三尖瓣发育异常。完全型心内膜垫缺损为原发孔型房间隔缺损，同时二尖瓣大瓣完全性分裂为两部分，每一部分瓣叶又与三尖瓣的相应瓣叶连为一体，称为前共瓣与后共瓣，并伴有室间隔缺损。

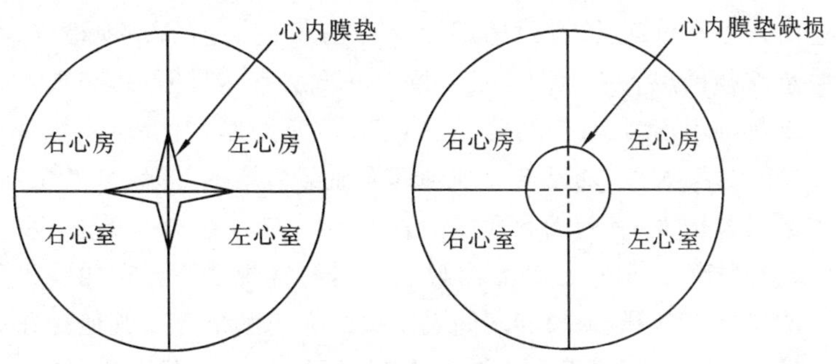

图 2-8　心内膜垫缺损示意图

17 心内膜垫缺损的临床表现有哪些?

部分型心内膜垫缺损：病情的轻重与二尖瓣反流的程度有关，反流越重，肺部充血越多，肺动脉高压也会越严重。患儿常易患呼吸道感染，可有活动后心悸、气短症状，病情重者营养不良，生长发育受到影响。体格检查可见左前胸壁隆起，左、右心室抬举感。

完全型心内膜垫缺损：由于不仅存在 4 个心腔相通的畸形，二尖瓣的反流也相当严重，所以大多数的患儿在婴幼儿期肺部充血，形成反复的呼吸道感染及肺炎。稍活动即出现心悸、气短，哭闹的时候会出现口唇发绀，患儿往往会出现生长发育严重受阻、体质弱、消瘦。听诊胸骨左缘第 3、4 肋间及心尖部可闻及粗糙的收缩期杂音，并向肩背部传导。

18 心内膜垫缺损有哪些危害?

患有心内膜垫缺损的患儿出生后其血流动力学即出现紊乱，常有呼吸困难、生长发育受限、反复呼吸道感染、活动后心慌气促及充血性心力衰竭，且复杂的心脏畸形不可能自行愈合，应尽早手术，手术最佳年龄为出生后3～6个月。若二尖瓣反流严重更应及时进行紧急手术，否则会使肺动脉高压进行性加重或发展成不可逆的肺血管病，或出现顽固、无法控制的心力衰竭，从而威胁患儿生命。

（二）术前健康教育知识

19 心内膜垫缺损需要做哪些检查？

（1）心电图：能够有效辅助诊断心内膜垫缺损的一项检查，心内膜垫缺损的患者心电图常见Ⅰ度或Ⅱ度房室传导阻滞，出现左或右束支传导阻滞，可伴有房颤、右心室或双室肥厚。

（2）胸部X线：通常会出现肺部充血显著增多，肺纹理增粗，心脏阴影明显增大，有肺动脉高压的表现。

（3）超声心动图：诊断心内膜垫缺损的常规手段。它能够明确瓣膜的异常、室间隔缺损和房间隔缺损的大小和形态及其他合并畸形。较小患儿在行超声心动图检查前，可给予镇静药物（水合氯醛口服或灌肠）以便顺利完成检查工作，且需患儿在很困的状态下给药，促进患儿的深睡眠，效果更佳。

20 心内膜垫缺损的手术方式有哪些？

（1）部分型心内膜垫缺损。

① 纠正二尖瓣反流：进行二尖瓣瓣裂缝合，或做瓣环成形术，必要时行二尖瓣置换术。

② 修补原发孔型房间隔缺损：为防止损伤传导系统，在修补缝合时，需注意缝针应偏向缺损边缘左方，进针宜表浅，不宜过深，缝针间距要近。

③ 同期纠正合并的畸形：合并有三尖瓣关闭不全的患者可行瓣环环缩成形术；对合并动脉导管未闭者，需进行动脉导管结扎。

（2）完全型心内膜垫缺损。

① 双片法：适用于室间隔缺损较大（＞10 mm）的患儿。用一涤纶片修补室间隔缺损，将共同房室瓣固定于补片和室间隔嵴上，再

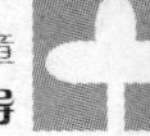

另用一自体心包片，进行原发孔型房间隔缺损的修补。

② 单片法：适用于过渡型或室间隔缺损较小（<10 mm）的患儿。用一块较大的涤纶片先修补室间隔缺损，将共同房室瓣固定于补片嵴部，再修补原发孔型房间隔缺损。

③ 改良单片法：对于室间隔缺损较浅（<10 mm）的患儿，可以尝试将房室瓣直接下压缝合在室间隔嵴上，关闭房室通道的室间隔部分。改良单片法相对于前两种传统的手术方式简化了手术操作步骤。

（三）术后健康教育知识

21 手术后有哪些护理要点？

（1）持续心电监护：严密观察患者生命体征，特别是心率的变化，若出现心率减慢、心律不齐或房室传导阻滞等需立即通知医生处理。观察患者各项心功能指标，发现异常及时处理，防止低心排血量综合征的发生。出现体温升高时行物理降温，必要时可遵医嘱药物降温。

（2）CVP 的监测：注意监测 CVP 的变化，并根据 CVP 调整输液速度，同时为估计出血量做参考。

（3）呼吸系统的监测：观察患者有无呼吸困难表现，及时通知医生处理，肺部呼吸音粗时应鼓励及协助患者有效咳嗽，勤翻身拍背，促进痰液的排出。

（4）保持心包、纵隔引流管的通畅，密切观察引流液的性质、量及颜色，每 15～30 min 进行挤压一次引流管，以防引流管堵塞。成人引流量大于 200 mL/h，连续 2 h 以上或小儿引流量>5 mL/(kg · h)，应立即通知医生，并做好开胸准备。

（5）维持静脉通道的通畅，以保证各种药物及时、准确地输入，并注意观察用药后的效果及反应。适当控制输液、输血速度，防止输液速度过快加重心脏负荷。

（6）小便量能够反应心功能的变化，观察患者的小便量，告知患者记小便的正确方法，以便患者能够正确记录小便量。小便量少时，可以遵医嘱应用利尿剂，尿量较多时可以适量补充口服钾，以维持水、电解质的平衡。

22 手术后的并发症观察有哪些?

(1) 低心排血量综合征观察:应密切观察患者心功能的各项指标(血压、心率、尿量、中心静脉压、末梢循环)的变化,并合理调整升压药,维持血压稳定。

(2) 心律失常的观察:密切观察心率的变化,出现成人心率<60次/分、儿童心率<80次/分时,应及时用微量注射泵持续泵入异丙肾上腺素来提高心率,当发生完全性房室传导阻滞时需安装临时起搏器,术后1个月内如心率不能恢复正常,则需安装永久起搏器。对安装起搏器的患者,应经常检查起搏器工作情况,保证起搏器正常工作。

(3) 二尖瓣关闭不全的观察:二尖瓣整形后仍有轻度反流者,可加强监护,行强心、利尿、扩管治疗,严重低心排血量综合征发生时可能为二尖瓣整形失败,应通知医生再次手术修复,必要时行二尖瓣替换。

(4) 肺动脉高压危象的观察:术前合并重度肺动脉高压的患儿,易在术后早期诱发肺动脉高压危象,为避免肺动脉高压危象的发生,在术后早期应对患儿持续镇静,慎重吸痰,避免刺激患儿,轻柔地集中护理。

(四) 出院健康教育知识

23 心内膜垫缺损手术出院后应注意哪些事项?

(1) 饮食宜清淡,多吃新鲜水果、蔬菜和营养丰富且易于消化的食物,保持大便通畅并预防消化不良。

(2) 婴幼儿喂奶时应注意观察有无腹胀,喂养时头部应抬高以避免呛咳和误吸,每次喂完奶后应将婴幼儿竖起轻拍背部,以防溢奶和吐奶。

(3) 婴幼儿在哭闹时注意不要强行喂食,以免引起呛咳。

(4) 每日应按照医嘱进行服药,按规定的时间和剂量服用,服用地高辛(强心药)前必须测脉搏,心率过慢时停服一次。

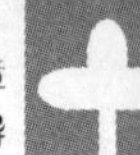

(5) 根据天气变化增添衣物，以预防感冒，少去人多的地方及公共场所，防止引发感染。

(6) 保持伤口处的清洁和干燥，可在拆线 2～3 天后去除伤口表面的纱布，伤口痂皮脱落后方可进行洗澡。

(7) 注意不要在伤口愈合前局部使用清洁剂、爽身粉等物品，若伤口有红肿、渗液，请及时到医院就诊。

(8) 术后常规使用胸带 3 个月，以避免胸廓畸形，佩戴胸带时让小木板正对胸前，两头在患儿背后妥善固定，松紧以伸一横指为宜。患儿入睡时可以将胸带取下，以免影响睡眠，尽量平卧，少取侧卧位。

(9) 术后需进行预防接种的患儿在术后 3 个月可以进行预防接种，接种后如出现高热、气促，应及时观察病情变化，必要时就近到医院小儿内科就诊。

(10) 根据医嘱要求到医院定期复查，出现不舒服时需立即到医院检查就诊。

三、法洛四联症、法洛三联症围手术期康复指导

(一) 法洛四联症、法洛三联症的基础知识

24 什么是法洛四联症、法洛三联症?

法洛四联症(图 2-9)是指由肺动脉瓣狭窄、室间隔缺损、主动脉骑跨和右心室肥厚四种心脏畸形所组成的综合征，是临床上常见的发绀型先天性心脏病。

法洛三联症(图 2-10)是指先天性肺动脉瓣狭窄，伴有卵圆孔未闭或继发孔型房间隔缺损，合并右心室肥大的综合征。法洛三联症发病率仅次于法洛四联症，女性发病率高于男性，年龄分布在 20 岁以下。

25 法洛四联症、法洛三联症病理生理特征有哪些?

一方面，法洛四联症患者主动脉向右移骑跨得越多，主动脉接受右心室排出的未经氧合血越多，患者发绀程度就越重；另一方面，

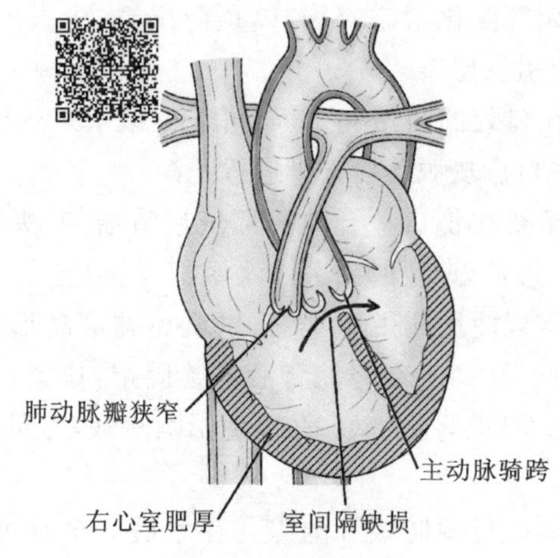

图 2-9　法洛四联症

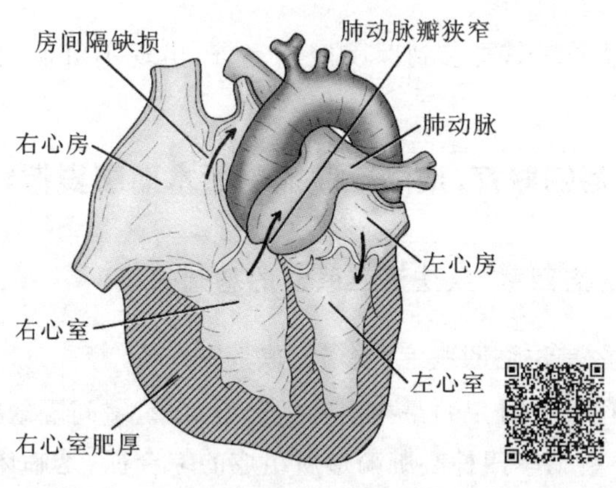

图 2-10　法洛三联症

右心室流出道越窄，肺动脉的发育越差，患者发绀就越严重，同时因缺氧导致的红细胞增多症也越严重。极少数轻型或无发绀的法洛四联症患者以自左向右分流为主，绝大多数法洛四联症患者为自右向左分流。

法洛三联症的病理生理主要取决于肺动脉瓣狭窄的程度及合并房间隔缺损的大小。当肺动脉瓣狭窄越严重，右心室排血受到的阻力越大，右心室及右心房压力会代偿性增高，自右向左分流就越

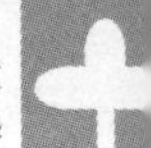

多，患者颜面、口唇发绀及杵状指等缺氧表现越明显。当心肌出现失代偿时，右心进一步扩大，会出现肝大、腹水等心力衰竭征象。

26 法洛四联症、法洛三联症的临床表现有哪些？

(1) 法洛四联症患者的临床表现如下。

① 发绀(青紫)：法洛四联症的主要症状，多出现在出生6个月以后，少数患者在儿童期或成人时期出现，发绀的程度和出现的早晚与流出道狭窄的程度和主动脉骑跨的程度有关。在哭闹与运动时发绀症状加重，平静休息时减轻。

② 缺氧发作(呼吸困难和乏力)：缺氧发作容易在清晨发生及受到外界刺激之后，发病的时候患儿表现出烦躁、发绀加重、呼吸急促，若不及时处理，可以发展为呼吸窘迫，最终出现意识丧失。

③ 蹲踞体位：法洛四联症患儿劳累及缺氧时常见的习惯特征性姿势。蹲踞时可以提高血氧饱和度，缓解发绀和呼吸困难，发绀重者蹲踞较频繁，成人法洛四联症患者出现蹲踞情况比较少见。

④ 杵状指(趾)：患者缺氧导致指、趾端毛细血管扩张增生，进一步形成局部软组织，骨组织增生肥大，导致指、趾端膨大。患者缺氧越严重，杵状指(趾)越明显(图2-11)。

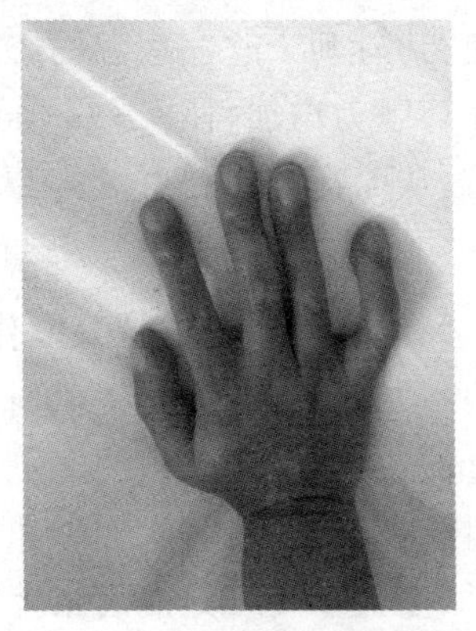

图2-11　法洛四联症杵状指

⑤ 体格检查：出现生长发育迟缓，心前区略隆起，听诊胸骨左缘第2、3、4肋间有收缩期杂音，肺动脉瓣第二心音减弱甚至消失。

(2) 法洛三联症患者的临床表现：主要症状为活动后心悸、气急、易疲劳，大多数患者均有发绀，发绀明显者都有杵状指(趾)。早期或者轻症患者发绀呈现阵发性，即活动或啼哭后出现，重症或者晚期的患者可呈现持久性，严重的会出现蹲踞现象，其次会反复出现上呼吸道感染、头昏、晕厥和发育差等情况，晚期患者可出现心力衰竭，右心室肥大的患者可出现胸前区凸出，有抬举感。

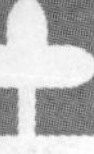

27 法洛四联症、法洛三联症的发病原因有哪些?

(1) 胎儿发育的环境因素。

① 早期宫内感染:在怀孕前3个月出现过病毒或细菌感染,尤其是风疹病毒,其次是柯萨奇病毒。

② 孕妇有大剂量放射线接触史、药物服用史(如避孕药、抗癫痫药等)。

③ 孕妇有代谢性紊乱型疾病(如糖尿病等)、高钙血症等。

④ 妊娠早期曾酗酒、吸毒。

(2) 遗传因素:由染色体畸变所引起。

(3) 其他因素:大龄产妇等,年龄大于35岁的孕妇孕育的胎儿心脏畸形的概率是正常孕妇的一倍。

28 法洛四联症患者为什么喜欢采取蹲踞体位?

采取蹲踞体位(或膝胸卧位):一方面,可以减少患者双下肢静脉回流,使回心血量减少,从而减少了心脏的容量负荷,减轻了心脏负担,有利于改善患者的心功能;另一方面,可以压迫下肢动脉使体循环阻力增加,使左心室压力增高,减少了心室水平的自右向左分流,从而提高动脉血氧饱和度,缓解缺氧症状,使患者感到舒适。

29 反复或严重的缺氧发作对患者有什么危害?

反复或严重的缺氧发作会使患者大脑产生不同程度的损害,影响患儿的生长发育,使其身高、体重落后于正常儿童,智力减退,严重的还会发生惊厥、偏瘫等神经系统的并发症,甚至引起患儿死亡。因此,对于法洛四联症患儿,不论有没有出现发绀等表现,只要出现了哭闹、屏气或异常紧张等状态,就应警惕出现缺氧发作的风险,提前采取恰当的护理措施及治疗,以预防缺氧发作的发生。

(二) 术前健康教育知识

30 怎样预防患者缺氧发作的发生?

(1) 间断低流量吸氧,每天3次,每次30 min,以改善患儿的缺氧状态。

(2) 指导患儿多饮水,由于患儿长期动脉血氧浓度过低,使血

液红细胞代偿性增多，血液黏滞度增高，多喝水能够适当稀释患儿的血液，提高血液携氧功能，预防缺氧发作。

(3) 减少对患儿的刺激，应该保持病房的安静，集中对患儿的治疗及护理，给患儿喂奶及更换衣物时动作应轻柔，促进患儿的舒适度，防止患儿哭闹过久诱发缺氧。

(4) 当患儿持续哭闹不能缓解时，可以适当使用镇静剂，用水合氯醛(0.3～0.5 mL/kg)口服或灌肠，或用苯巴比妥钠(3～5 mg/kg)肌内注射或静脉注射，必要的时候还可以使用吗啡(0.1～0.2 mg/kg)皮下注射镇静，减少患儿全身氧耗，以免加重缺氧。

(5) 如果缺氧已经发作时，应迅速采取膝胸卧位，可以升高血压，减少自右向左的分流，减轻低氧血症。

31 术前要做哪些检查?

(1) 抽血化验：常规入院后第二天清晨6点到7点进行抽血检查，需空腹。患儿在抽血前30 min不要喝水喂奶，以避免抽血过程中患儿剧烈哭闹引发呛咳导致窒息。检查的项目主要有患者的血型、血常规、肝肾功能、电解质、凝血四项，及乙肝、艾滋病、梅毒病毒全套等，血常规可见血红蛋白增加，红细胞增加，血液黏滞度增加。

(2) 心电图：帮助诊断的一种行之有效的手段。若右心室肥厚不明显，则应推断有右心室发育不全等异常。如果肺动脉瓣狭窄较轻且心室水平出现大量自左向右的分流，心电图则表现为双室肥厚。心电图检查时需要保持患儿安静，患儿啼哭乱动时，肌肉活动产生的生物电会影响心电图的结果。

(3) 胸部X线：通过胸部X线可以看出法洛四联症患者肺血管纹理减少，肺动脉段凹陷，看出呈现靴形心。

(4) 超声心动图：能够明确诊断大多数法洛四联症及法洛三联症的患者。可以确定室间隔缺损的部位及大小，右心室流出道狭窄的方位及严重程度，主动脉骑跨程度和主动脉根部病变情况。较小患儿在行超声心动图检查前，可给予镇静药物(如水合氯醛口服或灌肠)以便顺利完成检查工作，且需患儿在很困的状态下给药，促进患儿的深睡眠，效果更佳。

(5) 右心导管检查：当患儿做完以上几项检查，仍然不能确定是否同时合并其他心脏畸形及病变程度时，可以进行右心导管检查，以便进一步了解患者的心脏结构改变和压力值。

32 法洛四联症、法洛三联症患者需立即手术吗？

绝大多数法洛四联症患者在肺动脉及左右分支发育正常时均应争取在1岁内行根治术，否则，随着年龄的增长会发生继发性心肌和肺血管改变，并逐渐朝不可逆方向发展。不适合行根治术的患者，可以先做一期姑息术，术后根据患者的情况再择期进行根治术。

法洛三联症的患者，也需要早发现、早手术。

33 法洛四联症、法洛三联症的手术方式有哪些？

(1) 法洛四联症手术方式如下。

① 根治术：行根治术的条件是患者左心室舒张末期容积指数(左心室舒张末期容积除以体表面积)≥30 mL/m^2；McGoon 指数(左右肺动脉直径之和除以膈平面主动脉直径)≥1.2(正常值≥2.0)；肺动脉指数(心包外两侧肺动脉横切面积之和除以体表面积)≥150 mm^2/m^2(正常值≥330 mm^2/m^2)。达到以上条件即可在全身麻醉(全麻)、深低温体外循环下进行右心室流出道疏通，修补室间隔缺损，进行右心室流出道和肺动脉的加宽成形及侧支循环的处理。

② 姑息术：达不到行根治术条件的患者应考虑先行一期姑息术，以增加患儿的肺血流量，改善低氧血症，促进肺血管的发育，术后再根据患者肺动脉发育情况(要求肺动脉指数≥150 mm^2/m^2)择期进行二期手术。常见的姑息术，有锁骨下动脉-肺动脉转流术(BT)、锁骨下动脉-肺动脉人造血管转流术(改良 BT)、腔静脉-肺动脉转流术(Fantan 术)、上腔静脉-右肺动脉转流术(Glenn 术)、上腔静脉-肺动脉双向转流术(双向 Glenn 术)及闭式肺动脉切开(Brock 术)等。

(2) 法洛三联症：在全麻、深低温体外循环下，进行房间隔缺损修补，肺动脉瓣交界切开，右心室流出道梗阻疏通，三尖瓣成形，及右心室切口补片加宽。

（三）术后健康教育知识

34 法洛四联症和法洛三联症手术后护理要点有哪些?

（1）生命体征的监测：术后密切监测生命体征，关注各项指标的变化。使用血管活性药物微量注射泵持续输入以维持血压的相对稳定，促进心功能的恢复。

（2）心率的观察：术后应将患者心率维持在比基础心率稍高的水平，以增加心排血量，心率过快时应及时查找原因，体温过高、血容量不足、患儿哭闹都会导致心率过快，应及时排查。安装有临时起搏器的患者应注意密切观察起搏器的工作状态及效果。

（3）注意观察患者皮肤、口唇、甲床颜色，监测血氧饱和度的情况，若出现血氧饱和度下降，应及时加大氧浓度，同时听诊双肺呼吸音了解肺部情况，必要时启用 PEEP 呼吸模式，促使血氧饱和度尽快提高，拔管后应每天雾化 4 次，以稀释痰液，每 2～3 h 给患者翻身拍背一次，拍背方法为以空心掌叩击两侧肩胛骨以上部位，由下至上、由外至内叩击，每次 2～3 min，以使痰液松动促进痰液的排出，同时叩击完成后鼓励患儿咳嗽，这样有利于肺部扩张，保持呼吸道通畅。

（4）胸腔引流管的护理：应妥善固定引流管，经常挤压引流管，以保持引流通畅，指导患者在改变体位时勿折压、拖拉、拽引流管，以防止引流管的意外脱出。经常挤压心包纵隔引流管，观察引流液的性质、颜色、量，成人引流量大于 200 mL/h，连续 2 h 以上或小儿引流量＞5 mL/(kg・h)，应报告医生做好开胸准备。

（5）水、电解质的观察：术后常规留置导尿管，观察记录患者每小时尿量及颜色，尿量过少时应利尿，尿多时应根据电解质结果补钾，维持水、电解质平衡。

（6）加强基础护理以促进患者舒适，做好家属的心理护理，以减轻焦虑，促进恢复疾病的信心。

35 法洛四联症和法洛三联症手术后的并发症有哪些?

（1）低心排血量综合征：需要严密观察患者心功能指标（如血

压、心率、中心静脉压、尿量及体温等)的变化,维持两条通畅的大静脉输液通道,确保升压药等药物的持续输入,观察四肢末梢循环的变化,注意四肢的保暖。

(2) 灌注肺:法洛四联症术后的一种严重并发症。发病原因可能和肺动脉发育差、肺侧支多或术后液体输入过多有关,临床上主要表现为发绀、进行性呼吸困难、呼吸道分泌物增多和不容易纠正的低氧血症。应该保持患者呼吸道的通畅,及时吸出患者呼吸道的分泌物,严格限制入量,经常监测血浆胶体渗透压,根据其变化,按医嘱及时补充血浆及白蛋白,使之维持在合适的范围,同时密切监测呼吸机每分通气量、气道压力、吸入氧浓度及肺顺应性的变化。

(3) 出血过多:注意维持引流管的通畅,密切观察引流液的颜色、性质和量,同时观察伤口敷料是否有渗血,中心静脉压是否出现下降,发现凝血块立即报告医生,根据医嘱合理运用止血药,常用的止血药有鱼精蛋白、维生素 K_1、凝血酶原复合物等。

(4) 心包压塞:主要是由于患者在术中止血不彻底,术后胸管引流不畅引起的,多出现在术后 36 h 以内,当患者出现心率增快、血压下降、面色苍白,引流量突然减少、中心静脉压上升、尿少时应警惕心包压塞的产生,可行 B 超检查早做诊断,处理方法是立即进手术室开胸打开心包,清除心包内积血及血块。

(四) 出院健康教育知识

36 法洛四联症手术出院后应注意哪些事项?

(1) 少量多餐,饮食宜清淡,多吃新鲜水果、蔬菜和营养丰富易于消化的食物,保持大便通畅并预防消化不良。

(2) 早期避免剧烈活动和体育锻炼,并预防感冒。大多数患儿出院后若病情无异常变化,3 个月后就可上学。

(3) 每天严格按照医嘱服药,不能自行停服或加服(特别是地高辛、利尿剂等)。地高辛服药时应计数患儿心率或脉搏,如果有新生儿心率低于 100 次/分,小儿低于 80 次/分,一定要停止服药并去医院就诊。利尿药可能导致电解质紊乱,长期服用应定期到医院复查。

（4）行姑息术的患儿术后需要服用阿司匹林等抗凝药物，应定期检查，日常生活避免碰伤等外伤，注意观察大便性状，预防出血。若需外科手术或有出血，请立即就近就诊，联系手术医生咨询停药及处理措施。

（5）保持伤口处的清洁和干燥，可在拆线 2～3 天后去除伤口表面的纱布，伤口痂皮脱落后方可进行洗澡。不要在伤口愈合前局部涂抹清洁剂、爽身粉等物品，若发现伤口有红肿、渗液，应及时到医院就诊。

（6）正中开胸的患儿日常生活中避免手拎重物、拉扯手臂、挤压胸廓或背双肩包，以免影响切口愈合。

（7）术后常规使用胸带 3 个月，以避免胸廓畸形。佩戴胸带时让小木板正对胸前，两端在患儿背后妥善固定，松紧以伸一横指为宜。患儿入睡时可以将胸带取下，以免影响其睡眠，尽量平卧，少取侧卧位。

（8）手术 3 个月以后可以进行预防接种，接种后若出现高热、气促，应及时观察病情变化，必要时就近到小儿内科就诊。

（9）注意根据天气变化增添衣物，每天上午、下午开窗通风一次，以保持空气的清新，预防感冒。少去人多的地方及公共场所，防止引发感染。

（10）根据医嘱定期到医院进行复查，出现不适时应立即就诊。

（王　爽）

四、三尖瓣闭锁围手术期康复指导

（一）三尖瓣闭锁的基础知识

37 什么是三尖瓣闭锁？

三尖瓣闭锁（图 2-12）是一种少见的心脏畸形，表现为三尖瓣以及三尖瓣口缺如，右心房与右心室之间没有直接交通。该种畸形实质上是一种特殊类型的左心室型心室双入口，仅存在左侧的二尖瓣位于左心房与左心室之间，同时合并左心室肥厚、二尖瓣增大以及

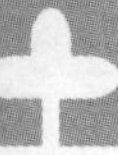

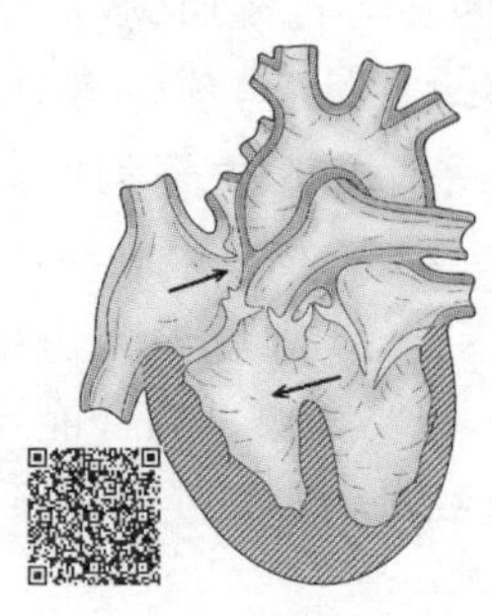
图 2-12　三尖瓣闭锁

右心室发育不全。三尖瓣闭锁占发绀型先天性心脏病的 1%～5%，仅次于法洛四联症和大动脉错位，居第三位。

38 三尖瓣闭锁是怎么形成的?

在正常的胚胎发育过程中，心内膜垫融合后将房室管平均分成左右两个管口，然后形成膜部心室间隔，同时闭合心房间隔孔。当胎儿发育过程中房室口分布不均等时，心内膜垫融合部位偏向右侧，而右侧房室管口闭塞，于是形成三尖瓣闭锁。

39 三尖瓣闭锁的临床表现有哪些?

肺血流量关系着三尖瓣闭锁患儿的生存期。通常肺血流量接近正常者，预计生存期较长，而肺血流量很多者，预计生存期则较短，肺血流量少于正常者则预计生存期位于前述两种情况之间。约 50%的患儿出生后口唇有青紫发作，蹲踞少见；16%～45%的患儿 6 个月内口唇有重度青紫发作，此时多需急诊手术治疗；约 12%的患儿在婴儿期出现心力衰竭，容易出现呼吸困难、气促及反复发作的呼吸道感染。

绝大多数患儿可以在胸骨左缘听到由肺动脉瓣狭窄或室间隔缺损产生的收缩期吹风样杂音，对于合并有动脉导管未闭的患者则可听到连续性杂音。2 岁以上患儿因长期缺氧可出现杵状指(趾)，部分患儿可出现肝大、颈静脉怒张及周围水肿等症状。

(二) 术前健康教育知识

40 三尖瓣闭锁的手术方式有哪些?

通常没有经过治疗的三尖瓣闭锁患儿预后极差，一般预计生存期很短，约 70%的患儿会在出生后 1 年内死亡。

目前随着手术技术的改善，大多主张先天性心脏病尽可能早做手术，尽早改善全身状况，从而可以最大限度地保证患者生活质量。通常三尖瓣闭锁可采取分期手术治疗，一期手术采用体肺分流手

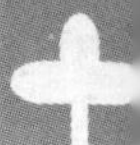

术，缓解患者缺氧状况，二期手术再根据肺动脉发育情况施行解剖根治术。分期手术可以改善血流动力学，从而缓解和控制病情，允许患者进一步生长发育，等待时机做根治治疗。分期手术虽然增加了手术次数，但是对于复杂畸形的患儿，分期手术治疗可以有效地提高整体的生存率。

41 三尖瓣闭锁术前需要做哪些检查?

（1）心电图检查：电轴左偏、左心室肥厚伴劳损是三尖瓣闭锁的特征性表现，肺动脉增粗患儿可出现电轴正常或右偏，对于发绀的婴幼儿，心电图显示电轴左偏以及左心室肥厚，应高度考虑三尖瓣闭锁的可能。

（2）胸部X线：三尖瓣闭锁的胸部X线表现多种多样。通常心影呈靴形或卵圆形，心脏右缘平直，左缘圆钝，心尖抬高，心腰凹陷，若合并大血管转位，心影可呈鸡蛋形。少数患儿心影与法洛四联症相似。

（3）心导管和心血管造影术：心导管经过房缺进入左心房，右心房压力高于左心房，压差大小与房缺大小成反比。血液由于在左心房内混合，因而动脉血氧含量减少，左心房、左心室、肺动脉及主动脉的血氧含量相当。

（4）超声心动图：四腔切面检查可见房间隔连续性中断，无法见到三尖瓣回声反射。超声心动图和多普勒检查可判断血流方向。此外，还可了解左、右心室腔和大血管的关系。

42 如何做好术前准备?

（1）充分了解患儿的一般情况，详细向患儿解释疾病治疗的过程，了解患儿及家长的紧张心理，对于一些年长患儿应教会其护理相关的配合动作，如呼吸、咳嗽、四肢活动等。

（2）术前测量患儿身长、体重，对于体重<5 kg的患儿，因体重变化大，应在术前1天重复测量，小儿用药个体差异大，测量患儿准确体重有利于精准地计算各种用药剂量，如麻醉药、抗生素及镇静剂等。

（3）对于发绀严重的患儿按需可给予维生素 K_1 10 mg，肌内注射，每天1次，连续3天，以增加凝血功能，防止术中和术后出血。

(4) 手术当天应注意保持手术部位皮肤清洁，预防切口感染。

(三) 术后健康教育知识

43 三尖瓣闭锁术后护理要点有哪些?

(1) 生命体征观察。

① 体温：患儿进监护室后要做好保暖工作。术后患儿 24 h 内容易出现反跳性高热，一旦出现高热应根据情况予以物理或药物降温，如头部置水袋或冰袋，酒精加冰水擦洗四肢关节内面血管丰富处和背部，或用退热栓剂等。

② 心率：严密观察心率。根据患儿年龄控制合适的心率，密切观察及识别各种心律失常，及时记录及告知值班医生处理。同时还要经常观察四肢末梢循环情况、皮肤的温度及颜色。

③ 血压和心腔测压管：患儿术中采取开放式动脉穿刺压力监测，术后应连接相应的压力检测装置，将压力感受器保持在心房水平，注意维持压力管道的通畅性，注意观察压力波形，区分各种不同压力波形。同时注意观察血管活性药物浓度及速度与血压的相关性，严密监测与记录，各班需对压力装置调零，保持正确的读数方法，减少误差。

(2) 呼吸道的管理。

① 术后患儿携带气管插管返回监护室的，应立即连接呼吸机，妥善固定气管插管，观察患儿的面色、口唇及四肢末梢的循环情况，听诊双肺呼吸音，观察胸部呼吸运动，根据血气分析结果调整呼吸机参数。

② 根据气管插管的规格选择相应的吸痰管用于气管插管内吸痰，在每次吸痰前后给予 2 min 纯氧，吸痰操作时应注意动作轻柔，避免导致损伤出血。为防止缺氧，每一次吸痰的动作控制在 15 s 之内。

③ 定期变动体位及拍击胸背，加速气道分泌物的排出。

④ 患儿各项生命体征稳定，神志清醒，没有严重的心律失常，心功能正常，咳嗽反射及自主呼吸恢复，无大量气管分泌物以及活动性出血，同时动脉血气分析值在正常范围内，无严重的系统并发

症时可以考虑拔管。

⑤ 拔管后的气道护理：严密观察患儿呼吸频率、胸廓活动度，给予合理的氧气吸入方式（如鼻导管法、面罩法、头罩法等）。鼓励年龄较大患儿深呼吸、主动咳痰、定期翻身、更换体位。对于痰液黏稠的患儿应加强气道湿化，以利于排痰。

（3）基础护理。

① 皮肤：小儿及婴儿皮肤娇嫩，手术及消毒处理容易引起皮肤破损，在护理过程中应注意皮肤的清洁、完整，若遇破损或红臀时可用药物涂抹并保持局部的干燥。

② 口腔：心脏术后患儿会常规使用抗生素，同时气管插管时间较长，因而患儿容易发生口腔霉菌感染，因而对鼻插管或留置胃管的患儿需每天进行 2 次口腔护理，防止口腔感染。已有霉菌感染的，可用制霉菌素行口腔护理，每天 3 次。

（4）行体肺分流术后应注意以下问题。

① 呼吸道管理，呼吸机辅助呼吸，维持通气，防止缺氧。

② 注意血氧饱和度监测，该手术为姑息术，术后血氧饱和度不可能达到 100%，末梢血氧饱和度一般维持在 80%～90%，若发现血氧饱和度突然降低，则应考虑分流血管可能出现了阻塞。

③ 血压监测，血压应维持在正常稍低水平，血压过高，吻合口容易出血，血压过低，分流血管容易阻塞。

（5）行 Fontan 术后应注意以下问题。

① 术后早期应取头高 45°、足高 30°卧位，以利于静脉血液回流，灌注肺动脉。

② 严密观察中心静脉压及左心房压力，注意容量控制，Fontan 术后主要依靠较高的中心静脉压来维持肺循环，可通过补充血浆或白蛋白来提高中心静脉压到 18 mmHg。

③ 密切关注患者血气分析及末梢血氧饱和度，给予低呼吸末正压，维持肺膨胀状态，出现低氧血症常提示右心房-肺动脉连接通道或吻合口有狭窄和梗阻。

(四) 出院健康教育知识

44 三尖瓣闭锁出院后的注意事项有哪些?

(1) 姑息术后患者应密切随诊与复查,严密观察患者病情,以便不失时机地及时行二期手术。

(2) 部分姑息术患儿术后需短期抗凝治疗,对于出院后需口服抗凝药或抗血小板药物的患儿需注意以下几点。

① 严格按照医嘱服药,定期复查。

② 一旦出现皮下出血点及淤血、淤斑,或者其他任何异常出血等症状时应及时就诊。

③ 不得自行增减药量,12 h 内忘记服药应及时补服,并告知医生忘服时间及次数。

④ 平时生活中应注意避免引起受伤的运动或活动,跌倒或者受伤后应注意外观上看不出来的内出血。

⑤ 随身携带显示正在服用抗凝药物的文件,在门诊手术或者看牙科时告知医生。

⑥ 很多药物和食物(如维生素 K 类、菠菜、西蓝花、韭菜、胡萝卜等)会影响抗凝药物的效果,不确定时应咨询医生后使用。

(3) 姑息术可以在一定程度上改善患儿症状,但仍有可能出现缺氧发作、心律失常及心力衰竭(心衰)等症状,在平时生活中应密切关注患儿的一般情况。

(4) 首次姑息术后,患儿还将面临再次手术的情况,在心理上应鼓励患儿再次手术的信心。

(5) 三尖瓣闭锁术后还存在安装永久起搏器的可能,对于该类患儿应注重心理辅导,帮助患儿能够正常地生活和学习。

45 三尖瓣闭锁术后的生活指导有哪些?

(1) 喂养:患儿术后的恢复情况与营养摄取密切相关,长时间气管插管会导致患儿的吞咽及咳嗽反射能力减退,在患儿进食时,容易出现呕吐、溢奶、误吸等情况,一旦发生误吸,易危及生命。对于发育不良、吞咽无力的婴儿,喂养上要耐心,要少食多餐,喂食完毕，应竖抱患儿。患儿入睡时，头部应侧向一边或半卧位，咳嗽无力的患儿，痰液容易淤积于咽喉，造成呕吐，务必拍背咳痰后再进食。

（2）预防感冒：患儿术后体质弱，抵抗力差，感冒会加重心、肺负担，应该保持室内空气清新，每天通风2～3次，维持适宜室温在22～25 ℃，湿度在40%～50%（可用加湿器），同时应该远离人员密集的地方，不要接触呼吸道感染的人员，饮食应富含蛋白质和维生素，容易消化。

（3）观察大小便：通过对尿量的观察，可间接反映心脏功能，术后早期的观察尤为重要。患儿尿量显著减少、颜面及眼睑水肿、脚踝肿胀时，应及时就诊；患儿严重腹胀，影响患儿的呼吸时，易导致进食后误吸，应及时就诊；患儿严重腹泻时，会导致脱水甚至危及生命，应及时就诊。

（4）正确服药：术后遵医嘱常规应用强心、利尿、扩张血管等药物，用药要及时、准确。

五、三尖瓣下移畸形围手术期康复指导

（一）三尖瓣下移畸形的基础知识

46 什么是三尖瓣下移畸形？

三尖瓣下移畸形（图 2-13）的基本病变是三尖瓣瓣叶和右心室发育异常，同时伴有隔瓣叶和后瓣叶向右心室下移，导致三尖瓣关闭不全，通常右心房较正常大，而右心室较正常小，常合并有卵圆孔未闭或房间隔缺损及肺动脉瓣狭窄等。

在三尖瓣下移畸形中，三尖瓣关闭不全的轻重程度取决于血流动力学改变，与是否合并有房间隔缺损及缺损的大小、右心室功能受损程度相关。由于三尖瓣反流导致右心房血量增多，压力增高，一部分血液经未闭的卵圆孔进入左心房，左心房同时还接受来自肺动脉的动脉血及来自右心房的静脉血，然后经二尖瓣进入左心室及体循环，混合静脉血导致体循环血氧饱和度降低，同时由于三尖瓣的反流，由右心室进入肺循环的血量也减少。体循环动脉血氧含量下降会导致发绀和杵状指（趾）。对于房间隔完整的患者，由于肺循

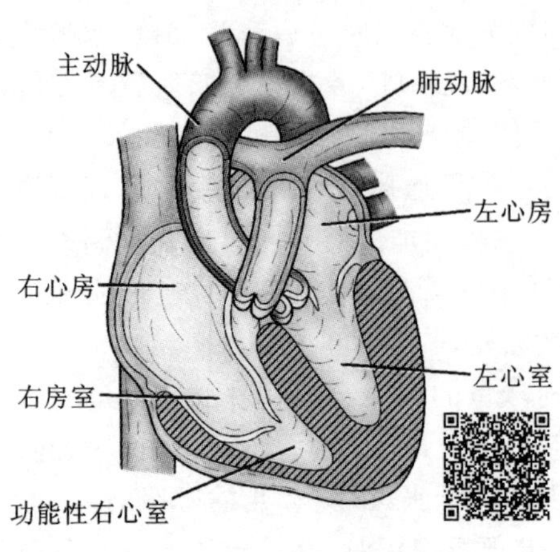

图 2-13　三尖瓣下移畸形

环血量减少，动静脉血氧含量差变小，可出现面颊潮红、指端轻度发绀。

47 三尖瓣下移畸形的病因是什么？

三尖瓣及其周围附属结构在右心室流出道的发育过程中发育较晚，最近的研究表明心内膜垫也参与了三尖瓣瓣叶的发育，在三尖瓣畸形中瓣叶发育和分化提前终止，导致瓣叶分化障碍，同时其病理生理变化的多样性也说明了右心室发育与三尖瓣瓣叶形成的复杂机制与疾病的相关性。

48 三尖瓣下移畸形的临床表现有哪些？

大多数患儿在出生早期没有明显表现，少数畸形比较严重的患儿出生后会出现气促、胸闷、发绀和心衰等表现，随着年龄的增长，多数患者会逐渐出现气促、发绀及右心衰竭的表现。心衰、心律失常及缺氧发作是主要的死亡原因，症状出现越早，预后相对越差，三尖瓣反流的程度、房间交通支的情况、心室功能及心脏畸形程度决定了临床症状。

全身体格检查可见发绀、杵状指(趾)以及面颊潮红等体征，心脏听诊可发现心律不齐、三尖瓣开瓣音及三尖瓣区全收缩期杂音，部分患儿还可有三尖瓣区舒张期杂音，右心功能不全时可有体循环淤血，如肝大、腹水及下肢水肿等。

胸部X线检查心脏呈球形或烧瓶状，心脏扩大，右心房及右心室增大明显，肺淤血情况可正常，心电图提示右束支传导阻滞，可有不同类型的心律失常。超声心动图可以明确诊断，可见三尖瓣下移，同时可明确右心房及三尖瓣瓣环的大小，同时可排除其他心脏畸形。

49 三尖瓣下移畸形的危害有哪些?

三尖瓣下移畸形的预后较差,半数患儿无法活到成年,若同时合并有其他心脏畸形,2 年内的生存率仅为 15%。

(二)术前健康教育知识

50 三尖瓣下移畸形如何手术治疗?

三尖瓣下移畸形的手术方式包括姑息术及根治术,目前倾向于根治术。

(1) 瓣膜成形修补术。近期和远期效果好,适合于三尖瓣前瓣叶发育相对较好者。该手术方式(术式)将病变的三尖瓣修复至接近正常,保留了自身的瓣膜,而不必替换为人工瓣膜,避免了人工瓣膜置换带来的并发症。

(2) 人工瓣膜置换术。生物瓣膜由于右心室收缩期压力相对较低,生物瓣膜在右心系统的使用周期高于左心系统,且在抗血栓形成方面有优势。

(3) 严重的三尖瓣下移畸形无法通过手术修复者,可行心脏移植术。

51 三尖瓣下移畸形术前需要做哪些检查?

(1) 心电图:右心肥大是三尖瓣下移畸形的特征性表现,心电图表现为高大 P 波,有时可见切迹,在Ⅱ、Ⅲ、aVF 以及 V_1 导联最为清楚。常见的心律失常为房颤、房扑或预激综合征,大多数患儿有 P-R 间期延长、完全性或不完全性右束支传导阻滞。

(2) 胸部 X 线:三尖瓣下移畸形可伴有不同程度的心脏扩大,胸部 X 线与心包积液所见相似,肺淤血情况可正常或减少。

(3) 超声心动图:超声心动图是三尖瓣下移畸形的确诊依据,发现三尖瓣下移,三尖瓣前叶扩张、延长,可明确右心房及三尖瓣瓣环的大小,最典型的表现是三尖瓣前叶活动振幅增加,同时又伴有关闭延迟。

(4) 右心导管检查:右心导管经房缺或未闭的卵圆孔进入左心房,可测量左右心房压力波形,同时可测量肺动脉压力,评估肺血管发育情况,但三尖瓣下移畸形患儿行右心导管检查有一定的危险性,

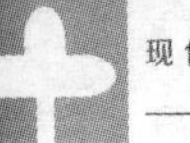

若有必要仍应在有经验的人员操作及有抢救设备的条件下进行。

（三）术后健康教育知识

52 三尖瓣下移畸形术后注意事项有哪些？

（1）及时发现并正确判断心律失常。由于三尖瓣下移畸形常影响心脏传导系统的发育，常合并预激综合征，同时房间隔缺损的患者还可出现右心增大、心肌纤维化，在手术中有可能对附加旁道的处理以及在三尖瓣成形或置换导致的传导系统和冠状动脉等重要结构的误伤，以致术后出现心律失常，因此术后应加强心律失常的监护。发现心律失常时，应及时行床边心电图检查，早期诊断并合理正确选择抗心律失常药物。由于三尖瓣下移畸形患者在手术中需要处理下移的三尖瓣，有可能影响房室结及传导组织而发生传导阻滞，所以应该安装起搏器以备用。

（2）预防低心排血量综合征。三尖瓣下移畸形患者术前一般心功能较差，手术治疗过程较为复杂，术后又因低温、应激、外周阻力增高导致血压升高、心率增快、心肌氧耗增加，低心排血量综合征是术后常见的并发症，术后的常规处理包括增加心肌收缩力、减轻心脏负荷、降低心肌氧耗、促进心脏功能恢复和改善组织灌注。

（3）呼吸功能的维护。心脏手术术后常规使用呼吸机辅助呼吸，用于减少呼吸肌做功，提供高组织氧供，降低心脏做功，从而促进心肺功能的恢复。

（4）正确使用抗凝药，加强抗凝宣教。由于右心为相对低压系统，在进行三尖瓣机械瓣膜置换术后血栓形成的发生率较高，因此三尖瓣机械瓣膜置换术后应给予相应程度的抗凝治疗，同时术后抗凝期间应注意观察有无抗凝相关并发症，如抗凝过量引起的出血，或抗凝不足引起的血栓栓塞等征象。

（四）出院健康教育知识

53 三尖瓣下移畸形出院后的注意事项有哪些？

出院后1个月复查心脏B超、心电图和凝血功能。

患儿避免到人多的地方，减少探视，房间勤开窗通风。半年内要避免剧烈运动。

体重 10 kg 以下的患儿：按每天 80 mL/kg 计算摄水量，若患儿主观感觉饿或患儿营养不良，同时心功能尚正常，肝脏不肿大，可以增加到每天 100～120 mL/kg 的摄水量。

体重 10～20 kg 的患儿：1 岁以上的患儿可以吃米饭、面条、馒头等主食，同时，米饭和水果需要换算成摄水量计入。2 岁以上的患儿可以摄入高蛋白质食品，有利于促进伤口愈合。

建议 4 个月以下的患儿吃母乳，因为母乳里含有多种免疫成分；4～9 个月的患儿就应该添加辅食，不能光喝奶，喝奶也不易饱，可以增加蒸鸡蛋羹、大米粥等；9 个月以上的患儿可以吃稀粥、面条。

（丁　露）

六、肺动脉狭窄

（一）肺动脉狭窄的基础知识

54 什么是肺动脉？

肺动脉（pulmonary artery，PA），起源于右心室，分为左肺动脉、右肺动脉，左肺动脉比较短，横行于左主支气管前方，而右肺动脉比较粗、长，经过上腔静脉和升主动脉后方向右侧横行。回心的静脉血由右心室注入肺动脉，进入肺循环，氧合成动脉血（图 2-14）。

55 什么是肺动脉狭窄？

肺动脉狭窄是指右心室和肺动脉间的通路由于先天性畸形而产生的狭窄，包括肺动脉瓣膜、肺动脉分支、瓣环、周围肺动脉及右心室漏斗部的狭窄，其中最常见的为肺动脉瓣狭窄，占 70%～80%，漏斗部狭窄较少见，肺动脉主干狭窄更少。狭义的肺动脉狭窄是指单纯肺动脉瓣狭窄，多为单发，占先天性心脏病的 10%～20%，亦可合并其他畸形。

肺动脉瓣或瓣膜下的右心室漏斗部在胎儿时期发育不完善，至

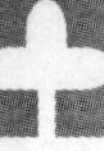

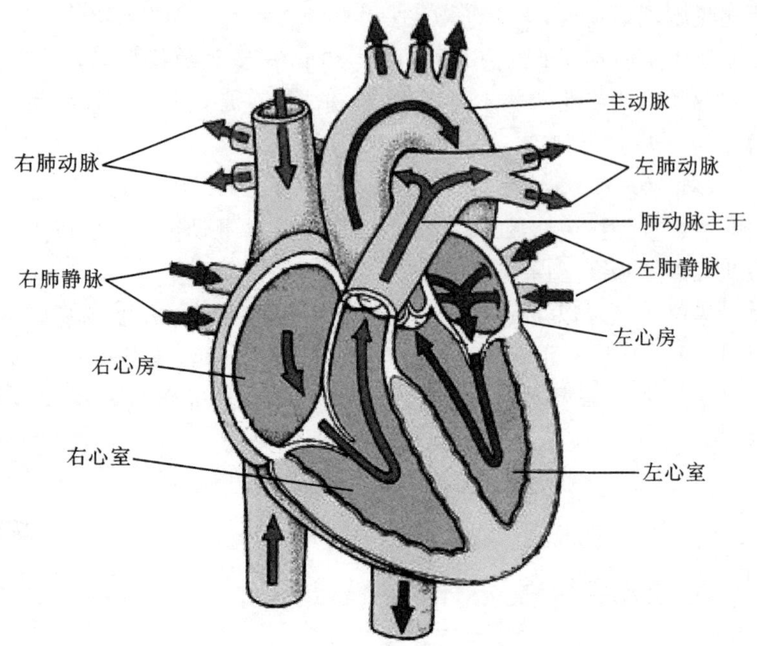

图 2-14　肺动脉

肺动脉狭窄，从而阻碍了右心室的排血，继而使右心室的压力逐渐增高，右心室的负荷不断增加，导致右心室肥厚，时间久了，右心室的代偿功能失调，最终导致右心衰竭。

56 肺动脉狭窄是怎样形成的?

在怀孕的早期风疹综合征和家族遗传因素是肺动脉狭窄形成的主要原因。

在怀孕的前 3 个月内，如果孕妇患风疹，可导致胎儿出现风疹综合征，临床表现为白内障、耳聋及先天性心血管畸形，而最多的就是肺动脉狭窄。也有研究发现，肺动脉瓣狭窄有家族性，发病率为 2.9%，在其他综合征中也可有肺动脉瓣狭窄，如 Noonan 综合征。

57 肺动脉狭窄分为哪几种类型?

(1) 瓣膜狭窄：最常见的单纯性肺动脉狭窄中 70%～80%属于

肺动脉瓣狭窄，是由于胎儿时期瓣膜粘连、融合及瓣叶增厚导致瓣口不能正常地开放，形成穹窿。其瓣膜孔可位于偏心或中央，使肺动脉瓣孔仅达数毫米大，或相当于瓣环直径的 2/3，以维持肺部血液循环。

(2) 漏斗部狭窄：在单纯性肺动脉狭窄中较为罕见，多合并室间隔缺损构成法洛四联症，狭窄可位于右心室流出道的上、中、下三个部位，解剖上有时由于在漏斗部形成局限性纤维环或者因为漏斗部肌肉增厚，将右心室与右心室流出道的一部分相隔开，从而形成了第三心室。

(3) 瓣膜及漏斗部联合狭窄：此类型狭窄极为少见，由上述两种类型合并而成，狭窄后的肺动脉壁，因发育不良而变薄，形成狭窄后扩张的改变，此种扩张在瓣膜狭窄或瓣膜及漏斗部狭窄中比较多见，而在单纯性漏斗部狭窄中较少见(图 2-15)。

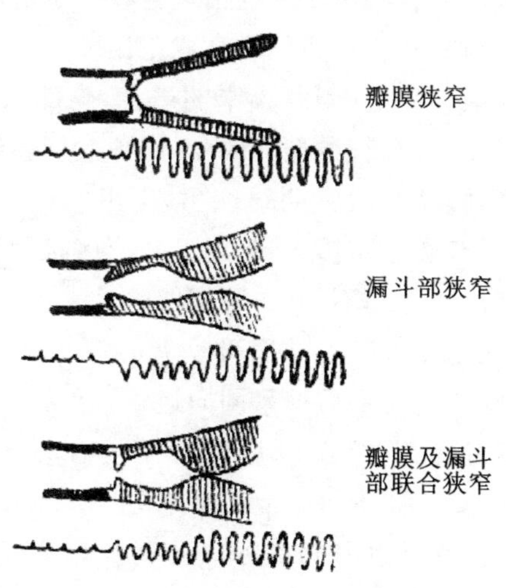

图 2-15 肺动脉狭窄类型

58 肺动脉狭窄会出现哪些症状和体征?

小儿的肺动脉狭窄在先天性心脏病中属于无发绀型的一种，根据肺动脉畸形狭窄的不同程度，分为轻、中、重度肺动脉狭窄。

轻度狭窄可无临床表现；中度狭窄在两三岁无症状，但年长后劳力时出现心悸、气喘、乏力及胸闷等；重度肺动脉狭窄则表现为呼吸窘迫、发绀、昏厥及右心衰竭时相应的症状。极重的患者可出现缺氧性心搏骤停及猝死。

轻度狭窄者可发育正常，重度狭窄者发育差，营养不良。收缩期响亮而粗糙的喷射性杂音的听诊区在胸骨左缘第 2 肋间，多数伴有震颤，心脏浊音界扩大不明显，漏斗部狭窄者杂音位置可在第 3、第 4 或第 5 肋间，肺动脉瓣区第二心音常常消失或减弱。

（二）术前健康教育知识

59 肺动脉狭窄要做哪些检查?

（1）心电图：基本正常、右心肥厚、右心束支不完全传导阻滞、右心室肥厚伴广泛心前区 T 波倒置，心电轴右偏的程度可大可小，右心室压力的增高与右心室肥厚的出现存在一定的联系，而肺动脉瓣口阻力的大小与右心室压力的增高成正比。

（2）胸部 X 线：轻度肺动脉狭窄的患者，胸部 X 线检查可能正常，中度及以上狭窄可有较典型的改变，即肺血管影细小且稀疏，肺野变得异常清亮，肺动脉段常明显突出，突出的程度与肺动脉狭窄程度成正比，如果有右心室扩大，心影可呈葫芦状，漏斗部狭窄和肺动脉干狭窄者肺总动脉多不扩张，可有凹陷。

（3）超声心动图：超声心动图可见右心室轻度增大，主要是前壁增厚，室间隔常与左心室后壁呈同向运动，可见肺动脉内径增宽。

（4）右心室造影：如果肺动脉收缩压与右心室阶差超过 1.3 kPa（约 10 mmHg），并且右心室收缩压高于 4.0 kPa（约 30 mmHg），则可能存在肺动脉口狭窄。肺动脉口狭窄的程度则由跨瓣压力阶差的大小来反映：①轻度狭窄：跨瓣压力阶差在 5.3 kPa（约 40 mmHg）以下；②中度狭窄：跨瓣压力阶差为 5.3～13.3 kPa（40～100 mmHg）；③重度狭窄：跨瓣压力阶差在 13.3 kPa（约 100 mmHg）以上。

60 肺动脉狭窄该如何治疗?

轻度狭窄者无须手术，注意预防感染性心内膜炎；中度至重度

狭窄者，首先纠正酸中毒，控制心力衰竭；严重的肺动脉狭窄手术之前可考虑应用正性肌力药物、机械通气、前列腺素 E_1，以保持动脉导管开放，改善氧合状况。中度狭窄且有症状或伴有分流导致心脏扩大的患者可考虑手术治疗。

首选治疗方法是应用经皮球囊导管扩张的肺动脉瓣，多数可以获得满意的近期和远期疗效，即使在婴儿时期亦可采用。合并漏斗部狭窄者，球囊导管扩张效果不佳。患儿右心室压力高达 150～200 mmHg 者，提示严重肺动脉狭窄，应紧急施行手术。

61 肺动脉狭窄手术之前需要注意哪些？

由于肺动脉瓣口面积小，必须通过提高右心室的收缩压才能将血液射到肺动脉，保证肺循环的血流，因此会导致右心室、右心房压力高于左心室、左心房，产生自右向左的分流，出现全身青紫、低氧血症等临床症状。

首先，要预防缺氧发作，病室内保持安静、空气新鲜，温度冷热适中，减少探视、减少外界刺激，防止患儿哭闹，由于患儿哭闹时右心压力增高，自右向左的分流增加，导致缺氧。

其次，要预防患儿患呼吸系统疾病，术前患有肺炎的患儿行手术后肺部感染可能会进一步加重，影响手术效果，延长病程。

（三）术后健康教育知识

62 肺动脉狭窄术后会有哪些并发症？

肺动脉狭窄术效果存在一定差异，主要原因可能与术前是否存在慢性心力衰竭、有无严重的右心室发育不良及患者的年龄等因素有关。

除了一般体外循环心内直视手术后可能存在的并发症以外，肺动脉狭窄术后并发症主要有以下两点。

（1）解除肺动脉瓣口狭窄后，肺循环中血容量会明显增多，为避免术后低心排血量综合征的发生，应根据中心静脉压和动脉压适当补足血容量，遵医嘱静脉泵入多巴胺和多巴酚丁胺等正性肌力药物，增强心肌收缩力，至血流动力学稳定。

（2）如果肺动脉流出道狭窄解除不彻底，右心室压力仍很高，术后容易引起右心衰竭，也可能出现右心室切口出血。

63 肺动脉狭窄术后家长应该怎么照顾患儿？

家属要消除自身内疚、焦虑的心理，积极与医生和护士沟通，掌握好家属在术后需要了解的护理内容。

（1）喂养：手术后，患儿需要3～6个月恢复右心室功能。在恢复期，正确的喂养方式和合理的饮食非常重要。家属可根据患儿的术前饮食习惯来喂养，术后应少食多餐，吃奶的患儿每次的奶量应从术前奶量的2/3逐渐加量至正常，喂养时避免呛咳，以防吐奶和窒息，吃奶时观察患儿的反应，颜面、口唇的颜色，有无缺氧发作。年长患儿可给予一些高营养、高蛋白质、清淡易消化的食物，切忌暴饮暴食。避免进食坚硬、辛辣的食物，适当饮水，多吃新鲜蔬菜、水果，保持大便通畅。有心衰病史的患儿，严格限制盐的摄入。

（2）用药：在医生的指导下，家属协助患儿服用利尿、强心药等，以利于心功能的恢复。同时家属必须关注患儿的尿量变化，若眼睑、足背出现水肿、尿量减少等情况，提示可能有心包积液或右心室功能有下降趋势，此时需及时复查治疗。需服用洋地黄制剂时，如地高辛，该药的治疗剂量与中毒剂量非常接近，每天常规给予最小剂量0.01 mg/kg，每周服用6天，停用1天，如果患儿出现嗜睡、食欲减退、恶心、呕吐、头痛、窦性心动过缓，警惕地高辛中毒，及时停止服药，到医院就医。

（3）其他：置入深静脉导管或留置针的患儿家属在给患儿擦洗时避免将敷料浸湿，更换衣物时动作轻柔，避免管道脱落。责任护士也会定期进行管道的维护。根据温度适当添加衣物，避免汗液过多导致伤口敷料浸湿，引起伤口化脓感染，若伤口敷料脱落或浸湿，应立即通知护士换药。

（四）出院健康教育知识

64 肺动脉狭窄进行保守治疗后会影响生长发育吗？

轻度肺动脉狭窄的患者临床上可能无症状，生长发育与同龄人无明显差异，无须手术治疗；中度肺动脉狭窄的患者，一般在 20 岁左右会出现活动后气促、心悸，若采取保守治疗，随着年龄的增长，可能导致右心室负荷过重，出现右心衰竭的症状；对极重度肺动脉狭窄的患者，在幼儿期出现明显的症状，若治疗不及时，在幼儿期可能死亡，治疗方式根据狭窄程度决定。

65 肺动脉狭窄患儿出院后能像正常孩子一样活动吗？

一般情况下，肺动脉狭窄术效果较好，术后症状可完全消失或改善，死亡率比较低，可恢复正常生活，但限制活动量是必要的。

七、先天性二尖瓣畸形

(一) 先天性二尖瓣畸形的基础知识

66 什么是二尖瓣？

二尖瓣(图 2-16)位于左心房与左心室之间，如同一个“单向阀门”，使经过氧合的血液由左心房流入左心室，保证了血液不得反流，即血液不能回流入左心房。二尖瓣分为前瓣和后瓣，并且有腱索分别与前后乳头肌相连接。

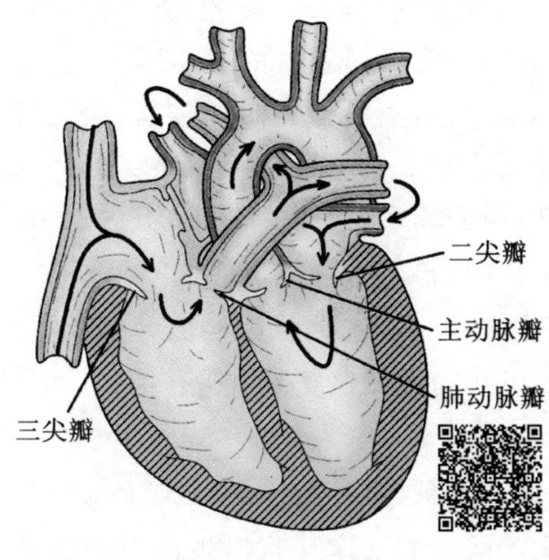

图 2-16　二尖瓣

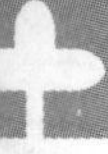

67 什么是先天性二尖瓣畸形？

先天性二尖瓣畸形是指二尖瓣关闭不全和(或)二尖瓣狭窄，二尖瓣是由左心房壁、瓣环、腱索、瓣叶和乳头肌等结构组合而成，其中任何一个或多个结构发育过程中发生畸形都可导致先天性二尖瓣畸形，临床上大多数患者是由于多种结构发生异常而致左侧房室血流通路多处结构发生狭窄。

单独的先天性二尖瓣畸形在临床病例中少见，经调查研究发现，此病在先天性心脏病中仅占0.6%。先天性二尖瓣畸形常常与单心室、室间隔缺损、房间隔缺损、大动脉错位、左心室流出道狭窄等多种先天性心脏病同时存在。

68 先天性二尖瓣畸形一般分为哪几种畸形？

临床上可分为两种，即先天性二尖瓣关闭不全和先天性二尖瓣狭窄。

先天性二尖瓣关闭不全的病理改变可分为三种：①二尖瓣瓣叶活动正常，但存在瓣环扩大、瓣叶裂隙、瓣叶组织交界区缺损；②二尖瓣瓣叶过度活动，出现腱索断裂、乳头肌延长；③二尖瓣瓣叶活动受限，最常见瓣环变大、瓣叶脱垂。

先天性二尖瓣狭窄是由瓣环、瓣膜、乳头肌和腱索四部分组织的病变所组成，它们可能引起瓣口的关闭不全，也可导致单个或多个瓣膜结构和功能异常，主要分为四种类型：交界融合型、吊床型、降落伞型及漏斗型。除了上述四种畸形，先天性二尖瓣狭窄还包括双孔二尖瓣畸形、瓣上纤维环畸形、左心室异常肌束畸形。

69 先天性二尖瓣畸形是怎样形成的？

目前为止，先天性二尖瓣畸形的病因并不是很清楚，大多数学者认为是在胚胎发育的过程中发生结构异常，从而导致二尖瓣的各种病变。

70 先天性二尖瓣畸形患者会有哪些临床症状和体征？

先天性二尖瓣畸形的临床症状出现的时间比后天获得的二尖瓣病变要早，症状大体相似，且无风湿热病史，约有30%的患者在出生后1个月内出现症状，约70%的患者在出生后1年内呈现的常

见症状为气促、肺水肿、端坐呼吸、反复发作肺部感染，由于并发肺循环高压病情严重者，可出现充血性心力衰竭、发绀。

患有先天性二尖瓣畸形的患儿体格生长发育比同龄儿差，容易产生倦乏。典型体征：心尖区出现舒张期滚筒样杂音，第一心音亢进，并且伴有震颤，存在肺循环高压患儿则可出现肺动脉瓣区第二心音亢进，合并肺部感染者可闻及湿啰音，二尖瓣关闭不全患者触诊心尖区扪及有力的抬举性搏动，听诊心尖区出现全收缩期杂音并传导致左腋处，第三心音常可听到。

71 先天性二尖瓣畸形与风湿性二尖瓣病变有什么不同?

先天性二尖瓣狭窄呈现症状的时间早，且无风湿热病史，这是与风湿性二尖瓣病变鉴别的最主要的一点，大概 30%的患者在出生后 1 个月内呈现症状，出生后 1 年内呈现症状的大概有 70%。

(二) 术前健康教育知识

72 先天性二尖瓣畸形手术前需做哪些检查?

(1) 心电图：右心室肥大，且电轴右偏为二尖瓣狭窄典型征象，而二尖瓣关闭不全则为左右心室肥大或左心室肥大、劳损。P 波增宽并有切迹为此病的典型征象，左心房肥大则呈现双相增大 P 波。

(2) 胸部 X 线：左心房扩大非常明显，心影增大，肺血管影增粗表明肺淤血。

(3) 超声心动图：可显示二尖瓣瓣叶活动、形态和对合情况，有无瓣上环，及瓣下结构的形态，该检查可显示二尖瓣有无反流及反流的程度。

(4) 心导管：可显示二尖瓣病变的形态、部位及轻重程度，也可显示合并的其他先天性心脏病，此检查可显示肺血管阻力及肺动脉压力。

73 先天性二尖瓣畸形如何治疗?

如果先天性二尖瓣畸形对心功能未造成影响，并且不伴有其他复杂的先天性心脏畸形，可能早期无症状或症状较迟出现，若病情

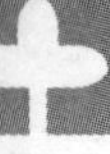

进展迅速并持续加重，应尽早实施外科手术。

二尖瓣整形术是首选手术方式，瓣膜置换术存在一些问题：人工机械瓣膜置换术后容易产生血栓栓塞，并需长期抗凝，若置换了生物瓣膜，术后不需长期抗凝治疗，且瓣膜的血流动力学性能也较好，但瓣膜容易钙化，且发生率很高，因此年龄较小的患者应尽可能实施瓣膜整形，因病变情况不能进行瓣膜整形的患儿采用瓣膜替换术者占病例数的 10%～15%。

74 先天性二尖瓣畸形一定要动手术吗?

手术需要选择合适的时期，由于患儿瓣膜发育情况异常，婴幼儿瓣膜的胶原组织发育不完善，瓣膜组织较脆嫩，术中容易破损，因此建议出生后 6 个月内尽可能采取保守治疗，不实施手术。

若患儿出现以下症状：心力衰竭、心脏进行性扩大、反复感染肺炎等，应尽早实施手术；手术年龄不受限制的还有二尖瓣关闭不全患儿，当患儿出现运动耐量下降、活动后心悸气促、生长发育迟缓等症状时，可以尽早手术；出现肺动脉高压时尽量于 1 岁半前手术；若发现左心室功能异常并逐渐加重者，即使无症状也应实施手术治疗。研究表明，先天性二尖瓣畸形可使收缩期左心前负荷增加，引起心功能不全，最终导致心力衰竭而死亡，自然预后较差。

（三）术后健康教育知识

75 手术后家属应如何进行生活护理?

生活要有规律，保证充足的睡眠，尽量避免过分哭闹，适当活动，避免加重心脏负担。根据天气变化及时增减衣服，避免感冒。心功能未恢复正常的孩子容易出汗，勤换衣裤，保持衣服干燥。尽量避免到人多的公共场所，减少呼吸道感染的风险。多喂水，以保证足够的水分，保持大便通畅，避免因大便干燥、排便困难而过分用力排便后增加腹压，从而加重心脏的负担。

要注意营养，合理搭配饮食，食物尽量做到多样化，多吃高蛋白、高热量、高纤维素、清淡易消化的新鲜水果或蔬菜，主食粗细粮搭配，尽量少吃腌、烤、油炸、膨化的食品。

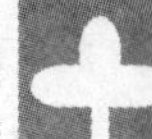

76 先天性二尖瓣畸形手术后的并发症有哪些?

对于接受手术的患儿,还可能并发一些术后并发症,包括低心排血量综合征、呼吸功能障碍和严重心律失常等。

(四) 出院健康教育知识

77 先天性二尖瓣畸形手术后出院应注意哪些事项?

对于手术成功、术后恢复比较快的患者,出院后一般不限制活动,心功能为Ⅰ或Ⅱ级,以不引起疲劳为原则,根据情况可适当做些日常生活中简单的体力活动,如散步等温和运动,活动范围不宜过大。部分患者出院后如果没有病情变化,3 个月后可正常生活和工作,由轻工作逐渐向正常工作过度。若感到劳累或心慌气短等不舒服应立即停止工作,尽量休息。术前患者若患有肺动脉高压、心功能在Ⅲ级以上、心脏扩大明显,手术后心脏恢复正常需要较长时间,出院后不要急于活动,要注意休息,随病情逐渐恢复适当增加活动量,但避免感到疲劳,以免加重心脏负担。

术后心功能正常、恢复较好,一般不需要服用强心、利尿剂等口服药,部分复杂畸形的患者,术后心功能未恢复正常,肺动脉压力仍高,需根据手术恢复情况,在医生指导下使用口服药,大概 3～6 个月,按照医生的医嘱服药,不可随意乱服药。

出院后身体比较虚弱,要注意休息,需要保证足够的睡眠,为保持空气新鲜,不要在患者的卧室吸烟。要保持适宜的温度和湿度,每天上午可开窗通风半小时,时间不宜过长,开窗时避免受凉。保持皮肤清洁,不能沐浴的情况下每日可温水擦洗。防止感染其他疾病,出院 3 个月内,尽量避免到人群密集的公共场所活动。对于病情较重患者,家里最好备氧气袋或氧气瓶,以备必要时使用,术后根据伤口恢复情况,大概 10 天可淋浴,保持伤口干燥。若伤口有渗液或红肿应立即到当地医院就诊,根据医生要求定期到医院复查,预防感冒,避免加重心脏负担,术后需要佩戴胸带,注意正确戴法,同时注意正确的体姿,避免胸骨变形形成“鸡胸”。术中使用钢丝固定胸骨,不需取出,避免进行 MRI 检查。

(许　敏)

八、主动脉缩窄围手术期康复指导

(一) 主动脉缩窄的基础知识

78 何谓主动脉缩窄?

主动脉缩窄(coarctation of aorta,CoA)是先天性心脏病的一种,由于先天性主动脉狭窄,病变部位的管腔变小甚至闭塞,正常血流受阻,代偿性出现缩窄(图 2-17)。该疾病占先天性心脏病的 6%~8%,绝大部分病变部位集中在主动脉峡部,邻近动脉导管或动脉韧带区,少数狭窄发生在左颈总动脉和左锁骨下动脉之间。主动脉缩窄患儿常伴有动脉导管未闭,同时可合并室间隔缺损等其他心血管病变。根据缩窄节段与动脉导管的位置关系,它可分为导管前型、导管后型、导管旁型及主动脉弓发育不良型。

导管前型:缩窄段位于动脉导管近心端,范围较广,常累及主动脉弓部及左锁骨下动脉,可影响到脑部、腹腔脏器和下肢血液供应,患儿病情重,多在婴幼儿期即可发现,也称婴儿型,此型死亡率高,约占主动脉缩窄的 10%。

导管后型:缩窄段位于动脉导管远心端,常为单独梗阻。病变形式较多,有时很局限,有时则累及较长片段。因病变部位不一,表现为不同的症状。此型因症状不重,多在大龄儿童或成人中发现,也称成人型,约占主动脉缩窄的 90%。

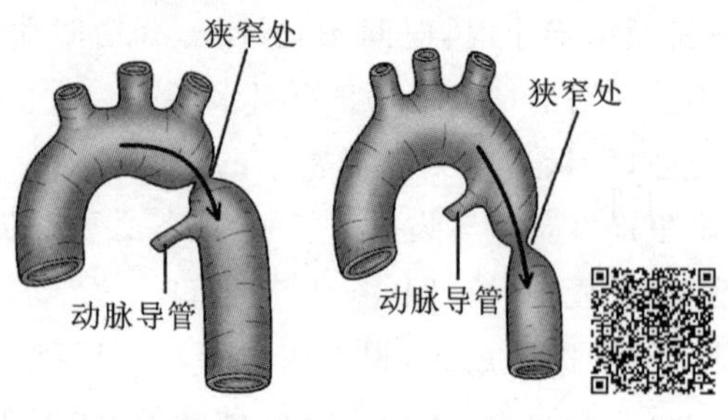

图 2-17　主动脉缩窄

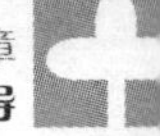

79 主动脉缩窄是如何形成的?

主动脉缩窄的病因目前存在两种理论:一种认为动脉导管闭合时的收缩和纤维化波及主动脉,从而引起主动脉壁的局部狭窄;另一种则认为可能和胚胎时的血液循环相关,胎儿左心室的血液主要供应头臂干等血管,右心室血液则经动脉导管到降主动脉供应下半身,主动脉峡部相对缺血,从而导致主动脉缩窄。

80 主动脉缩窄患者有哪些表现?

主动脉缩窄的表现取决于缩窄的具体部位、严重程度、有无合并其他畸形等。导管前型主动脉缩窄常合并心内其他畸形。患者常在婴儿期多因充血性心衰就诊。当动脉导管未闭合时,血流可送达胸主动脉、腹主动脉,可扪及股动脉搏动。约半数患儿在出生1个月内动脉导管关闭,下半身血流骤然减少,股动脉搏动弱,下肢动脉搏动难以触及,因肾脏血供少,可导致肾衰竭出现少尿或无尿等症状。同时,因为缩窄所致的血流前行受阻,左心负荷(压力)大大增加,因此可导致充血性心衰,患者表现为烦躁、呼吸困难、心率增快,左前胸及背部可有收缩期杂音、双肺湿啰音。

导管后型主动脉缩窄的患儿幼年时期一般无症状,但若仔细检查,上肢脉搏、血压明显高于下肢,有时会出现下肢发凉、跛行等现象。上肢血压明显高于下肢原因在于:人体上肢由锁骨下动脉供血,而绝大部分的主动脉缩窄出现在主动脉峡部,锁骨下动脉并未累及;缩窄造成血流下行阻力增加,导致缩窄处之前的血压升高,即上肢血压增高,而缩窄处之后的血流因血液下行受阻,供应减少,故下肢脉搏、血压下降。

极少部分主动脉缩窄出现在峡部之前,即左颈总动脉和左锁骨下动脉之间,因此会出现因左锁骨下血供减少所致的左上肢脉搏、血压减弱,而右上肢脉搏和血压则因血供正常,不受影响,所以这部分患儿表现为右上肢脉搏、血压明显高于左侧。

大龄儿童及成人常因上肢高血压及头痛、视物模糊等高血压并发症就诊,症状随年龄增长而加重。

(二) 术前健康教育指导

81 主动脉缩窄术前应做哪些检查?

(1) 胸部X线:心脏多不大或轻度增大。

(2) 心电图:可有心室肥大。

(3) 超声心动图:可显示出主动脉弓长轴的全貌,显示主动脉缩窄的部位和长度。

(4) CT和MRI:可以显示主动脉缩窄的部位和长度。

(5) 心血管造影:观察主动脉缩窄的最直观的方法,可显示缩窄部位、范围、累及的大血管及侧支循环。对于典型的主动脉缩窄心血管造影不必作为常规检查。

82 主动脉缩窄的手术时机是何时?

婴儿型的患者,临床表现重,一般可以先采用前列腺素 E_1 维持动脉导管开放及强心、利尿等内科措施,如果可以缓解,尽量推延到年龄大一点手术。理想的手术年龄为1～5岁,此时患儿主动脉横切面积已经达到成人的50%以上,手术后再缩窄的概率大大下降,若再推迟,则长期血压改变导致的一系列后遗问题可能难以完全纠正。有严重症状的婴幼儿术前可能需要使用正性肌力药物,甚至在呼吸机辅助通气下紧急手术,若不治疗,死亡率极高,常在30岁左右死于高血压并发症如心力衰竭或脑出血。单纯主动脉缩窄不合并其他心内畸形者,若能早期发现并及时手术,预后较好,手术死亡率仅为2%～4%。

83 主动脉缩窄的治疗方法有哪些?

(1) 药物治疗:目的是控制高血压,维持动脉导管开放。主要药物包括降压药及前列腺素 E_1。

(2) 介入治疗:介入治疗包括经皮球囊扩张血管成形术和支架植入术。

①经皮球囊扩张血管成形术:应用球囊扩张缩窄段血管,使血管腔扩大。该方法操作简单、见效快,但若扩张过度则可能造成缩窄段血管内膜、中膜撕裂和过度伸展,伤及血管内壁。术后再狭窄

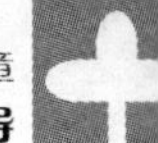

发生率达10%～15%，局部动脉瘤形成的概率也偏高。儿童及婴幼儿因主动脉弹性好，易发生主动脉弹性回缩，术后再狭窄发生率更高，因此该方法在婴幼儿及儿童中的应用受到限制。

②支架植入术：利用血管内支架撑开狭窄的动脉，支架的支撑作用能将主动脉内膜紧贴中膜，有效防止主动脉弹性回缩，防止发生术后再狭窄。此外，由于支架直径通常与主动脉直径相等，可显著减少主动脉壁损伤，因此该方法也可以降低主动脉夹层的发生率。与经皮球囊扩张血管成形术治疗相比，有着明显的优势。支架植入术目前广泛应用于>10岁的儿童病例中，随着技术的革新，微型导管和导丝的出现，手术的成功率和安全性都得以提升，然而，对于<6岁的儿童和婴幼儿，因为置入的支架无法随着患儿的生长而增大，所以该方法只能作为一种姑息疗法。

(3) 手术治疗：原则上一旦明确诊断均应尽早手术。手术方式包括以下几种。

① 缩窄段切除行端-端吻合：适用于狭窄比较局限的病例、低龄儿童。

② 补片主动脉成形术：适用于缩窄段较长，但狭窄不严重，缩窄段切除后行端-端吻合有困难者。该手术以16岁以上患者为宜，但补片的地方往往是相对薄弱的，未来局部形成假性动脉瘤的可能性比较大。

③ 缩窄段切除、人工血管连接法：适用于缩窄段长且缩窄比较严重者，或缩窄部位不易暴露，切除有困难以及再缩窄需要再次手术者。先切除缩窄段，然后用人工血管分别行端-端吻合连接。因人工血管不能随着年龄增长而变粗，因此该方法适用于稍年长患儿。

④ 锁骨下动脉翻转片主动脉成形术：这个现在较少用，因长期随访发现左上肢的发育会受到影响。

⑤ 切除加扩大端-端吻合术：对于主动脉弓发育不良的患儿，切除缩窄段主动脉和动脉导管主动脉端，在弓横部下缘做切开扩大，而降主动脉做一个大斜面的切口，然后这两部分吻合，这样就切除了狭窄段并扩大了端-端吻合。

84 主动脉缩窄术前应注意什么?

婴幼儿期的导管前型主动脉缩窄,术前应注意预防和观察充血性心衰、酸中毒及使用前列腺素 E_1 的不良反应。

输注前列腺素 E_1 及正性肌力药物的过程中,应密切观察用药效果及不良反应,应用最小有效剂量以防止低血压、癫痫、发热及呼吸暂停等不良反应的发生。术前若出现呼吸暂停时,应立即气管插管。

若患儿出现呼吸急促或呼吸困难,心动过速或过缓、肝大、肢端发绀、少尿或无尿、水肿等心力衰竭表现以及股动脉搏动突然减弱或消失等变化,则意味着动脉导管可能已闭合,应做好紧急手术的准备。

(三)术后健康教育指导

85 主动脉缩窄术后有哪些并发症?

(1) 高血压:主动脉缩窄矫治术后,大多数病例术后早期出现收缩期或舒张期血压升高。部分病例因腹部脏器血流突增,在术后早期有腹部不适、腹胀或腹痛、腹部压痛,并出现发热、白细胞增多。腹痛多见于术后 48 h 内。部分病例术后出现以舒张期血压升高为主这一征象,原因可能为血管壁压力感受器调节反应失常,肾上腺素、去甲肾上腺素分泌增多,或血浆肾素-血管紧张素含量升高。为了防止高血压,术后 24 h 内可静脉泵入硝普钠,使收缩压维持在 110 mmHg 左右,之后再改用口服降压药。

(2) 术后再狭窄:患者术后持续呈现高血压,且上、下肢血压压力差大,临床检查可发现下肢动脉搏动弱于上肢,下肢血压比上肢低。术后再狭窄的常见原因是吻合口不能随生长发育而相应增大,形成再狭窄。此外,主动脉壁因牵拉、钳夹等创伤,及残留异常的中胚层组织在术后增生,均可致血管壁内膜和中膜肥厚,出现再狭窄。

(3) 脊髓缺血性损害:绝大多数患者缩窄段近、远端主动脉之间侧支循环丰富,术后脊髓缺血性损害并不多见,但对于侧支循环发育不良的患者,手术过程中,因钳夹缩窄段近、远端主动脉,有时尚需钳夹左锁骨下动脉,这些均可能导致脊髓血供减少,产生缺血

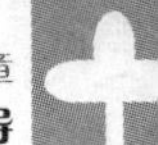

性损害，若术中不小心切断过多肋间动脉、钳夹阻断主动脉的时间过长等，均会增加术后并发脊髓缺血性损害的危险性，患者术后可出现不同程度的下肢瘫痪。

(4) 乳糜胸：术中胸导管或其分支受损可导致乳糜胸。术后早期出现的乳糜胸，若乳糜液溢出量不多，可置入胸腔引流管，引流排出后多可痊愈，但若乳糜液溢出量多，持续时间超过1周且影响营养状况，则需找到受损胸导管行双重结扎。有的病例术后1周复查胸部X线时因发现胸膜腔积液，行胸腔穿刺置管引流时才发现出现了乳糜胸。

(5) 动脉瘤或假性动脉瘤：该并发症多与外科操作相关，是主动脉缩窄矫治术后的比较严重的并发症。术后早期的假性动脉瘤多由吻合口漏血、破裂或吻合口细菌性感染所致。正常的主动脉壁长期承担血流产生的搏动和张力，用涤纶片辅助主动脉成形术后，由于涤纶片材质坚硬，可对主动脉壁本身造成磨损，也易形成动脉瘤。

(四) 出院健康教育指导

86 主动脉缩窄出院后有哪些注意事项?

(1) 监测血压：5～10岁或更大年龄手术患者，可终生持续高血压，出院后应监测血压，若血压高，应先排除是否存在主动脉弓缩窄，排除之后，应遵医嘱口服降压药。若判定为主动脉弓缩窄复发，则应就医，通常经皮球囊扩张血管成形术和支架置入术是首选。

(2) 预防假性动脉瘤的形成：近、远端主动脉壁若出现剥离，日后可逐渐发展形成假性动脉瘤。患者通常表现为局部压痛的波动性包块，伴随局部压迫、疼痛等症状，出现这些症状时应引起高度重视，尽快就医。

九、主动脉弓离断健康指导

(一) 主动脉弓离断的基础知识

87 什么是主动脉弓?

主动脉弓是全段向上、向左和向后弯曲，主动脉弓长4.5～5

cm,有三大分支(图 2-18),供应头、颈、臂和部分胸部组织血液。第一分支为头臂干,向右上方延伸,在锁骨平面又分为两支:右锁骨下动脉和右颈总动脉;主动脉弓的第二分支为左颈总动脉;第三分支为左锁骨下动脉。

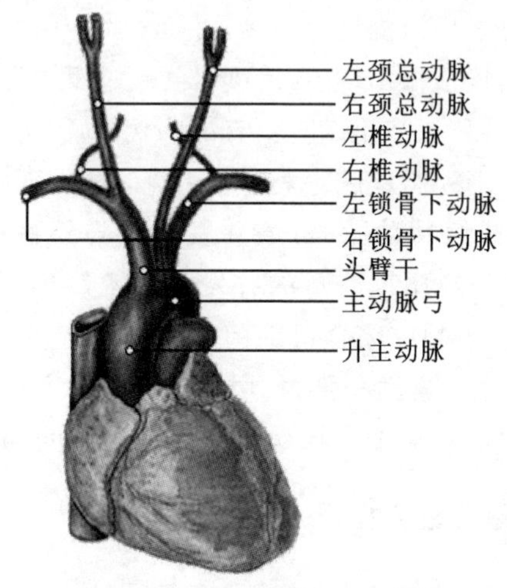

图 2-18　主动脉弓分支

88 什么是主动脉弓离断?

主动脉弓离断是一种复杂的先天性血管畸形,指的是主动脉弓的某一段完全没有或因发育不全形成闭锁,使得升主动脉与降主动脉间失去正常连接的状态。主动脉弓离断常合并室间隔缺损和动脉导管未闭,降主动脉多与肺动脉直接相连,血液从左心室经室间隔缺损和未闭的动脉导管由肺动脉到达降主动脉,这常常是患者存活的重要条件。

89 主动脉弓离断分为哪几种类型?

根据主动脉弓离断的部位可分为 A、B、C 三种类型(图 2-19)。这三种类型又可根据动脉导管的开闭、左锁骨下动脉的起始点及离断部位的结构连续性等情况形成若干变异。

(1) A 型:主动脉弓离断在左锁骨下动脉起始部的远端,此型较多见,约占 55%。

(2) B 型:主动脉弓离断在左锁骨下动脉与左颈总动脉之间,此

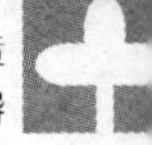

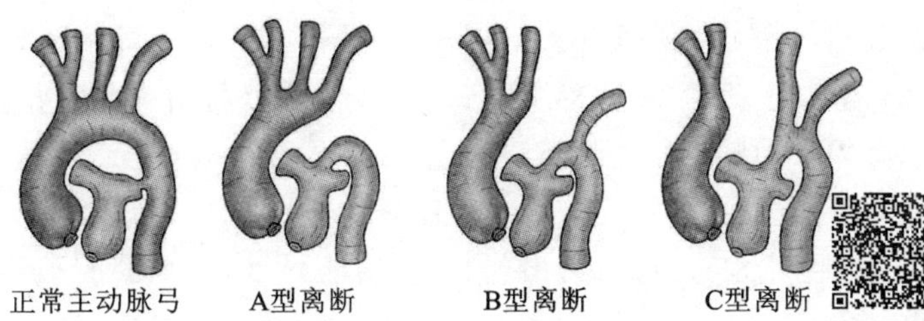

图 2-19　主动脉弓离断分型

型也较常见，约占 40%。

（3）C 型：主动脉弓离断在头臂干和左颈总动脉之间，此型罕见，约占 5%。

90 主动脉弓离断有哪些临床表现？

患儿在出生后早期即可有严重的临床表现。

（1）伴有室间隔缺损者，有心室水平的自左向右分流，肺血流量会急剧增多，患儿出生后早期即可发生充血性心衰和严重的肺动脉高压，病情迅速恶化。患儿表现为反复的呼吸道感染、呼吸困难。同时伴有差异性发绀，即上肢红润、下肢发绀（因为上肢血供来源于从左心出来的氧合血，而下肢血供则来源于经室间隔缺损和未闭的动脉导管由肺动脉到达降主动脉的混合血，因血氧含量不同出现差异性）和四肢血压不同。

（2）随着肺动脉高压的发展而引起心内双向分流时，差异性发绀可以减轻。

（3）随着动脉导管收缩或关闭，降主动脉血流急剧减少，患儿很快表现为严重的酸中毒以及因下半身的灌注不足而造成的肝、肾衰竭，表现为无尿、谷丙转氨酶升高以及坏死性小肠炎。

（4）随着病情的进一步发展，酸中毒进一步加重，最终导致所有脏器受累，包括心脏和脑。患儿表现为抽搐、意识不清、神情淡漠及低心排血量综合征。

（二）术前健康教育指导

91 主动脉弓离断术前应做哪些检查？

（1）胸部 X 线：胸部 X 线上看不到主动脉结，左前斜位可显示

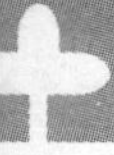

升主动脉与降主动脉延续不清。

(2) 超声心动图：可明确主动脉弓离断的部位，明确其类型，并能显示心内其他畸形。

(3) 心血管造影：可充分显示主动脉走形及病变严重程度。

(4) 血生化检查：患者可出现肝、肾功能异常，提示腹腔脏器缺血严重。

92 主动脉弓离断应该何时做手术?

主动脉弓离断因腹腔脏器严重缺血，平均自然死亡时间为4～10天，随着动脉导管的关闭，80%患儿在出生后1个月内死亡。若动脉导管能保持开放，90%患儿也会在1岁内死亡。凡出生后有明显症状、反复出现肺炎和心力衰竭者，需行急诊手术；症状较轻，肺动脉压轻度增高者，可推迟手术时间。一旦病情稳定，应抓紧时机，在新生儿期尽早手术。

93 主动脉弓离断的手术方式有哪些?

主动脉弓离断的手术方式有两种：分期手术和一期根治术。

(1) 分期手术：婴儿期常采用分期手术。一般经左后外切口，第4肋间开胸。

第一期修复主动脉弓，同时做肺动脉束窄术，预防过早产生肺动脉高压。术后半年之内再做第二期手术，经正离口拆除肺动脉束带，修补室间隔缺损及心内其他畸形。常用术式如下。

① 动脉-动脉对端吻合术。三种主动脉离断类型均适用。

② 左锁骨下动脉-降主动脉吻合术，适用于某些A型病例。

③ 左锁骨下动脉-离断近端左颈总动脉吻合术，适用于B型病例。

④ 左颈总动脉-离断远端主动脉吻合术，也适用于B型病例。

⑤ 左颈总动脉-近端主动脉弓吻合术，适用于C型病例。

⑥ 人造血管转流术，三种主动脉离断类型均适用。

(2) 一期根治术：同时矫正主动脉弓离断(图2-20)和心内畸形，适用于升主动脉根部无异常的患儿。

94 主动脉弓离断手术疗效、远期疗效如何?

由于手术方式多样，手术疗效不能一概而论。由于术前应用前

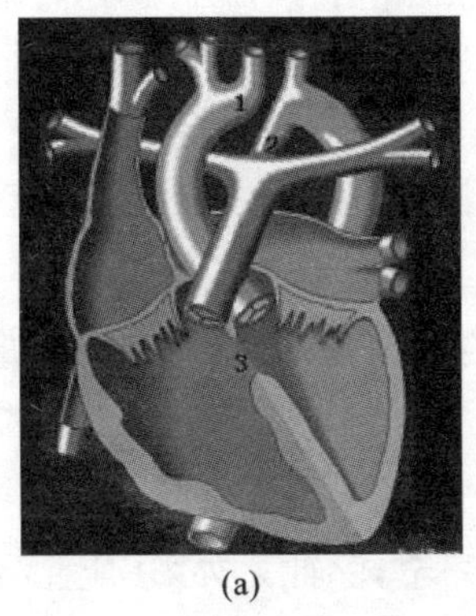

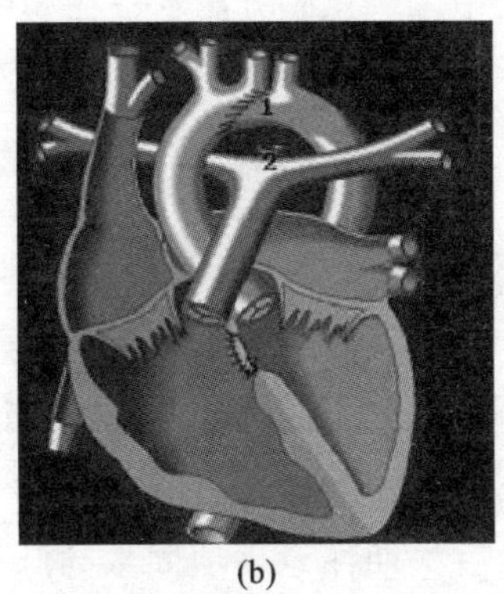

图 2-20　B型主动脉弓离断一期根治术

(a)1—主动脉弓离断；2—动脉导管未闭；3—室间隔缺损

(b)1—重建主动脉弓与降主动脉的连接；2—动脉导管切断缝扎；3—室间隔修补

列腺素 E_1，尽量延迟了动脉导管的闭合时间，改善了患儿术前的身体状况，从而提升了术后疗效；加上麻醉、体外循环、手术技巧及重症监护水平的提高，单纯的主动脉弓离断病例早期生存率有所提高，但是合并其他复杂心内畸形时手术疗效仍很差。主动脉弓离断手术治疗的远期疗效最大的问题是吻合口再狭窄的发生，这需要再次手术。导致这种情况发生主要与手术技术和使用人工材料等因素有关。近年来，随着外科技术的提高，多数患者可以采用主动脉弓直接吻合技术，避免使用人工材料，从而降低了吻合口再狭窄的发生。

95 主动脉弓离断术前应注意什么？

重症主动脉弓离断多为婴幼儿型，术前保持动脉导管的开放是关键。术前应建立静脉通路持续泵入前列腺素 E_1，以减缓动脉导管的关闭，保证下半身供血。在用药过程中，若出现呼吸急促或呼吸困难、心动过速或过缓、肝大、肢端发绀、少尿或无尿、水肿等心力衰竭表现以及股动脉搏动突然减弱或消失等变化，则意味着动脉导管可能已闭合，应做好紧急手术的准备。另外，也可以通过增加肺阻力使更多的血液通过动脉导管进入降主动脉的方法缓解下半身缺血的情况，因此，术前应避免吸入高浓度氧气，避免过度通气，保持血液中二氧化碳分压水平在 40～50 mmHg 为宜。另外，术前应纠治酸中毒和应用适当的正性肌力药物，为手术做准备。

（三）术后健康教育指导

96 主动脉弓离断术后有哪些并发症？

主动脉弓离断术后早期并发症有心力衰竭、出血、感染、肾衰竭等，晚期并发症有吻合口狭窄闭塞。

97 术后早期应该注意什么？

术后早期注意事项同主动脉弓缩窄，除此之外，还应注意以下特殊情况的出现。

（1）室间隔残余分流：因主动脉弓离断，患儿多合并左心室流出道梗阻和左心室发育不良，因此残余分流将导致严重的分流，一旦确诊，应积极进行下一次手术。

（2）左肺不张或过度膨胀：重建后的主动脉弓可能会压迫到左主支气管，术后需关注气道压、勤听诊左肺呼吸音、加强呼吸道护理和体疗。

（3）吻合口残余梗阻：根据吻合口部位，术后注意监测患儿左右上肢或上下肢血压，若右上肢血压明显高于左上肢，或上肢血压明显高于下肢，可能提示出现吻合口梗阻，待患儿循环稳定后需要考虑再次行手术干预。

（4）先天性胸腺发育不全：又称 DiGeorge 综合征，该综合征是遗传病的一种，包括顽固性低钙血症、主动脉弓离断、免疫力低下等表现，因此术后早期应注意持续泵入钙剂维持心肌兴奋性，但应注意预防钙剂渗漏。

（四）出院健康教育指导

98 主动脉弓离断出院后应注意什么？

主动脉弓离断手术远期最大的问题是出现吻合口狭窄，因此出院后家长应观察是否有吻合口狭窄的征象，主要表现为上肢血压高，而下肢血压非常低。出现这种情况，可能是因为手术吻合口出

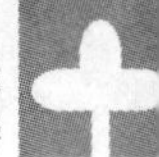

现狭窄，也可能是由于人工血管材料不能满足患儿生长需要，相对狭窄。为此，家属在出院后应监测患儿上下肢血压的情况并进行对比，出现异常，及时就诊。

（王慧华）

十、肺静脉畸形引流围手术期康复指导

（一）肺静脉畸形引流的基础知识

99 什么是肺静脉畸形引流?

肺静脉畸形引流是一种复杂的先天性心脏病，临床上又称为肺静脉异位连接。患者一部分或全部的肺静脉不与左心房连接，而与右心房或体静脉连接。这种类型的心脏病患者常常会合并其他的心脏畸形，如房间隔缺损等。临床上一般分为完全型和部分型两类，其中完全型肺静脉畸形引流占主要部分，为60%～70%。

完全型肺静脉畸形引流是一种比较严重的心脏疾病，患者的肺静脉回流血全部回流至体静脉系统，直接或间接同右心房连接，使体静脉回流的非氧合血和肺静脉回流的氧合血全部回流至右心房，左心房只能接收通过房间隔缺损分流出来的混合血。完全型肺静脉畸形引流占所有先天性心脏病的1.5%～3%。根据其解剖变异的部位可分为心上型、心内型、心下型（图 2-21）和混合型四种，其中心上型最多见，占到一半左右，混合型最少，仅占到5%左右。4 支肺静脉分别或者先汇合在一起以后，引流入无名静脉或者上腔静脉等，称为心上型；全部的肺静脉血直接引流到冠状静脉窦，或者直接开口于右心房等，称为心内型；肺静脉血全部引流入下腔静脉或门静脉系统，称为心下型；也有部分患者上述 3 种情况混合存在，称为混合型。

对于完全型肺静脉畸形引流来说，右心系统同时接受肺静脉和腔静脉的血液，而左心系统无血液流入，如果左右心之间无其他交通，患者将无法生存，因此，此类患者往往同时合并有卵圆孔未闭或房间隔缺损，通过缺损可以使右心系统内的混合血进入体循环，使

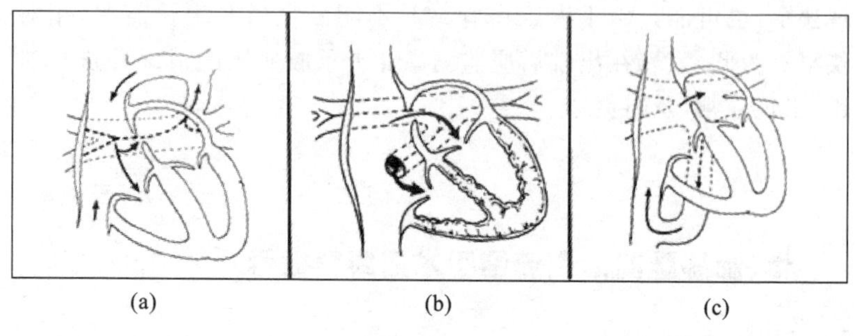

图 2-21　完全型肺静脉畸形引流的分型
(a)心上型;(b)心内型;(c)心下型

患者得以存活。

临床上也可以见到单独发生的部分型肺静脉畸形引流,但大多数都合并有其他类型的心脏疾病,最常见的就是房间隔缺损。就部分型肺静脉畸形引流的病理类型来说,最常见的是右上肺静脉连接至上腔静脉,而右下肺静脉连接右心房也相对多见。左侧肺静脉连接到无名静脉在临床上是比较少见的,另一种少见的情况是右侧肺静脉异位连接至下腔静脉,因胸部 X 线上显示异位连接的肺静脉形状像土耳其弯刀而被称为弯刀综合征。左侧肺静脉回流至下腔静脉者则极为罕见。

100 肺静脉畸形引流的患者有什么症状?

部分型肺静脉畸形引流患者的症状主要与分流量的大小有关,对于分流量小的患者,可以没有明显的临床症状,但分流量大的患者可以在较早的时候就出现明显的临床症状,如心慌、气短、活动能力下降等,严重者可以出现咳嗽,甚至咯血。患儿易患呼吸道感染。

完全型肺静脉畸形引流的患者临床症状比较典型,患者会有轻度发绀(有肺动脉高压者发绀十分明显),随着病情的进展,患者逐渐出现进行性呼吸困难、乏力,病情严重的患者会发生发育不良,晚期可出现右心衰竭。

需要特别提出的是,临床上肺静脉畸形引流患者的肺静脉回流是否有梗阻是影响其临床症状的重要因素。

对于肺静脉回流没有梗阻的患者,其临床症状出现稍晚,但大多数也会在出生1个月内出现。临床上主要表现为呼吸急促、喘息症状明显。患者极易发生喂养困难，并且还会反复出现呼吸道感染。该类患者生长发育较正常婴儿明显缓慢，很多患者在半岁后出现心力衰竭。该类型的患者临床发绀症状多不明显。病情严重的重症患者通常比较瘦小，哭闹不安或活动后可能会出现轻微发绀，一部分患者会出现呼吸困难和心动过速。

肺静脉回流有梗阻的患者症状出现早而且严重，最主要的临床表现为缺氧。患者出生后第一天就可以出现发绀，也有的会延迟到数周以后。患者会表现出明显的呼吸急促和喂养困难，经常会发生呼吸困难、喘憋等肺水肿表现。

101 肺静脉畸形引流会有哪些危害?

肺静脉畸形引流是一种严重而且复杂的先天性心脏病，特别是完全型肺静脉畸形引流患者，未经治疗的患者多在出生后数周或数月内死亡，仅约50%可以存活3个月，活到1岁的患者仅有1/5左右。

(二) 术前健康教育知识

102 确诊肺静脉畸形引流需要做哪些检查?

多数患者行超声心动图就可以确诊，胸部X线、心电图、CT血管造影和心导管造影等亦可以帮助诊断和评估手术风险。

(1) 超声心动图：一般都提示右心房和右心室肥大，并可以对肺静脉畸形引流的病理解剖做出明确诊断。部分型肺静脉畸形引流的超声表现与继发孔型房间隔缺损类似，经验丰富的心脏超声医生可探及异位连接的肺静脉。完全型肺静脉畸形引流的患者在心尖四腔切面探不到肺静脉在左心房的入口，但可探及肺静脉的异常入口，并可发现房间隔连续性中断。

(2) 胸部X线：表现为心脏扩大和肺淤血。胸部X线往往提示肺血流量增多，肺动脉段突出，右心房、右心室增大。心上型者上纵隔阴影明显增宽，整个心影呈“8”字形；心内型和心下型者则在胸部X线上表现出主动脉结小，类似于房间隔缺损合并肺动脉高压的胸部X线表现。

（3）心电图：表现为右心室肥厚、电轴右偏。

如果超声心动图显示不清或伴有其他复杂的心脏畸形，则建议做CT血管造影或心导管造影，两者均通过注射一定量的造影剂显示肺静脉的回流情况，心导管造影还可以同时测定肺动脉压力和心房内的血氧饱和度，但具有一定的创伤性，现在已很少应用。

肺静脉回流梗阻的完全型肺静脉畸形引流病情十分危重，甚至可出现心功能不全和肺部感染，这类患儿术前避免做右心导管造影，因为注射较多剂量的造影剂会影响肺部血流渗透压的改变，增加肺间质渗出，甚至出现肺动脉高压危象，尽量通过超声心动图来明确诊断。

103 肺静脉畸形引流的手术时机是何时?

肺静脉畸形引流总的治疗原则是早期诊断、早期手术。对于不采取手术治疗的完全型肺静脉畸形引流患儿，有报道称其3个月内死亡率甚至可高达50%，因此，如果患儿并发肺静脉回流梗阻，常常在新生儿阶段就需要通过急诊手术来挽救生命。即使患儿无肺静脉回流梗阻而且肺动脉压较轻，也不能拖延手术时机，应该在1岁内手术，以防止疾病进行性恶化。

（三）术后健康教育知识

104 手术后的并发症有哪些?

（1）低心排血量综合征：术前由于扩张的右心会影响左心房室结构的顺应性，术后容易出现低心排血量综合征。术后需要连续监测循环系统的各项指标，包括有创动脉血压、中心静脉压，条件允许则可监测肺动脉压和肺毛细血管楔压，密切监测患者的体温、肝脏大小、早期引流量及24 h尿量。严格控制输液速度和液体量，保持出量和入量的平衡。常规使用血管活性药物。保持中心静脉通道通畅，以确保药物能够准确进入体内发挥作用。保持引流管通畅，避免发生心包填塞。

（2）心律失常：完全型肺静脉畸形引流术后容易发生各种心律失常，发生率可高达60%，特别是室上性心动过速。术后应持续心电监护，密切观察心律的变化，及时发现和处理心律失常。

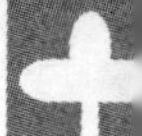

（3）肺动脉高压及肺动脉高压危象：肺静脉畸形引流患者术前常常合并有肺静脉回流梗阻与狭窄，所以肺血管阻力会增加，再加上大量血液自左向右分流，肺血流量明显增加，造成肺动脉压力进行性升高，严重者会造成患者严重缺氧和心力衰竭等症状，而且肺小动脉常有肌层肥厚，体外循环术后常会引起肺小动脉痉挛收缩，容易产生肺动脉高压。

肺静脉畸形引流的患者术后一周以内都可能发生肺动脉高压危象，最常见的诱因包括感染、烦躁、缺氧和酸中毒等。这些诱因容易导致肺血管持续性痉挛、肺血管阻力增加而引发肺动脉高压危象的发生。术后带气管插管的患者要充分镇静、充分给氧，适当的过度通气可以造成轻度的碳酸血症和呼吸性碱中毒，使肺血管扩张，从而降低肺血管阻力。治疗措施包括：①保持麻醉状态，减少肺血管的应激反应；②保持二氧化碳分压在 30 mmHg 左右；③充分供氧；④硝酸甘油、前列腺素 E_1 或异丙肾上腺素泵入。

（4）肺部感染：术后呼吸机辅助呼吸时间较长的患者容易诱发肺部感染，所以要及时清理呼吸道分泌物，充分给予湿化，严格无菌操作。拔出气管插管后，要注意对患者进行雾化、翻身拍背等物理治疗，以促进痰液排出，同时配合使用抗生素来治疗肺部感染。

（5）急性肺水肿：急性肺水肿是完全型肺静脉畸形引流术后早期常见的并发症。

①与手术吻合口的狭窄、左心房容积较小、左心的顺应性差有关。

②与术中及术后输血或输液过多、未能及时纠正心律失常和低心排血量综合征有关，所以术后应加强左心房和右心房的压力监测，在心排血量足够的情况下，使左心房压力维持在尽可能低的水平。避免输液过量，及时纠正低心排心量综合征和心律失常，适当使用强心、利尿剂。

105 手术后应该注意些什么？

（1）饮食：让患者少量多餐，食物宜清淡、容易消化，同时需要保证摄入足够量的蛋白质和其他营养元素，适当控制饮水。

（2）活动：术后 3 个月内避免剧烈活动。6 个月后活动量可适度逐渐增加。术后心功能较差、需长期服用强心药的患者更要严格控制活动量，以免造成患儿心力衰竭。

(3) 休息：充足的睡眠有助于减轻患者的心脏负担，尽量让患者处于温度适宜的安静环境中，避免其情绪激动。前胸正中切口者为防止术后胸骨畸形，睡时尽量仰卧位，必要时给予胸带固定。

(4) 环境：室内应勤开窗通风，保持环境的清洁，术后要尽量避免感冒。少让患者去人多的场所，外出时戴口罩，并随天气变化及时增减衣服。

(5) 用药：遵医嘱服药。主要是强心、利尿和补钾的药，每次服用地高辛时不要同时服用钙剂，而且服用地高辛前测量患者脉搏数，如果新生儿心率每分钟低于 100 次、婴幼儿心率每分钟低于 80 分、成人心率每分钟低于 60 次，一定要停止服用地高辛并去医院就诊。

利尿剂不要随意停服，注意观察患者是否有下肢水肿的情况。在服用呋塞米等排钾利尿剂的同时，要服用氯化钾，必要时去医院检查电解质的情况，避免出现低钾血症。

使用扩张肺血管药物治疗肺动脉高压的患者，要注意控制患者的活动量，同时避免患者长时间蹲踞后突然站起，以免出现头部缺血造成晕厥摔倒。注意监测患者的血压。术后患者体质较差，建议 3 个月后再行疫苗注射。

(6) 复查：术后定期称体重，短期内体重增加明显者要注意到门诊复查，根据医生的医嘱适当加用利尿剂。出院后也要定期到医院复查胸部 X 线、心脏彩超、心电图等，以了解其恢复情况，一般复查时间为术后 1 个月、3 个月和 1 年，没有特殊情况也应每 2～3 年复查一次超声心动图和心电图。有任何不适，应及时到医院复诊。

十一、三房心围手术期康复指导

(一) 三房心的基础知识

106 什么是三房心？

三房心在临床上比较少见，占所有先天性心脏病的 0.1%～

0.4%，在发病比例上没有明显的性别差异。临床上三房心可以根据发生的部位不同分为左心房型和右心房型两型。三房心患者的心房被异常的肌肉纤维隔膜分隔成副房和真正心房，发生在左心房的称为左位三房心，发生在右心房的称为右位三房心。临床上我们所说的三房心多数是指左位三房心。

临床上，我们根据肺静脉血流的流向情况，将三房心分为部分型和完全型两型。

副房只接受部分肺静脉血流的三房心称为部分型，其又可分为Ⅰ型和Ⅱ型两型（图 2-22）。

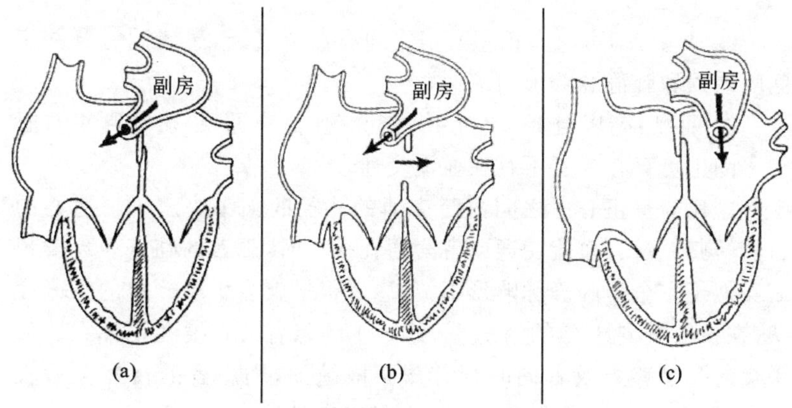

图 2-22　部分型三房心分型

(a)部分型三房心Ⅰ型；(b)部分型三房心Ⅱ型；(c)部分型三房心Ⅱ型

① Ⅰ型：副房与真正左心房之间没有血流交通，无论其是否合并房间隔缺损。

② Ⅱ型：副房与真正左心房之间有血流交通，有或无房间隔缺损。

完全型三房心是指全部肺静脉血流流入副房，临床上又可以将它分为三型（图 2-23）。

① Ⅰ型：副房与真正左心房之间没有血流交通，但同时合并房间隔缺损。患者心房水平出现了双向分流，临床上患者会出现发绀症状。

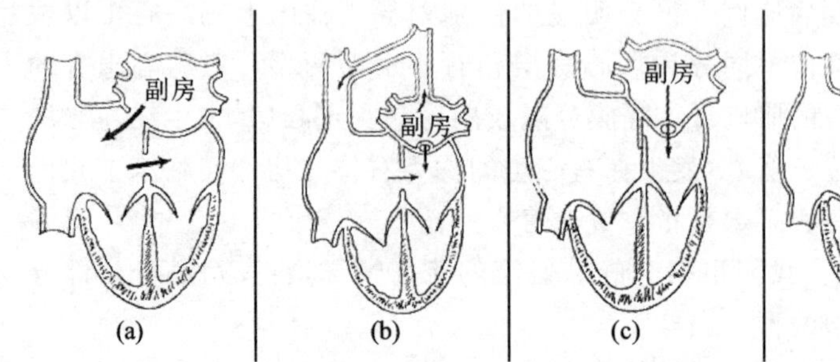

图 2-23　完全型三房心分型

(a)完全型三房心Ⅰ型;(b)完全型三房心Ⅱ型;(c)(d)完全型三房心Ⅲ型

② Ⅱ型:副房与真正左心房之间有血流交通,患者同时合并房间隔缺损和肺静脉畸形引流。

③ Ⅲ型:副房与真正左心房之间有血流交通,副房与真正右心房之间也可存在或者不存在血流交通。

副房与真正心房之间血流交通的孔径的大小决定了三房心的自然转归。没有血流交通或者交通孔很小时,患者的临床表现及预后类似于完全型肺静脉畸形引流,患者很早就会出现严重的临床症状,在没有外科干预的情况下,约 3/4 的患者会在婴儿期死亡。如果交通孔足够大或者同时合并房间隔缺损,则患者的自然预后较好,患者在童年甚至成年后才会出现症状。

107 为什么会有三房心?

三房心发生在胚胎发育过程中,因为肺静脉干与左心房未能融合成一体,左心房被分隔成两个腔,就形成了三房心。目前病因尚不明确,可能与以下几个因素有关。

(1) 感染。妊娠前 3 个月是心血管发育的关键时期,这期间母体患病毒或细菌感染,尤其是风疹病毒、柯萨奇病毒,则会极易导致心血管发育畸形。

(2) 产妇高龄。母体营养不良或者患有其他一些疾病,如糖尿病、高钙血症等;羊膜的病变;胎儿受到挤压;妊娠早期先兆流产等。此外,孕期受到放射线和抑制早孕反应的药物等均有可能使胎儿发生先天性心脏畸形。

(3) 遗传因素。临床上,先天性心脏病表现出一定程度的遗传倾向,可能与生殖细胞的染色体畸变有关。

(4) 其他。环境和性别也与本病的发生有一定关系。

108 三房心的患者有哪些表现?

大部分的部分型三房心患者临床症状出现较晚,呼吸困难出现较迟。部分患者在儿童时期或青少年时期会出现充血性心力衰竭,但有少数患者甚至在成年时期仍无明显症状。较早出现症状的患者可见营养不良、呼吸困难,患者往往因为心力衰竭可出现外周青紫。如果患者同时伴有自右向左的分流,则可以出现中心性青紫。患者肺底部可能会听到湿啰音,一部分患者出现肝大,另一部分患者在心尖部可以听到柔和的收缩期或舒张期杂音,合并肺动脉高压的患者肺动脉第二心音增强,常有固定的分裂,手术风险会相对增加。部分肺动脉高压的患者会发生三尖瓣关闭不全,在三尖瓣区可听到收缩期杂音,当右心室扩大时,此杂音可传至心尖部。此外,在心尖部听到有连续性杂音时常提示副房与真正心房之间的压力阶差较高。

对于完全型三房心,此类患者比较危险,自然转归极差,死亡率很高,因为患者全身的各个器官往往都处于缺氧的状态。患者在出生后几周内即出现发绀,一部分患者也可在哭闹后出现发绀,患者往往同时伴有咳嗽、呼吸困难等症状。临床上患者心率快、脉搏细弱,这部分患者生长发育严重迟缓,甚至会出现缺血缺氧性脑病。因为患者往往合并肺淤血,这明显增加了肺部感染的可能,严重的肺炎和充血性心力衰竭使患者处于非常危险的境地,需要尽早手术。也可出现肝大、下肢水肿等体静脉高压征象。部分患者在胸前第 2 肋间可闻及收缩期杂音,这是因为肺静脉血流增多所导致的。

(二) 术前健康教育知识

109 三房心有哪些检查方法?

(1) 心电图:右心房 P 波高尖,电轴右偏,右心房、右心室增大肥厚。

(2) 胸部 X 线:明显的肺静脉淤血表现。若合并肺静脉畸形引流时可见肺动力性充血，心脏轻至中度增大，以右心扩大为主，左心耳在正常位置，虽然有肺淤血存在，但左心房扩大征象不明显。

（3）超声心动图：左心房内可见异常隔膜回声，这明确三房心诊断发挥重要作用。

（4）右心导管：右心导管测压，如果发现肺动脉及肺毛细血管楔压增高，而左心房压力正常，即可诊断为三房心。选择性肺动脉造影显示肺循环时间延长，左心房后上部排空延迟，而前下部则收缩活跃。

110 三房心的手术时机为何时？

三房心的自然转归可能性较小，一旦诊断明确，应积极手术治疗，切除左心房内纤维肌肉隔膜并纠正其他心内畸形，解除肺静脉的梗阻。

对于副房和真正心房之间无血流交通或者隔膜孔很小、肺静脉回流梗阻严重者，一经确诊应立即手术，手术多在 1 岁以内进行。年龄较大、有慢性症状的患者而可行择期手术，但是随着患者年龄的增长，病情会逐步发展，特别是副房与真正左心房之间的交通孔比较小的患者，由于肺静脉梗阻而逐渐产生肺动脉高压和右心衰竭，所以三房心在婴幼儿或儿童期手术效果更加理想。

（三）术后健康教育知识

111 手术后的并发症有哪些？

（1）心律失常：术后心律失常，以室上性多见。手术时损伤传导束、缝合部位组织牵拉和局部组织的创伤、水肿压迫传导束等可引起术后传导阻滞。此外，手术造成的心肌缺血、缺氧、再灌注损伤、围手术期电解质紊乱等，也容易造成术后恶性心律失常的发生，严重者可导致心搏骤停。

（2）肺动脉高压危象：三房心术前、术中和术后都可以发生肺动脉高压危象，表现为肺动脉压力急剧升高、血氧饱和度明显下降、心率增快、患者烦躁不安。肺动脉高压危象的后果严重时会造成不能挽回的后果，常发生于术后 18～48 h，可提前或延后，关键环节在于预防。术后应避免引起肺动脉高压危象的诱因，早期给予患者充

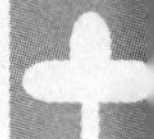

分镇静镇痛;呼吸机辅助呼吸时间适当延长,适当过度通气,充分给氧,保持呼吸道通畅,及时清除呼吸道分泌物。吸痰的手法要轻柔,吸痰前后均需要给予纯氧,吸痰间隔时间可相应延长。防止患者躁动、疼痛及氧需求增加而引起的肺血管收缩。

(3) 低心排血量综合征:由于三房心患者左心室都有不同程度的发育不良,术后易出现低心排血量综合征,是术后患者死亡的最主要原因之一。术后严格控制液体的出入量,避免液体补充过多造成容量负荷过重,严密监测有创动脉血压、中心静脉压,监测尿量;术后及时应用血管活性药物和正性肌力药物,维持稳定的血流动力学,及时发现并积极处理各种类型的心律失常,防止诱发和加重低心排血量综合征。

112 手术后饮食应注意哪些方面?

患者术后消化功能低下,吃太多会引起腹胀,一次性吃太多还会导致膈肌上抬,影响呼吸,加重心脏负担,所以患者术后应少量多餐,还要严格控制盐和过多水分的摄入,以免增加心脏负荷。

(刘　敏)

十二、右心室双出口

(一) 右心室双出口的基础知识

113 什么是右心室双出口?

右心室双出口(图 2-24)是指两个大动脉完全或部分(50%以上)起自右心室的一类先天性心脏病。室间隔缺损为左心室的唯一出口,右心室双出口约占先天性心脏病总人数的 1.5%,85%患者有正常的心房心室连接,房-室连接反位的约占 10%。

114 右心室双出口分为哪几种类型?

(1) 室间隔缺损(VSD)部位在主动脉瓣下,不伴有肺动脉狭窄和漏斗部狭窄。

(2) 室间隔缺损(VSD)部位在主动脉瓣下,伴有肺动脉狭窄和

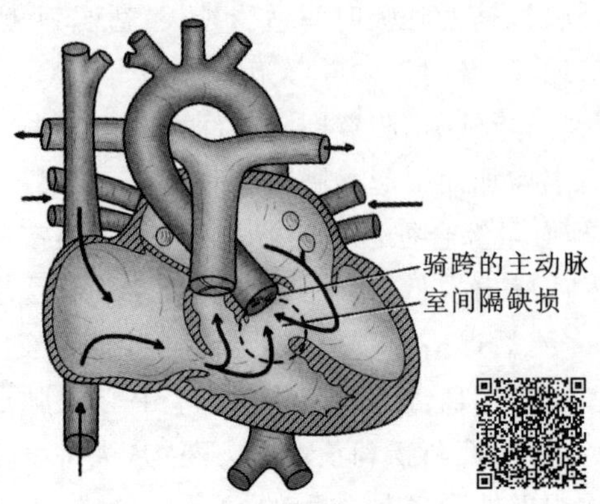

图 2-24　右心室双出口

漏斗部狭窄。

(3) 室间隔缺损(VSD)部位在肺动脉瓣下,不伴有肺动脉狭窄和漏斗部狭窄。

(4) 室间隔缺损(VSD)部位在双动脉下。

(5) 室间隔缺损(VSD)部位远离大动脉开口。

115 右心室双出口的主要病因是什么?

右心室双出口的病因有以下几种。

(1) 遗传因素:遗传疾病和染色体异常均可导致心脏畸形,在产前发现胎儿有心脏畸形者,其中25%～30%都属于染色体异常。

(2) 外界因素:妇女怀孕时接触过某些药物或毒害物质,如麻醉药、维生素A、抗惊厥药、酒精及口服避孕药或曾经接受过大剂量放射线辐射等。

(3) 生物因素:妇女怀孕时曾感染风疹病毒、柯萨奇病毒、巨细胞病毒都可能导致胎儿心脏畸形。

(4) 免疫因素:孕妇如果有糖尿病,其胎儿患有心脏畸形的风险会增加5倍。

116 右心室双出口的临床表现有哪些?

不伴肺动脉狭窄者,往往肺血流量多,很早就会出现肺动脉高压,症状可类似室间隔缺损,有心慌、气短,从小容易感冒,反复感染

肺炎，体重增长缓慢，早期即可发生充血性心力衰竭。室间隔缺损若位于肺动脉瓣下，或伴有严重肺动脉高压时，患儿常常有缺氧发绀等表现。如果伴有肺动脉狭窄，临床表现则类似于法洛四联症，自幼发绀，并呈进行性加重，杵状指明显，有呼吸困难、头痛、头晕和喜欢蹲踞等现象。

117 右心室双出口有哪些危害?

右心室双出口是一种极其严重且复杂的先天性心脏病，会影响患儿的生长发育，若不及时治疗，患儿可随时因缺氧发作而丧命。

(二) 术前健康教育知识

118 右心室双出口术前的检查有哪些?

患儿术前常规需要做心脏彩超、心电图、胸部X线、心血管造影等检查。

(1) 心脏彩超:可以看清主动脉、肺动脉的走向及出口是否起源于右心室。

(2) 心电图:可看出患儿是否有右心房肥大、右心室肥厚、P-R间期延长和室内传导阻滞等异常。

(3) 胸部X线:可看出患儿是否有心影增大、肺血流量增多或减少等情况。

(4) 心血管造影:可比较左、右心室压力及肺动脉压力。

119 右心室双出口术前护理要点是什么?

(1) 心理护理:患儿入院时，护士热情接待，减轻其陌生感和恐惧感，多与患儿及家属沟通，了解患儿性格及习惯，便于护理患儿。

(2) 协助医生完成各项术前检查，若患儿行右心导管术，注意检查、监护患儿各项生命体征，伤口压迫止血。

(3) 指导患儿家属每天定时开窗通风，保持病房内适宜的温度与湿度，秋冬季注意患儿保暖，预防小儿感冒。

(4) 加强患儿营养，给予富含营养易消化的食物。少量多餐，一次勿进食过饱。

(5) 严重缺氧的患儿要遵医嘱定时吸氧，减轻体内缺氧状况。

120 右心室双出口如何治疗?

最好的治疗方式是外科手术。患儿不伴有肺动脉狭窄时,最好在婴幼儿期就实施手术;患儿若有肺动脉狭窄,可等到4～5岁时再行手术,以便选择适宜大小的管道。

(三)术后健康教育知识

121 手术后的并发症有哪些?

(1) 左心室流出道梗阻:床边心脏超声可以诊断,若压力阶差过大则必须再次手术解除梗阻。维持血压在适当范围内,运用适当的血管活性药物降低左心室的后负荷。

(2) 右心室流出道梗阻:漏斗部肌肉肥厚或心室内隧道所占空间过大均可导致右心室流出道狭窄。手术后若测得右心室和左心室压力之比≥0.7,则要再次手术扩大右心室流出道。术后需保证充足的容量,CVP维持在12～15 mmHg,加强利尿。

(3) 房室传导阻滞:术后可在心内放置右心房、右心室临时起搏导线,若发现有传导阻滞,可使用临时起搏器。

(4) 低心排血量综合征:术后早期患儿常有心率快、血压低、CVP高、尿少等低心排血量综合征的表现,应严密观察患儿的心率、血压及CVP变化,保留充足的静脉通路,确保血管活性药物准确及时地泵入。

122 右心室双出口手术预后怎么样?

手术治疗后死亡率仍比较高,主要是由于患儿自身存在严重的肺血管阻塞性病变。常见的死亡原因为心力衰竭、出血性肺水肿、低心排血量综合征、心律失常、完全性房室传导阻滞、呼吸衰竭和感染等。

(四)出院健康教育知识

123 右心室双出口手术出院后应注意哪些事项?

(1) 患儿尽量少去人口密集的地方,以防感冒。

(2) 注意多休息,每天保证充足的睡眠。

(3) 注意加强营养,少量多餐。

(4) 严格按医嘱服药,不能随意增减剂量,更不能自行停药。

(5) 定期去医院复查。建议每年复查心电图、心脏彩超和胸部X线检查。

十三、永存动脉干

(一) 永存动脉干的基础知识

124 什么是永存动脉干?

永存动脉干(图 2-25)是指心脏左、右心室都向同一根动脉干射血。病因是由于胚胎期发育缺陷,未能将原始动脉干分隔成主动脉和肺动脉,而留下一条共同的动脉干。在先天性心脏病(先心病)中极为少见,占先心病的 0.2%～0.3%。

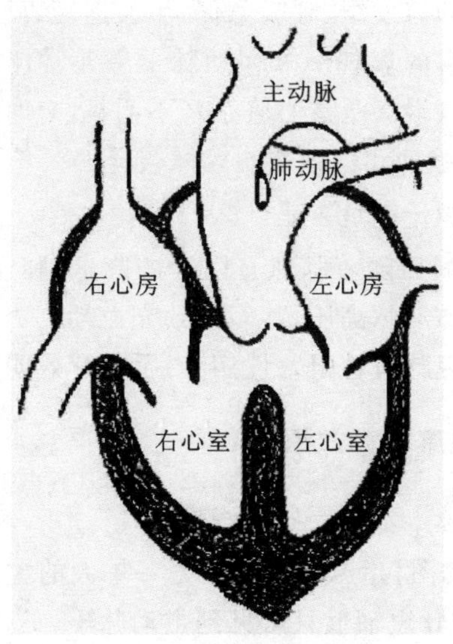

图 2-25　永存动脉干示意图

125 永存动脉干有哪几种类型?

Collett-Edwards 分类法将其分为四型(图 2-26)。

(1) Ⅰ型:肺动脉干起源于动脉干左侧。

(2) Ⅱ型:左右肺动脉起源于动脉干后方。

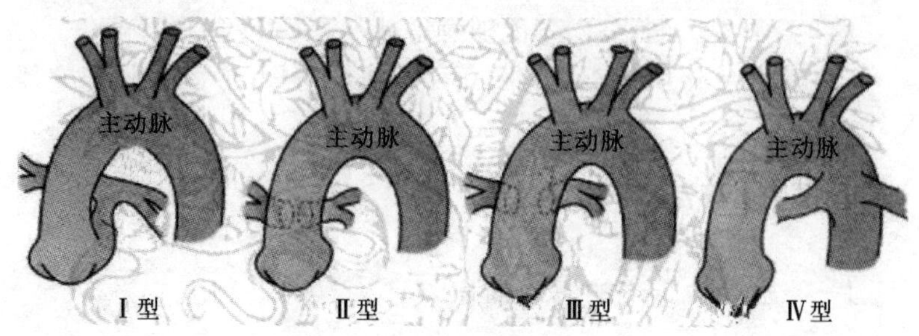

图 2-26　永存动脉干分型

(3) Ⅲ型:左右肺动脉起源于动脉干两侧。

(4) Ⅳ型:肺动脉起源于降主动脉。

126 永存动脉干患儿有哪些临床表现?

患儿出生后即有发绀、呼吸急促、生长迟缓、反复的呼吸道感染等充血性心力衰竭的表现。永存动脉干患儿常伴有不同程度的肺动脉高压和心力衰竭。听诊心脏杂音不明显,有时可在胸骨左缘第3～4肋间听到收缩期和舒张期吹风样杂音。

127 永存动脉干的危害是什么?

患儿出生2周后随着肺血管阻力的降低,肺血流量增加,会导致大量肺淤血致肺动脉高压,甚至导致充血性心力衰竭。一般出生后6个月就会出现肺血管阻塞性病变,手术疗效明显降低。

(二) 术前健康教育知识

128 永存动脉干术前要做哪些检查?

(1) 超声心动图:超声心动图可见一扩大的主动脉根部骑跨在室间隔之上,主动脉短轴上只可见到主动脉瓣。这样可以明确共干的类型与瓣膜功能。

(2) 胸部X线:可见肺血流量增多,心底部阴影增宽(动脉干),斜位时变窄(无肺动脉干);肺动脉从动脉干背侧或两侧发出者,肺门血管影较重,搏动明显;心脏明显扩大,心尖上翘,形似“坐鸭状”。

(3) 右心导管检查:提示右心室压力增高;提示有心室水平自左向右分流;导管从右心室可同时进入到肺动脉和主动脉;右心室

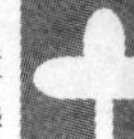

造影可见两者同时显影，肺动脉位于主动脉的左后方。这项检查可以测出肺动脉压力及阻力，有利于选择适当的手术方式。

129 永存动脉干手术时机为何时？

肺动脉阻力和压力是选择手术方式的关键，如果患儿肺动脉开口存在不同程度的狭窄，肺动脉压力不高，这样就大大提高了根治手术的成功率。其他存在的畸形多可以同时矫治，所以，一旦确诊患有永存动脉干就最好尽早手术治疗。

手术治疗是唯一的治疗方法。患儿出生 2 周后随着肺血管阻力的降低，肺血流量增加，会导致大量肺淤血致肺动脉高压，甚至导致充血性心力衰竭。一般出生后 6 个月即可出现肺血管阻塞性病变，所以建议出生后 2～6 周手术，效果最佳。最晚不超过 1 岁进行手术。

130 手术前要做哪些准备？

患儿一般都有严重缺氧症状，要定时给予患儿氧气吸入以减少缺氧，另一方面要保持病房环境干净，定时通风，预防小儿感染。减少患儿的哭闹，以免增加耗氧量。保证患儿的营养供应，少量多餐。

131 永存动脉干的手术方式？

永存动脉干患儿大多在 1 岁内死亡，其余多发生不可逆转性肺动脉高压而不能手术。姑息性手术死亡率仍较高，因而目前主张尽早实施根治手术。根治手术包括应用补片修补室间隔缺损和重建右心室和肺动脉的连续性。手术方法是运用外管道连接右心室到肺动脉，目前临床上已基本放弃使用人工管道而多采用同种带瓣管道。

（三）术后健康教育知识

132 永存动脉干的手术并发症有哪些？

（1）肺动脉高压危象：表现为血压先持续升高，后突然下降甚至低于正常，同时伴有患儿面色、口唇发绀，血氧饱和度进行性下降，CVP 增高，心率增快，四肢末梢湿冷，尿量减少，护士应立即通知医生并配合抢救。其发生与手术年龄大、术前部分肺血管梗阻有

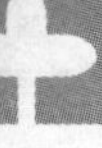

关。应积极镇痛镇静，并积极纠正酸中毒、低氧血症和高碳酸血症，给予万他维雾化，同时选用降低肺血管阻力的药物如米力农、西地那非、凯时等。

（2）低心排血量综合征：常与术后有效血容量不足，体肺循环阻力增高有关，应严密监测中心静脉压，积极应用降低体肺循环阻力的药物，适当止痛镇静，保持末梢肢体温暖。

（3）低氧血症：与右心室功能不全有关，应积极改善右心室功能，降低肺血管阻力，预防肺高压危象。

（4）心律失常：与术中损伤传导束或严重低心排血量综合征有关，发生传导阻滞时可应用起搏器，发生心律失常时应及时纠正电解质紊乱并保持酸碱平衡。

133 永存动脉干术后注意事项有哪些?

（1）加强患儿心功能及循环支持治疗。患儿在术前多合并有肺动脉高压，加上手术复杂，阻断血流时间长，术后患儿多需要应用正性肌力药物如多巴胺，必要时选用血管扩张剂如硝酸甘油等，以减轻心脏后负荷。

（2）辅助呼吸和防治肺部的并发症。术后呼吸机辅助时间适当延长，以保证供氧，减少患儿呼吸做功并减轻心脏负荷。

（3）手术过程中安置人工血管的患儿术后常规抗凝 3 个月，要按时口服抗凝药如拜阿司匹林片。服药期间家长应注意观察患儿有无出血的表现，如牙龈出血、有无皮肤出血点和出血性紫癜等。若有出血表现，应马上到医院就诊治疗。

（四）出院健康教育知识

134 永存动脉干患儿手术出院后的注意事项有哪些?

（1）家长尽量少带患儿去人口密集的地方，以防感冒。

（2）注意多休息，每天保证充足的睡眠，避免剧烈运动。

（3）注意加强营养，宜少量多餐。

（4）严格按照医嘱服药，不能随意增减剂量，更不能自行停药。

（5）家属要观察小儿有无出血表现，如牙龈出血等。

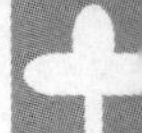

(6) 定期去医院复查。

(刘 帆)

十四、大动脉转位

(一) 大动脉转位的基础知识

135 什么是大动脉转位?

大动脉转位(transposition of the great arteries,TGA),是指主动脉发自形态右心室,肺动脉发自形态左心室。主动脉在肺动脉的右前方者称大动脉右转位(D-TGA),主动脉在肺动脉的左前方者称大动脉左转位(L-TGA),大动脉转位分为完全型大动脉转位和矫正型大动脉转位两类。

(1) 完全型大动脉转位(图 2-27)指主动脉和肺动脉对调位置,而左、右心房或心室的位置,以及心房与心室的关系都不变。

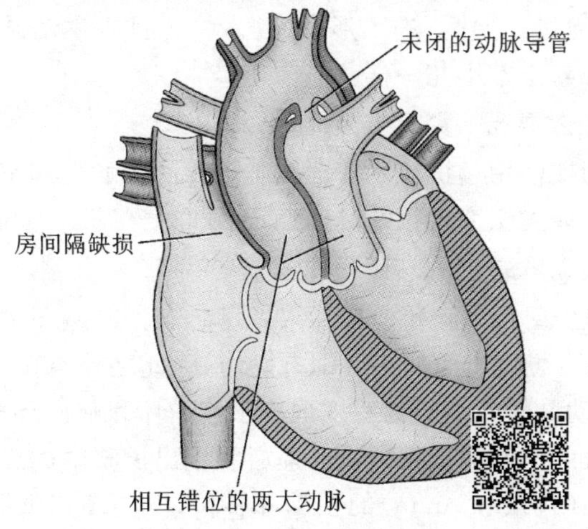

图 2-27 完全型大动脉转位

静脉血回右心房、右心室后出主动脉,到达全身,而氧合的血由肺静脉回左心房、左心室后仍出肺动脉进肺,使体循环与肺循环各走各路,从而失去循环互交的生理原则,其间必须有房间隔缺损、室间隔缺损或动脉导管未闭的交换血流,患儿才能暂时存活。

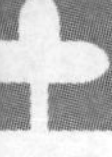

① 根据临床表现分为四型：Ⅰ型合并有房间隔缺损，Ⅱ型合并有室间隔缺损，Ⅲ型合并有肺动脉狭窄和室间隔缺损，Ⅳ型合并有其他心血管畸形。

② 根据位置分型：右位型的主动脉位于肺动脉右前方；左位型的主动脉位于肺动脉左前方。

(2) 矫正型大动脉转位(cTGA)是指房室(AV)和心室大动脉(VA)连接不一致的一种少见的先天性心脏畸形，约占先天性心脏病的1%，常合并其他心脏畸形。

① 病理解剖：无论是心房反位还是正位，其基本病变都是形态右心房与形态左心室连接，肺动脉起自形态左心室，形态左心房与形态右心室连接，主动脉起自形态右心室。左、右心室各保持其解剖形态特点。90%的患者常合并其他心脏畸形，包括室间隔缺损、肺动脉狭窄或三尖瓣病变等。

② 病理生理：体循环的静脉血由上、下腔静脉回流到右心房，通过二尖瓣进入形态左心室，再排入到肺动脉。肺静脉氧合的血回到左心房，通过三尖瓣，进入形态右心室，再排入主动脉，因此患儿的血液循环与正常小儿一样。

136 什么情况下会患上大动脉转位?

妊娠初期使用过抗惊厥或激素类药物的孕妇发病率较高，患有糖尿病的母体发病率比正常母体高11.4倍。

137 大动脉转位的临床表现有哪些?

(1) 完全型大动脉转位的临床表现如下。

① 症状：患儿出生后不久即有发绀，除此之外与正常新生儿无大差异，大动脉转位发绀的程度取决于体循环和肺循环血液混合的程度。有大的室间隔缺损但合并左心室流出道狭窄的患儿；仅有小室间隔缺损(直径$<$3 mm)的大动脉转位；室间隔完整型的大动脉转位，这三种类型半数以上出生后即出现严重青紫、呼吸急促，对吸入纯氧无变化。一旦动脉导管闭合，发绀将进一步加重，若不及时应用前列腺素E_1延缓动脉导管闭合，小儿可因顽固性低氧血症和酸中毒而死亡；对于合并大的室间隔缺损或动脉导管未闭的患儿，因心内血液混合充分，故发绀出现较晚(多在出生1个月以后)且较

轻，但这类患儿心内分流量大，心力衰竭的症状出现较早且较严重。

② 体征：半岁以上患儿可有杵状指，心脏听诊杂音来自合并的心脏畸形。

(2) 矫正型大动脉转位的临床表现如下。

① 症状：患儿早期很少有临床症状，可能与这类患儿伴有轻度的肺动脉瓣下狭窄有关，主要临床表现有充血性心力衰竭、左侧房室瓣关闭不全、肺动脉狭窄所致的青紫等临床表现。

② 体征：伴有重度肺动脉瓣下狭窄时，会出现口唇和指端青紫，胸前区可听到收缩期杂音。

138 大动脉转位的危害有哪些?

(1) 完全型大动脉转位，占先心病的7%～9%，患儿出生后即出现青紫、严重低氧血症，绝大部分必须及时手术，否则50%左右在1个月内夭折。若伴有房间隔缺损或室间隔缺损，则可以得以生存，但容易发生肺血管病变，若没有肺动脉狭窄，出生后1年内就会死亡。

(2) 矫正型大动脉转位，20%～30%的患者发现有房室传导阻滞，三尖瓣反流是致死的独立高危因素。如果患者没有严重的房室瓣反流，20年生存率是93%，如果出现房室瓣反流，生存率降到49%。

(二) 术前健康教育知识

139 大动脉转位术前要做哪些检查?

(1) 完全型大动脉转位术前要做哪些检查?

① 心电图：生后1周常见电轴右偏，右心室或双室肥厚，心房扩大。

② 胸部X线：一般心影呈斜卵形，心尖圆隆，肺动脉平直或凹陷，肺血流量增多。右位型主动脉有时可见升主动脉右凸，而左位型主动脉使左上缘外凸，伴有肺动脉或左心室流出道狭窄的，类似法洛四联症。

③ 超声心电图：多可明确诊断，能确定心房位置，心房与心室是否协调，两个心室的功能，大动脉与心室是否协调及大动脉的相

对位置，并能发现合并的其他畸形。

④ CT：a. 确定形态学心室；b. 确定房室连接；c. 判断大动脉的位置及起源；d. 观察合并畸形。

⑤ MRI：a. 确定大动脉与左、右心室的连接关系异常错位；b. 明确房室位置及连接关系；c. 判断两大动脉的空间位置关系。

⑥ 心导管检查可进一步确诊。

(2) 矫正型大动脉转位术前检查如下。

① 心电图：取决于所合并其他心血管畸形。合并室间隔缺损者显示电轴左偏、P-R 间期延长等；合并肺动脉狭窄者多有电轴右偏、P-R 间期延长等表现。

② 胸部 X 线：约半数患者心脏异位，以右位心多见，心影常轻度增大；左上心缘常呈长段膨隆状，其顶端与主动脉弓相并行，右侧无升主动脉影，为左位升主动脉的特征，合并室间隔缺损者可见肺血流量增多，合并肺动脉狭窄者肺血流量减少。

③ 超声心动图：多能明确诊断，提示形态右心房的位置，形态左、右心室的特征以及大动脉的相互关系，同时可显示合并的其他心血管畸形。

④ 左、右心室造影：可进一步明确诊断，详细了解矫正型大动脉转位的病理解剖，为制订手术方案提供有用的依据。

140 完全型大动脉转位术前的治疗方式是什么?

诊断后首先纠正低氧血症和代谢性酸中毒，患儿出生后一经确诊，即应静脉给予前列腺素 E_1，以使肺动脉压下降和保持动脉导管开放。谨慎吸氧，以免动脉导管闭合。

141 大动脉转位的手术方式有哪些?

(1) 完全型大动脉转位的手术方式如下。

① 姑息性手术：a. 房间隔切除术；b. 肺动脉环缩术；c. 体-肺分流术。

② 生理性矫治术：a. 心房内折流术(Mustard 术，右心房内用心包片缝合改变心房水平的血液流向和 Senning 术，右心房内用心包片缝合改变心房水平的血液流向)；b. 内隧道、外通道(Rastelli)手术。

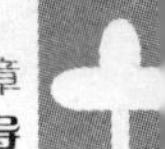

③ 解剖矫治术：大动脉调转术（Switch）：大动脉调转术将错位的大动脉切断换位同冠状动脉连接。

(2) 矫正型大动脉转位手术方式：若未合并其他心脏畸形则无须手术。

合并室间隔缺损、肺动脉瓣狭窄、三尖瓣病变者，需手术治疗。

目前，根治术主要是双调转手术。双调转手术要根据不同的解剖类型选择不同的术式。若患儿没有肺动脉狭窄，可以做 Senning-Switch 手术，如果患儿伴肺动脉瓣狭窄及室间隔缺损，可以做 Senning-Rastelli 手术。

142 完全型大动脉转位手术前要做哪些准备？

(1) 入重症监护室观察，予以温床保暖。

(2) 建立静脉通路，遵医嘱予以前列腺素 E_1 类药物如凯时、保达新、优帝尔持续泵入。

(3) 给予低流量氧气吸入。

(4) 做好脐部护理，防止感染。

(5) 备好呼吸皮囊和急救药品，观察有无呼吸暂停等表现。

(6) 注意合理喂养。

(三) 术后健康教育知识

143 大动脉调转(Switch)术后的并发症有哪些？

(1) 低心排血量综合征。治疗包括优化前后负荷，尽快诊断残余心脏缺损，预防低氧血症、贫血、酸中毒，以及合理应用改善心肌收缩功能的药物。

(2) 心律失常。大动脉调转术后大多 48 h 内发生的心律失常，由于冠状动脉在手术中移摘、吻合口水肿及体外循环、手术刺激和电解质紊乱等因素易造成心肌暂时性供血不足，使心肌收缩力下降和心律失常。术后放置临时起搏器是术后心律失常重要的处理措施。常见的心律失常有非持续性室性心动过速和室上速。

144 什么是延迟关胸？

新生儿行大动脉调转术后，由于体外循环转流导致的心肌水肿，若直接关胸，胸骨可能会压迫心脏，影响心肌的收缩功能，所以可以不缝合胸骨直接缝合皮肤，观察 24～48 h，待心率、血压平稳后再关胸并缝合胸骨。

（1）方法：术后因止血需要，长条纱布留置于原处。胸膜破裂者置胸腔引流管和置心包纵隔引流管。胸骨敞开，不用支撑物支撑胸骨边缘，皮肤不缝合。均以含碘手术贴膜密封胸部创口。

（2）延迟关胸的原因和指征：①严重的心肌和纵隔水肿；②血液循环波动较大；③顽固性心律失常；④难治性出血。

145 手术后护理要点有哪些？

（1）大动脉调转术后护理要点如下。

① 循环系统的监护。

a. 大动脉调转术是否成功的重要因素是冠状动脉移摘术。移摘的冠状动脉受到压迫、扭曲或狭窄都易导致心肌供血不足，容易发生心律失常和心肌收缩力下降，因此要密切观察心电图的变化，及早发现心肌供血不足。

b. 患儿左心功能发育较差，术后应加强心肌收缩力，正性肌力药物多巴胺可以升高血压、扩张内脏血管，高剂量多巴胺使血管收缩。肾上腺素用于严重心室功能障碍的患儿，降低后负荷，输液速度应慢，所有液体都用微量注射泵泵入，对血管活性药物要进行泵对泵更换，减少因为更换药物引起的循环波动。

c. 维持合适的前负荷。大动脉调转术后有效血容量偏低，复温后血管扩张和后负荷降低、渗血等，维持中心静脉压在合适范围，提高血液胶体渗透压，适当输血使红细胞压积在 40%以上。

d. 适当使用利尿剂减轻心脏后负荷，后负荷升高对新生儿心脏极其不利，可使用血管扩张剂如硝酸甘油或硝普钠。

② 机械通气：采用压力调节容量控制模式（PRVC），提供稳定的潮气量、吸气峰压，使肺动态顺应性动脉氧分压（PaO_2）和氧输送量均有明显改善，维持新生儿潮气量在 10～12 mL/kg，给予呼气末正压通气（PEEP）4～6 cmH_2O，患儿术后早期的动脉氧分压通常较低，但在 12 h 内一般能得到改善。随着动脉平均压和动脉血氧饱和度逐渐上升，可慢慢减少辅助通气量，一般于术后 36～50 h 可拔

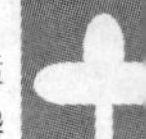

出气管插管，使用呼吸机期间及使用镇静剂后，少数患儿眼睑不能闭合，应加强患儿眼部护理，防止角膜溃疡，必要时用眼膏保护。使用高流量温湿化呼吸管道，达到最理想的气道温度和湿度，以减少呼吸道感染。

③ 肺动脉高压：完全型大动脉转位伴肺动脉高压，术后极易并发肺血管阻力增高。术后尽可能减少引起肺动脉高压的诱因，如低氧血症、高碳酸血症、代谢性酸中毒、激惹、疼痛以及气管内吸引。可使用芬太尼、力月西持续泵入镇静。吸痰前应听诊患儿双肺呼吸音，给予纯氧 2 min 吸入，充分镇静，防止患儿躁动挣扎，造成呼吸道损伤、插管移位或脱出，吸痰时要稳、快、轻，静脉泵入前列腺素 E_1，降低肺动脉压力。

④ 注意观察体温变化：术后常规使用婴儿保暖床，持续监测肛温，保持室内温度为 22～24 ℃，用毛巾包裹四肢加强末梢的保暖，体温每升高 1 ℃，心率增快 10 次，增加了机体耗氧量，容易发生缺氧和心律失常，体温高于 38 ℃时必须给予物理降温，一般采用头部加温，头部加温可以提高脑细胞对缺氧的耐受性，减少脑组织耗氧量，保护脑组织，物理降温到 37 ℃时应停止降温，因为婴儿体温调节中枢发育不健全，易导致体温骤降，体温过低。

⑤ 基础护理：应保持床单位的干燥整洁，予以枕后置水袋，关胸后及时翻身，更换体位，新生儿皮肤娇嫩、脐部还未完全收口，因此护理时除动作轻柔外，接触患儿前均要洗手，注意保护性隔离。

(2) 矫正型大动脉转位术后监护要点如下。

① 双调转手术监护要点同大动脉调转(Switch)术后监护。术后早期并发症主要包括心律失常和完全性房室传导阻滞。由于矫正型大动脉转位患者的传导系统走行是异常的，故较其他患者更易发生完全性房室传导阻滞，并需植入起搏器。在行心房调转的 Senning 术或 Mustard 术后，心房内操作及缝线可诱发房性心律失常。远期并发症则根据手术方式不同而有所不同，如生理性纠正后的三尖瓣反流和右心功能不全、Rastelli 术后管道的残余梗阻、动脉调转术后的主动脉反流，不少患者需要再次手术。

② 心房 Switch 术(包括 Senning 术和 Mustard 术)的特殊监护要点如下。

a. 使用呼吸机辅助通气时,原则上禁用呼气末正压通气,不用低呼吸频率和大潮气量。呼吸机的呼吸频率设置一般为新生儿和小婴儿 40 次/分、婴幼儿 30 次/分,潮气量 10 mL/kg。然后根据需要调整。

b. 术后患儿保持轻度头高位。

c. 如果肾灌注满意,心房压力尽可能低。

d. 术后早期静脉持续输入小剂量多巴胺。

e. 避免心律失常。

f. 静脉回流梗阻。上腔静脉回流梗阻,临床上可出现面部水肿、上肢肿胀或有花纹;下腔静脉回流梗阻,可出现腹胀、肝大、尿少等。床旁超声可明确诊断。

146 手术后饮食应注意什么?

术后 24～48 h 肠道功能恢复,可通过胃管给予鼻饲配方奶,4 h 一次,每次鼻饲前在吸痰后 30 min 进行,以免引起误吸,抽吸胃内容物,评估胃潴留和消化道出血情况,注意奶具的消毒。必要时还可以静脉高营养,如小儿氨基酸、20%脂肪乳、20%人血白蛋白等增加营养支持,术后早期使用 5%葡萄糖来配制液体。

147 大动脉调转术出院后应注意哪些事项?

(1) 指导患儿家属少带患儿去公共场所及人口密集的地方,以防止呼吸道感染。

(2) 合理喂养,少量多次喂食,注意奶具及餐具的清洗与消毒,防止腹泻。

(3) 减少刺激,避免患儿长时间哭闹。

(4) 遵照医嘱定期去医院复查。

(姜 杨)

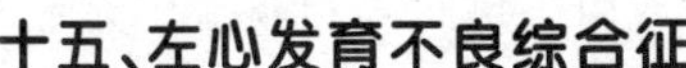

十五、左心发育不良综合征

(一) 左心发育不良综合征的基础知识

148 什么是左心发育不良综合征?

左心发育不良综合征(hypoplastic left heart syndrome, HLHS)是指一组先天性心脏畸形,其特征为左心室明显发育不良或缺如,以及升主动脉的重度发育不良(图 2-28)。体循环依赖于右心室经未闭之动脉导管来供血,且必须在右心房内有肺静脉和体静脉血的强制性混合。

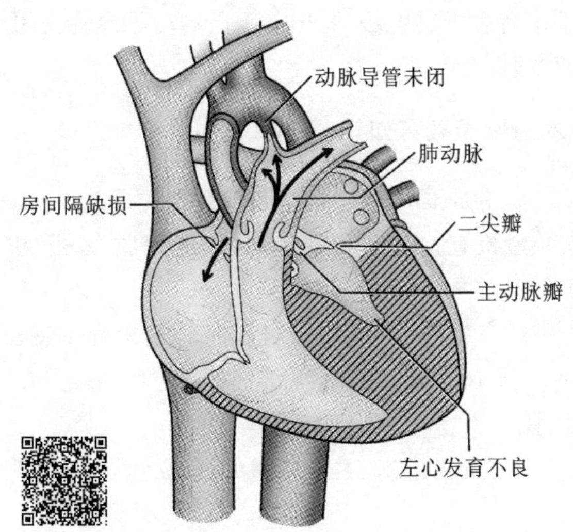

图 2-28　左心发育不良

左心发育不良综合征占出生后第 1 年内诊断的新生儿心脏缺损的 7%～9%。亚裔中该病较罕见,高加索人种发病率较高。

149 左心发育不良的主要病因有哪些?

与多种因素有关,如遗传、基因突变、射线及病毒感染等有关。同胞之间的复现率为 0.5%,双胎可同时发病。

发病机理不明，可能是胎儿期动脉导管管径粗大，大量血液通过未闭的动脉导管进入降主动脉或由于房间隔和卵圆孔关闭过早，因此进入左半心及主动脉弓的血流减少而形成左心发育不良。

150 左心发育不良的临床表现有哪些？

患儿可为正常足月儿，但生后数小时即可出现进行性发绀、气促或呼吸困难和心力衰竭等表现，四肢血压低于 40 mmHg。心脏听诊无特异性杂音。肺动脉瓣区第二心音亢进、单一。脉搏细弱。伴有尿少、酸中毒、低血糖、低氧血症和休克等。若房间隔缺损分流量很大时，发绀可不明显，低氧血症较轻。

151 左心发育不良的危害是什么？

左心发育不良占出生后第一周内因心脏原因死亡病例数的25％。未手术者多于出生后 48 h 内死亡。动脉导管关闭较晚者可存活数周或数月。

（二）术前健康教育知识

152 左心发育不良术前要做哪些检查？

（1）实验室检查：血常规、肝肾功能、电解质、乙肝、艾滋病、梅毒、凝血四项等。

（2）心脏超声检查：可见左心房和左心室发育不良；二尖瓣呈带状强回声，无启闭运动，或开放幅度小；右心房、右心室大；升主动脉及弓部细小。

（3）胸部 X 线：右心房、右心室增大，肺淤血，有肺水肿表现，心影增大。

（4）心电图：电轴右偏，右心室肥厚，P 波高尖。

（5）右心导管检查：可见心房水平分流，若体循环的压力和血氧饱和度接近肺循环时，心房分流可不能测得。可见动脉导管的存在。

（6）心血管造影：主动脉造影显示升主动脉及弓部发育不良或伴主动脉缩窄或离断，左心房造影可了解二尖瓣发育状况。

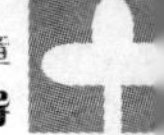

153 左心发育不良术前的治疗方式有哪些?

内科治疗:可应用地高辛强心,前列腺素 E_1 持续静脉泵入,以延迟动脉导管关闭;吸氧和提高肺动脉血流量可改善动脉系统的血氧饱和度。动脉血氧分压维持在 35～45 mmHg,能有效兼顾动脉导管通畅和冠状动脉血供,但内科治疗非长期有效的治疗。

154 左心发育不良的手术方式是什么?

现在主要做 Norwood 手术,分三期。

第一期:将肺动脉干与左右肺动脉隔断,并与发育不良的升主动脉合并,以使右心室通过此管道供应体循环,在保持房间隔左右分流通畅的条件下,肺血来源则由新建的通过体-肺分流的 Blalock-Taussig 手术供应。一期手术的生存率已达 75%以上。

第二期:在患儿出生后 6 个月左右,进行双向 Glenn 手术,使上腔静脉与肺动脉连接。

第三期:在出生后 12～18 月内行 Fontan 手术或全腔静脉肺动脉吻合术,使右心房与右肺动脉吻合或使用一根外管道连接下腔静脉与右肺动脉。三期手术后 1 年生存率达 58%。

肺动脉压力高低决定了手术的成败。经生理纠治约 50%的病例可获得较满意疗效,但右心室长期承受体循环压力,其远期效果尚待随访。

对于无法行分期手术者,可行心脏移植术。新生儿心脏移植 5 年生存率可达 85%,且生活质量明显高于分期手术患儿。

155 左心发育不良手术前要做哪些准备?

左心发育不良患儿一经诊断,须尽早手术,术前需注意如下方面。

(1) 特级护理,严密监测生命体征,予以温床保暖。

(2) 建立静脉通路,遵医嘱予以前列腺素 E_1 类药物如凯时、保达新、优帝尔持续泵入。

(3) 给予低流量氧气吸入,约 1 L/min,改善缺氧的同时,也需防止动脉导管闭合。

(4) 新生儿做好脐部护理,防止感染。

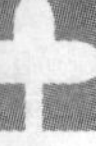

(5) 备好呼吸皮囊和急救药品，观察有无呼吸暂停等表现。

(6) 注意合理喂养，少量多餐，可喂食四磨汤等，促进消化，避免腹部胀气。

(三) 术后健康教育知识

156 左心发育不良术后的并发症有哪些?

(1) 一期体-肺分流术后：早期并发症主要有充血性心衰和导管闭塞或狭窄，因需要抗凝治疗，需观察出血或血栓等并发症。

(2) 二期双向 Glenn 手术后：因肺血流量增加，需密切关注肺水肿症状，取半卧位减轻头面部水肿症状。主要并发症有胸腔和心包积液、低蛋白血症、心律失常以及右心功能不全等。

(3) 三期手术后：常见并发症有低心排血量综合征、灌注肺、心律失常、低氧血症和心力衰竭等。

(4) 晚期并发症：主要为三尖瓣和肺动脉瓣的关闭不全，与瓣膜承受的压力变化有关。

157 左心发育不良手术后护理要点有哪些?

(1) 一期体-肺分流术后：维持血氧饱和度在 75%～85%，应用正性肌力药物维持心功能。分流量过多者控制血压水平；分流量过少者降低肺血管阻力治疗，维持二氧化碳分压＜35 mmHg，提高血压，补充血容量。

(2) 二期双向 Glenn 手术后：保证上腔静脉回流通畅，45°半卧位；应用血管扩张药；维持血氧饱和度在 80%～90%；监测凝血功能；监测中心静脉压，警惕上腔静脉梗阻的发生。

(3) 三期手术术后：目标是控制肺循环阻力、保证静脉血回流通畅。采用中凹卧位，应用血管扩张药，补充血容量，维持一定的胶体渗透压，警惕心包积液等。

158 左心发育不良综合征手术后饮食特点有哪些?

术后早期患儿的喂养仍遵循少量多餐的原则，吸吮困难的患儿，可经鼻胃管喂养，喂食前评估鼻胃管的位置，以免造成误吸，或用注射器缓慢经口喂养，喂养时抬高患儿头部，以利于吞咽。

(四) 出院健康教育知识

159 左心发育不良出院后应注意哪些事项?

(1) 注意休息,适量活动。患儿术后心功能较同龄人差,体力活动不能一蹴而就,需循序渐进。

(2) 预防感染。少到人多的地方去,及时为患儿增减衣物。

(3) 定期复查,不适随诊。

(曾　珠)

第三章
心脏瓣膜病

（一）心脏瓣膜病的基础知识

1 什么是心脏瓣膜？

心脏瓣膜有四个瓣膜，二尖瓣、三尖瓣、主动脉瓣和肺动脉瓣（图 3-1），分别位于左心房和左心室之间、右心房和右心室之间、左心室出口、右心室出口，四组瓣膜通过打开和关闭来引导心脏内血液向正确的方向流动。

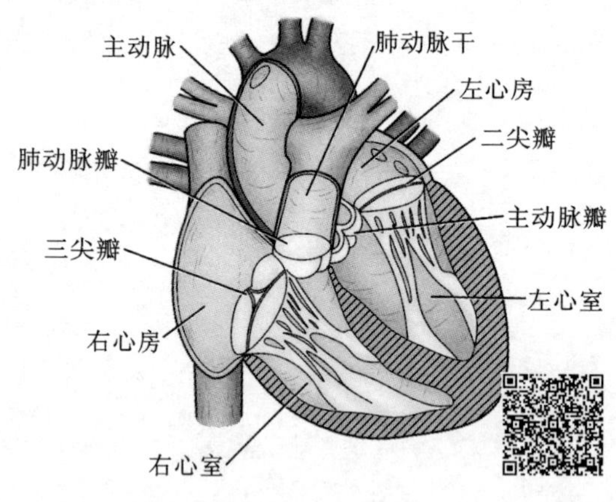

图 3-1　心脏瓣膜

2 什么是心脏瓣膜病？

心脏瓣膜病是多种原因引起的心脏各瓣膜结构和功能的改变，导致瓣膜关闭不全或狭窄，引起心功能衰竭，病因常包括风湿性心脏瓣膜病、老年性退行性心脏瓣膜改变、先天性心脏瓣膜畸形等。病变常可累及一个或多个瓣膜。二尖瓣是风湿性心脏瓣膜病最常受累的瓣膜，其次为主动脉瓣，该病多发生于 20～40 岁中青年，女性多见，约占 2/3，多有风湿热病史。

3 心脏瓣膜病的病因有哪些？

（1）疾病因素。

① 风湿热：一种常见的反复发作的全身性结缔组织炎症，临床上以心肌炎和关节炎多见。急性发作后常遗留瓣膜病变，形成慢性风湿性心脏病。

② 黏液样变：瓣膜受累发生纤维素性坏死和黏液样变，炎性浸润和浆液渗出。

③ 缺血性坏死：缺血性心脏病并发乳头肌缺血甚至断裂、室壁节段性运动异常，导致二尖瓣关闭不全。右心室梗死、室间隔缺损或慢性缺血性心肌病也可致三尖瓣关闭不全。

（2）感染和创伤：感染性心内膜炎指因细菌、真菌和其他微生物直接感染而产生心室壁内膜或瓣膜的炎症。它的典型临床表现有发热、栓塞、心脏杂音、脾肿大、皮肤病变和血培养呈阳性等。各种感染和创伤可引起单个或多个瓣膜病变，常表现为狭窄或者关闭不全。

（3）先天性因素：如先天性三尖瓣闭锁、主动脉瓣狭窄及二尖瓣狭窄等。

（4）退行性病变和钙化：心脏瓣膜退行性病变和钙化，以老年人多见。退行性病变主要表现为支撑瓣膜的结构变细、延长，从而对瓣叶的支撑作用减弱，出现关闭不全。钙化是指随着年龄的增长，心瓣膜增厚、变形、变硬，导致瓣膜狭窄或关闭不全。

这类瓣膜病进展缓慢，早期可无明显症状，晚期可出现心律失常、心力衰竭等症状，可被冠心病、高血压病等疾病掩盖而忽略治疗。

4 心脏瓣膜病的病理生理是什么？

（1）二尖瓣狭窄：正常成年人二尖瓣口的面积约为 5 cm^2，可通过两个手指。当瓣口面积下降 1.5～2.0 cm^2 时为轻度狭窄；1.0～1.5 cm^2（不包括 1.5 cm^2）时为中度狭窄；小于 1.0 cm^2 时为重度狭窄。二尖瓣轻、中度狭窄是由于舒张期左心房血流回流至左心室时受阻，左心房发生代偿性扩大及肥厚来增强收缩力，随着二尖瓣狭窄病变加重，左心房压力逐渐升高，继而影响肺静脉回流，导致肺静脉和肺毛细血管压力相继升高，管径扩大，管腔淤血，最终影响左心射血功能。晚期右心功能不全引起全身系统各脏器淤血，器质性功能改变，代谢及内分泌系统紊乱，致使病程至终末阶段。

(2) 二尖瓣关闭不全：二尖瓣反流使左心室舒张期负荷和左心房负荷加重，升高的左心房压力可引起肺静脉和肺毛细血管压力升高，从而导致扩张和淤血。左心室收缩时，反流至左心室的血量可达左心室排血量的50%以上。同时左心室舒张期容量负荷增加，左心室扩大。慢性者早期通过代偿，此时可无临床症状；失代偿时，心搏出量和射血分数下降，左心室舒张期末容量和压力明显增加，临床上可出现左心衰竭的表现。晚期可出现肺动脉高压和全心衰竭。

(3) 主动脉瓣狭窄：正常成人主动脉瓣口面积超过 3.0 cm^2。当瓣口面积下降为 1.5～3.0 cm^2 时为轻度狭窄；1.0～1.5 cm^2（不包括 1.5 cm^2）时为中度狭窄；小于 1.0 cm^2 时为重度狭窄。

主动脉瓣狭窄增加了左心室收缩期阻力，而左心室需提高收缩力来增加跨瓣压力阶差，维持静息状态下正常的心排血量，从而导致左心室肥厚，收缩力增强，增加心肌氧耗，进一步加重心肌缺血。脑供血不足可引起头昏、晕厥，心排血量减少可引起心律失常、心肌供氧不足和低血压。

(4) 主动脉瓣关闭不全：主动脉瓣关闭不全使左心室在舒张期同时接收来自主动脉反流和左心房两处的血液而过度充盈，导致肌纤维伸长，左心室负荷增加，并逐渐扩大、肥厚。在代偿期，左心室可通过增加心肌收缩力使心排血量高于正常；失代偿期时，左心室收缩力进一步下降，心排血量减少、左心房和肺动脉压力升高，最终可导致左心衰竭。由于舒张压低，冠状动脉灌注量也逐渐减少。

(5) 三尖瓣狭窄：三尖瓣狭窄常合并其他瓣膜病变，包括三尖瓣关闭不全和其他任何瓣膜的损害。

舒张期跨三尖瓣压力阶差。当运动或吸气时，血流量增加，压差增大，呼气时减小。三尖瓣狭窄时平均舒张期压力阶差大于 1.9 mmHg；大于 5 mmHg 时，右心房平均压力升高导致体循环静脉淤血，出现颈静脉怒张、肝大、腹水和水肿等。

右心室心排血量减少，不随运动而增加，右心室容量正常或减少。

5 常见心脏瓣膜病有哪些临床表现？

(1) 二尖瓣狭窄：早期大多没有明显的症状。左心衰竭时可出现呼吸困难、咯血、咯痰、咳嗽、倦怠、发绀等表现；右心衰竭时可出现肝颈静脉反流征、淤血性肝大和压痛、下肢水肿等症状。晚期可发生心源性肝硬化和腹水。患者呈二尖瓣面容、口唇发绀、面颊暗红。心前区隆起伴抬举性搏动则表明心脏显著肥大(以右心室肥大为主)。心尖部可触及舒张期震颤。

(2) 二尖瓣关闭不全：二尖瓣关闭不全早期可无明显症状，然而一旦发生症状，多数较严重。较重的患者，可出现左心功能不全或右心衰竭等症状，但较少出现急性肺水肿和咯血。

(3) 主动脉瓣狭窄：轻度狭窄时无明显症状，当病变逐渐加重时，可出现劳力性呼吸困难，易疲倦，或出现体位性晕厥，甚至左心衰竭；中度至重度狭窄时，由于左心室收缩压力增大，排血受阻，心排血量降低，导致心肌缺血缺氧，可出现心绞痛。

(4) 主动脉瓣关闭不全：轻度患者常无明显症状；晚期出现肺淤血和左心衰竭，甚至右心衰竭。

6 心脏瓣膜病应做哪些检查？

实验室检查、心电图、超声心动图、胸部 X 线、心导管检查等。

7 心脏瓣膜病常并发哪些疾病？

(1) 心房纤颤：导致心房纤颤最常见的原因是风湿性心脏病，尤其是二尖瓣病变，接受瓣膜置换的患者中有 79%的合并心房纤颤(房颤)。

(2) 急性肺水肿：严重并发症之一，诱发急性肺水肿的原因常见于剧烈体力活动、感染、情绪激动、妊娠分娩、并发心房纤颤或其他快速心律失常等。

(3) 血栓栓塞：二尖瓣狭窄易导致左心房血栓，而左心房附壁血栓可导致体循环栓塞。

(4) 心力衰竭：风湿性心脏病的主要致死原因，为晚期并发症，发生率为50%～70%。

(5) 感染性心内膜炎：发生在瓣膜病的早期，发生率为6%～10%。感染的细菌常为经口而入的草绿色链球菌、经皮肤感染的葡萄球菌和经消化道、泌尿道感染的肠球菌和革兰阴性杆菌。

(6) 呼吸道感染：在肺淤血情况下容易出现。

8 心脏瓣膜病的内科治疗方法有哪些？

心脏瓣膜病的内科治疗以控制风湿活动、抗感染、对症治疗心力衰竭以及心律失常为主。

(1) 控制风湿活动。口服青霉素、磺胺、红霉素或肌内注射（肌注）长效青霉素，防治链球菌感染，从而达到延缓病程的目的。

(2) 抗感染。其治疗原则为早期足量地应用抗生素，疗程要长，一般需4～6周，必要时可联合用药起到协同杀菌作用。

(3) 心力衰竭的治疗。心脏瓣膜病患者常因劳累、感染等原因使心力衰竭加重，应及时消除诱因，改善心功能，提高心排血量。

(4) 心律失常的治疗。合并心房纤颤者，可引起动脉栓塞特别是脑卒中，须早期行抗凝治疗。β受体阻滞剂、地高辛及钙拮抗剂能减慢休息及活动后的心率。

9 心脏瓣膜病的手术选择有哪些？

(1) 瓣膜成形术：对损害的瓣膜进行修复，常用于二尖瓣或三尖瓣轻微病变的患者。

(2) 瓣膜置换术：采用机械瓣或生物瓣替换损坏的瓣膜(图3-2)。

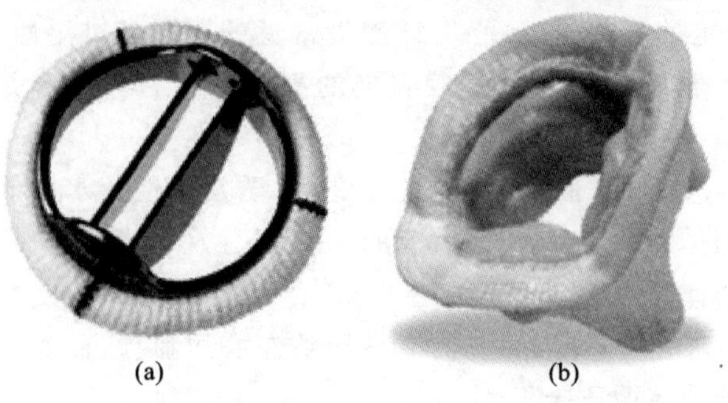
(a) (b)

图3-2 机械瓣和生物瓣

10 机械瓣与生物瓣的区别有哪些?

表 3-1 为机械瓣与生物瓣的区别。

表 3-1　机械瓣与生物瓣的区别

项目	优点	缺点	适用人群
机械瓣	结实，耐久性好，使用周期长，可达 30 年，瓣膜强度较高	出血风险较高，生物相容性较差，需终生服用抗凝药物，血流动力学性能较差，易发生血栓栓塞等	无抗凝禁忌的中青年患者
生物瓣	生物相容性高，出血率低，不需终生抗凝，血流动力学性能好，更接近人体层流状态，术后患者生活质量更高	不够耐久，可使用 10～15年，易钙化，瓣膜强度不高，瓣膜易发生退变失效，可能会发生瓣膜反流等	老年患者(60 岁以上)和育龄期女性，术后复查凝血指标不便者

11 什么是微创心脏瓣膜置换术?

传统开胸手术从胸壁正中切开，皮肤切口可达 20 cm，需要切断胸壁及全层肌肉。开胸手术因需要锯开胸骨，所以手术后需要用钢丝固定胸骨，伤口愈合慢。创伤大，疼痛感剧烈，瘢痕明显。术后需要 1～3 个月的休息恢复时间。

目前较为公认的微创概念是避免从胸壁正中切开、避免肋间过度撑开、避免体外循环或缩短体外循环时间等。主要微创手术包括：右胸肋间切口手术、胸骨上/下段部分切口手术、机器人心脏手术、胸腔镜辅助/全胸腔镜手术、非体外循环介入手术等。对患者而言，微创手术有创伤小、恢复快、输血少、风险低、切口短、更美观等优点。

微创主动脉瓣手术主要包括：小切口主动脉瓣置换术、经导管主动脉瓣植入术(TAVI)以及达·芬奇机器人辅助主动脉瓣置换术等。微创二尖瓣手术主要包括：小切口二尖瓣置换术、胸腔镜辅助二尖瓣手术、达·芬奇机器人辅助二尖瓣置换术等。(图 3-3)

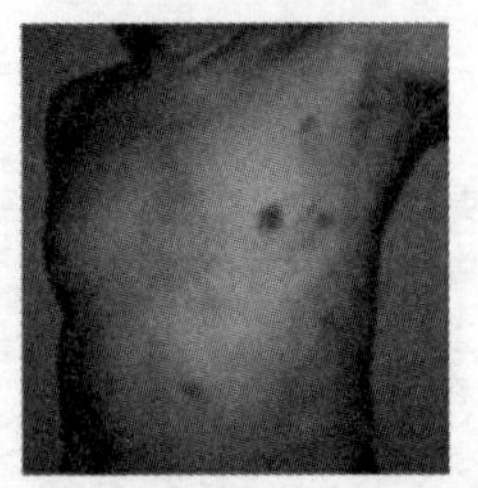
达·芬奇机器人冠状动脉搭桥手术后无手术切口

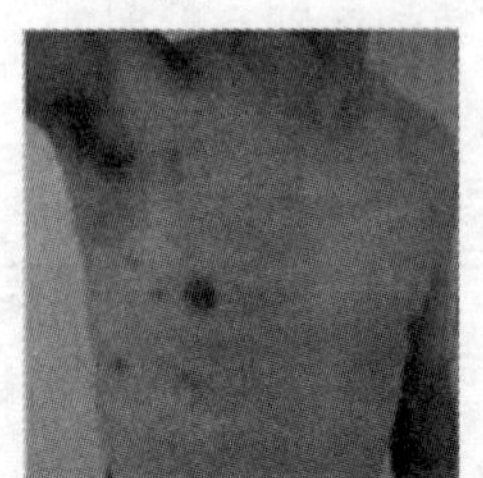
达·芬奇机器人辅助二尖瓣置换术后无手术切口

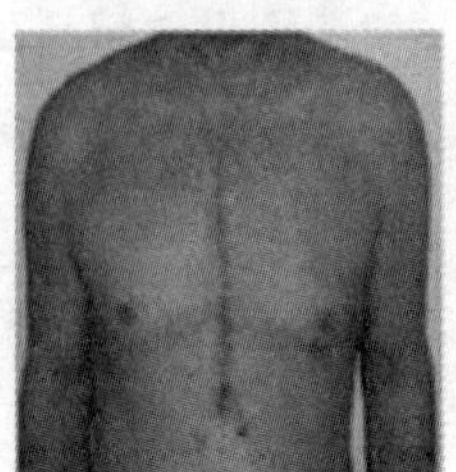
传统开胸手术切口明显

图 3-3　微创与传统开胸手术比较

12 心脏瓣膜置换术后怎样抗凝治疗?

机械瓣置换术者和伴有房颤者需终生服用华法林抗凝。瓣膜成形术或生物瓣置换术者术后需抗凝治疗 3 个月,对有血栓者需口服华法林,延长抗凝时间至 6 个月,此后长期服用拜阿司匹林抗凝。

方法是术后 48 h 开始口服华法林,一般首次剂量为 2.5～5 mg,以后根据凝血功能(PT、INR)检查结果和有无出血、血栓征象调整。阿司匹林、波立维或倍林达也可用作辅助抗凝药物,特殊情况下可以采取皮下注射低分子肝素维持抗凝治疗。

(二) 术前健康教育指导

13 心脏瓣膜病患者为什么要行冠状动脉造影术?

年龄大于 50 岁、有不明原因的胸闷胸痛、有不明原因的心绞痛和(或)心律失常(如传导阻滞等)者需要进行此项检查,以排除冠心病的可能。

14 心脏瓣膜病术前需要注意哪些事项?

休息可以减轻心脏的负担,但是长期卧床又容易发生深静脉血栓甚至肺栓塞以及压疮。患者的休息与活动主要与患者心功能有极大关系,应根据患者的病情轻重来安排休息,以不出现心悸、气促为前提。

心功能Ⅰ级时,应避免过度运动和重体力劳动,可以适当从事轻微的体力活动。

心功能Ⅱ级时，应减少活动，日常生活可完全自理，但应保证充足的睡眠和休息。

心功能Ⅲ级时，应限制任何体力活动，日常生活可部分自理，多卧床休息，夜间睡觉时可将床头抬高。

心功能Ⅳ级时，应严格床上休息，避免下床活动，日常生活应在他人的协助下或完全依赖他人来完成。

对于长期卧床的患者，应注意更换体位，进行适当的床上活动，防止血栓形成和压疮的发生，但是对于左心房内有血栓形成者，为了防止血栓脱落造成其他部位栓塞，应嘱其绝对卧床休息。

（三）术后健康教育指导

15 心脏瓣膜病术后有哪些并发症？

（1）低心排血量综合征：术后早期由于心肌损害尚未恢复，心脏泵血功能低下，从而导致周围组织灌注不足，引起末梢循环差、心率快、血压低等表现，会导致术后患者早期死亡。

术后为预防低心排血量综合征，需严格记录每小时液体出入量，保持液体出入量平衡，密切监测生命体征、中心静脉压、尿量，关注肢体温度及颜色变化，保证充足的血容量，避免加重心脏负担。

（2）心律失常：术后持续心电监护，严密监测心律、心率及心电图变化，注意电解质和血气分析，关注电解质失衡，特别是合并低血钾时，低血钾会导致心律失常特别是室性早搏。

（3）感染：术后保持患者皮肤及床单位的清洁干燥，伤口敷料应保持干燥，浸湿时或有污染时，应及时更换伤口敷料，有效翻身拍背助咳，避免坠积性肺炎。

（4）脑栓塞及肢体末端栓塞：注意定期复查凝血功能。注意观察有无栓塞及血栓形成征象，严密观察患者的言语、肢体活动、精神状态、肢端皮肤色泽、温度及有无麻木疼痛感等，有异常时及时告知医护人员或及时就医。

（5）肾衰竭：术后定期检查肾功能，严密观察液体出入量，加强对尿的观察，注意尿量、颜色、性质等。

16 心脏瓣膜病手术后饮食要注意什么?

拔除气管插管 4 h 后,可以开始进少量流食,如牛奶、粥类、各种果汁、蔬菜汁等。术后初期,由于心功能尚未恢复,应适当限制液体的入量,避免加重心脏的负担。随着心功能的逐渐恢复,饮食逐渐过渡到半流食,再过渡到普食。饮食原则为多进食高热量、高蛋白质、高维生素、低脂肪的清淡易消化饮食,多吃含钾高的食物,要求维持血钾浓度在 4.0～5.0 mmol/L。限制富含维生素 K_1 食物的摄入。由于换瓣术后需抗凝治疗,而维生素 K_1 的过量摄入会减弱抗凝药物的药效,应适当限制进食富含维生素 K_1 的食物,如胡萝卜、菠菜、白菜、鸡蛋、猪肝等。

17 心脏瓣膜病术后早期活动应注意什么?

心脏瓣膜病术后早期卧床期间活动要缓慢进行,可做关节运动,动作幅度不宜过大。恢复期患者可逐渐下床,进行站立、步行活动。从床边活动逐渐过渡到房内活动再过渡到病区内活动,活动要遵循循序渐进的原则,运动幅度和活动量应逐渐增加,以不引起疲劳、心前区不适、心率增加不超过 30 次/分为准则。若活动后出现心前区疼痛、胸闷、呼吸困难等运动不能耐受的不适症状,应立即停止,卧床休息,下次活动时降低运动强度。

18 心脏瓣膜病术后何时可以恢复正常活动和工作?

病情较重者,术后则要较长时间恢复,活动量需依据心功能而定,并在医生的指导下恢复体力活动。

一般术后出院 2 个月内限制活动量,不宜提重物。术后 3 个月视身体情况可以参加一定的活动和较轻的体力劳动。术后半年以后,若恢复良好,可像正常人一样工作、学习、参加体育锻炼和体力劳动。

19 心脏换瓣术后可以生育吗?

(1) 换生物瓣的女性,术后一般抗凝治疗半年后可停药,所以术后抗凝对妊娠无明显妨碍,而主要取决于心功能状态及生物瓣状况。

(2) 换机械瓣的女性,妊娠及分娩过程中,由于抗凝治疗可能出现子宫出血、自然流产、产后出血、会阴切开处血肿或因子宫收缩无力或胎盘滞留而出现大出血等危险，建议尽可能采用避孕措施。对已妊娠或临产的妊娠妇女，应该在妇产科和心内科互相配合下，做好分娩与接生的准备。

20 月经期、妊娠及分娩时应继续抗凝治疗吗？

(1) 月经期一般情况下，可以继续抗凝治疗，但是如果出血量过多，应于妇产科就诊，可考虑注射维生素 K_1。

(2) 建议手术后患者两年后再妊娠。

(3) 如已经妊娠，预产期前 1～2 周停用华法林，改用肝素。剖宫产手术者，术前 3～7 天停服抗凝剂或改用皮下注射低分子肝素，直到术前 6 h。术后 1～2 天，如果没有手术出血征象，即可开始继续抗凝治疗，但均应配合血生化并参考实验室检查结果执行。

21 如需做其他手术时抗凝药物应如何调整？

可根据手术的大小及出血情况，决定相应的处理方法。

(1) 如果是拔牙等小手术，估计出血量小，且可实施压迫止血者，则不需停抗凝药物，或者术前 3～5 天停华法林，改用皮下注射低分子肝素，采血检查，结果正常后即可手术。

(2) 如果是较大的手术，预计出血量比较大，应尽可能在手术时将 INR 值降至 1.0～1.5 水平。由于不允许患者出现抗凝的“真空”状态，所以必须用低分子肝素或肝素进行辅助治疗。

(3) 需要紧急手术，可注射维生素 K_1，以预防术中出血。

22 服用抗凝药物期间的注意事项有哪些？

(1) 宜规律服药。每晚 20:00 点服用，既可避免与其他药物同时服用影响药效，又可以保持一定的血药浓度。忘记服药 4 h 内可补服，超过 4 h 则不可补服，第二天晚上正常用药，并复查 INR。

(2) 宜定期检查。服药期间应严密监测 PT 和 INR。根据置换瓣膜部位的不同，对 INR 的要求不一，其值控制在 1.5～3。

由于个体对药物的敏感性不同，华法林服用剂量有个体差异，所以需根据 INR 调整药物剂量。未达到规定值之前需每 3 天监测一次，平稳后改为每 1～2 周一次，之后每月一次，最后过渡到每 3～

6个月一次。

(3) 宜规律饮食。香豆素类药物华法林主要是通过拮抗维生素 K_1 来阻断外源性凝血途径从而发挥抗凝作用，因此富含维生素 K_1 的食物都有可能减弱华法林的抗凝作用。虽然有很多食物会影响抗凝效果，如菠菜、芦笋、绿花椰菜和莴苣等，不过研究表明，偶尔摄入富含维生素 K_1 的食物并不会明显影响华法林的抗凝效果，只有连续服用大量相关食物一周以上，才会影响华法林的抗凝作用，因此，富含维生素 K_1 的食物是可以吃的，但不要大量食用，如果必须要每天吃，就要注意密切监测 INR，以便及时调整华法林剂量，所以不要盲目地改变饮食结构，不要偏食。服用中药或添加营养品时，应在医生的指导下进行。

(4) 注意药物间的相互作用。

① 具有协同作用的药物：头孢哌酮、肝素、芬必得、消炎痛、甲硝唑、水杨酸盐、保泰松、奎尼丁、阿奇霉素、阿司匹林、类固醇、左氧氟沙星等。

② 具有拮抗作用的药物：苯妥英钠、口服避孕药等。

患者就医时需告知医生正在服用华法林，注意药物间相互作用，严格遵医嘱服用药物。

(5) 注意出血等不良反应。服药期间应注意出血反应等并发症。出血包括内出血和外出血两种。

外出血常见不良反应：皮肤黏膜出血、结膜出血、牙龈出血、鼻出血。内出血常见不良反应：消化道出血如黑便、泌尿道出血如血尿等。患者若发生轻微出血或淤斑时不必过于紧张，检测 INR 后，在医生指导下调整药物剂量或停用药物，一般情况下出血停止后仍可使用华法林，但是如果发生严重出血，需尽快到医院就诊，在专科医生的指导下用药。目前市售的华法林有国产(每片 2.5 mg)和进口(每片 3 mg)两种，换药后可能出现抗凝作用的变化，因此不能随便更换药物类型，若必须换药需检测 INR 后重新调整药物剂量。

(徐　芬)

第四章 冠心病

（一）冠心病的基础知识

1 什么是冠心病?

冠心病即冠状动脉粥样硬化型心脏病，是指为心肌供血的冠状动脉（图 4-1、图 4-2）血管由于粥样硬化导致血管管腔狭窄或阻塞，造成心肌组织缺血、缺氧，从而引起的一系列心肌功能障碍及器质性病变。根据世界卫生组织 2011 年的文献报道，在全球范围内，我国冠心病患者的死亡率居第二位。

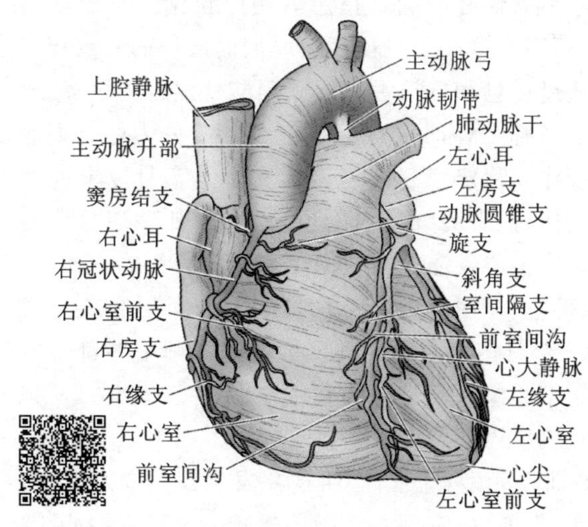

图 4-1　冠状动脉走行图（前面观）

2 冠心病的症状有哪些?

根据冠心病的临床症状，可分为以下 5 型。

（1）心绞痛型：通常表现为胸骨附近部位有胀闷或压榨样疼痛

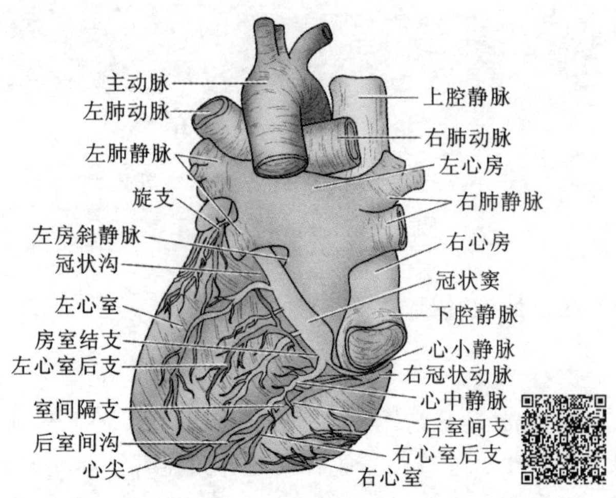

图 4-2　冠状动脉走行图(后面观)

感,一般可持续 3～5 min,疼痛可放射至左侧肩臂、后背以及下颌咽喉等部位。劳力性心绞痛是指患者由于情绪过于激动、寒冷刺激、运动、饱餐等因素造成心肌耗氧量增加而发生的心绞痛。这部分心绞痛可以通过休息和(或)舌下含服硝酸甘油得到缓解。

根据心绞痛发作时的疼痛程度、频率,分为稳定型心绞痛和不稳定型心绞痛。稳定型心绞痛是指发作 1 个月以上的劳力性心绞痛。当其发作时,有缓解疼痛的方法,药物如硝酸甘油的用量基本一致。不稳定型心绞痛是指在原有稳定型心绞痛发作的程度上,发作的频率、部位、疼痛程度、持续时间均有所增加,或新发作的劳力性心绞痛(1 个月内),或无任何诱因,休息、睡眠时都可发作的心绞痛。不稳定型心绞痛常是急性心肌梗死病症的前兆,所以一旦发生了上述症状就应该立即就医。

(2) 心肌梗死型:通常,心肌梗死发生前一周左右,常会出现一些前驱症状,例如,稳定型心绞痛突然转为不稳定型心绞痛,休息或轻微活动时就可以诱发心绞痛。患者常出现持续性的胸闷、压迫感、剧烈刀割样疼痛感。疼痛的部位常位于胸骨后,且以左侧为重,甚至可以波及整个前胸部。部分患者的疼痛可以沿着左臂尺骨侧向下段放射延伸,引起左侧手腕、手掌和手指出现麻木感,还可以延伸至上肢、肩部、颈部、下颌。通过休息及舌下含服硝酸甘油都不能有效缓解症状。

(3) 无症状心肌缺血型:很多患者有冠状动脉血管栓塞史,却从来没有发生过心绞痛,甚至有的患者在发生心肌梗死时仍没有感觉到任何不适症状。有些患者在体检时才发现心电图有缺血表现,平日里却无任何冠心病症状,但这部分患者也不能掉以轻心,他们发生心肌梗死和猝死的概率和有心绞痛症状的患者是一样的,所以平时应该加强心脏方面的体检。

(4) 心律失常、心力衰竭型:有些患者既往有心绞痛发作史,后来由于疾病的发展,心肌的广泛纤维化改变,心绞痛症状逐渐减少或消失,但却出现了更为严重的心力衰竭表现,如胸闷、憋气、乏力、水肿等,还出现了各种类型的心律失常。同时,有少部分患者从来就没有出现过心绞痛症状,就直接出现了心律失常和心力衰竭。

(5) 猝死型:该类型是由于心肌长时间缺血、缺氧造成心肌细胞电生理活动异常,发生恶性心律失常,导致患者在发生心绞痛后 6 h 内发生了心搏骤停。

3 冠心病的分型及什么是“三支病变”?

心脏表面的冠状动脉起源于主动脉,分左右两条,环绕在心脏的表面,形状像一顶皇冠。冠状动脉按分布可以分为三型:右优势型、左优势型、均衡型。主要的冠脉血管包括前降支、回旋支、右冠状动脉。若这三支冠脉血管都发生了病变,就是我们常说的“三支病变”。

右心房、右心室:由右冠状动脉供血。

左心室:其中 50%供血分布来自左前降支(供应左心室前壁与室间隔),30%来自回旋支(供应左心室侧壁及后壁),20%来自右冠状动脉(供应左心室下壁、后壁及室间隔)。

室间隔:前上 2/3 供血来自前降支,后下 1/3 来自后降支。

传导系统:窦房结的供血 60%来自右冠状动脉,40%来自左回旋支。房室结的供血 90%来自右冠状动脉,10%来自左回旋支。右束支及左前分支的供血来自前降支。左后分支的供血来自左回旋支和右冠状动脉,由于左后分支为双重供血,故临床上左后分支发生传导阻滞比较少见。

(二) 术前健康教育知识

4 冠心病有哪些治疗方法?

(1) 生活习惯需改变:患者需戒烟酒、低盐低脂饮食、适当运动、控制维持正常体重等。

(2) 药物治疗:缓解心绞痛、减轻心肌耗氧、抗血栓、调节血脂、稳定冠状动脉管壁斑块等。

① 硝酸酯类药物:心绞痛发作时应该迅速扩张冠状动脉,改善心肌缺血情况,防止心肌因长时间缺血而发生坏死。用法:成人一次 0.25～0.5 mg,舌下含服。硝酸甘油吞服起效时间比舌下含服迟,这是由于硝酸甘油在吞服吸收过程里,必须经过肝脏代谢,通过肝脏代谢后会使硝酸甘油的药效大大降低。含服时,舌头下面有很多丰富的血管,含化的硝酸甘油可以直接进入血液循环。硝酸甘油每隔 5 min 可重复使用 1 片,直至疼痛症状缓解。如果 15 min 内总量达到 3 片,但疼痛症状依旧不能缓解,应该立即就医,不可耽误病情。也可在活动或大便之前 5～10 min 预防性使用,可有效避免心绞痛的发生。

注意事项:a. 应使用能有效缓解心绞痛症状的最小剂量,过量会导致药物耐受等现象;b. 小剂量用药也可能发生严重低血压,患者应尽量取坐位;c. 应谨慎用于血容量不足或收缩压低的患者;d. 诱发低血压时可能会发生心动过缓,或疼痛加重;e. 该药物会引发肥厚型梗阻性心肌病的心绞痛症状加重;f. 该药物可引发抗心绞痛作用和对血管作用的耐受性;g. 如果发生口干或视物模糊等症状,应停服此药,大剂量服用该药物可引起剧烈头痛症状。

药物禁忌:该药物禁止用于心肌梗死早期、严重贫血、颅内压增高、青光眼和已知对硝酸甘油类药物有过敏史的患者。

② 钙离子拮抗剂:又叫钙通道阻滞剂。能减少或抑制冠状动脉痉挛,有效缓解症状。常用的药物有硝苯地平、拉西地平、氨氯地平、非洛地平、尼群地平等。

③ β受体阻滞剂:可以有效降低急性心肌梗死患者的死亡率。

冠心病患者手术后可长期服用。常用药物有美托洛尔(倍他乐克)、比索洛尔(康忻)、阿替洛尔(氨酰心安)等。

④ 抗血栓药物:用于辅助治疗不稳定型心绞痛和急性心肌梗死。另外,抗血栓药物可溶解冠状动脉闭塞处已形成的血栓,是用于急性心肌梗死发作时的有效治疗药物。常用药物有低分子肝素钠(钙)、倍林达、拜阿司匹林、波立维。

⑤ 降血脂药物:降低血脂水平的药物。冠心病患者服用降血脂药物主要是调节血脂、稳定冠状动脉管壁斑块。常用药物有阿乐、立普妥、舒降之等。

⑥ 中药:其作用是活血化瘀、滋阴理气、芳香温通。常用的药物有复方丹参片、脑心通等。

(3) 血运重建治疗:采用使闭塞的冠状动脉再通的方法,恢复心肌供血,使梗死的心肌面积缩小,从而改善心肌血流动力学。主要有如下三种方法。

① 溶栓治疗:静脉运用溶栓药物,使冠状动脉内的血栓溶解,使冠状动脉血管再次通畅。此方法适用于发病 12 h 内的患者,但存在一定出血的危险。

② 介入疗法:将人造支架或带有球囊的导管通过血管穿刺部位,植入狭窄的冠状动脉血管内,将球囊加压膨胀,或支架植入,撑开狭窄的冠状动脉血管壁,使病变的血管管腔扩大,恢复畅通。

③ 冠状动脉旁路移植术:又称冠脉搭桥术。其方法是使用患者自己的血管(如乳内动脉、大隐静脉、桡动脉等)在主动脉和病变的冠状动脉血管之间另辟蹊径,使主动脉血管内的血液跨过原来狭窄的部位直接灌注到狭窄血管的远端,从而保证心肌的血液供应。

5 什么是冠状动脉造影?

冠心病诊断的“金标准”就是冠状动脉造影(冠脉造影)。其方法是在局麻下将导管经桡动脉或股动脉插至冠状动脉开口处,选择性地将造影剂注入冠状动脉(图 4-3),记录显影过程(图 4-4),以判断冠状动脉有无病变(图 4-5)。操作完毕后针眼处都需要加压包扎 24 h,以防发生出血。

近几年来,经上肢的桡动脉介入治疗成为主流。该方法的优点

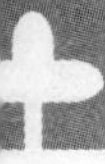

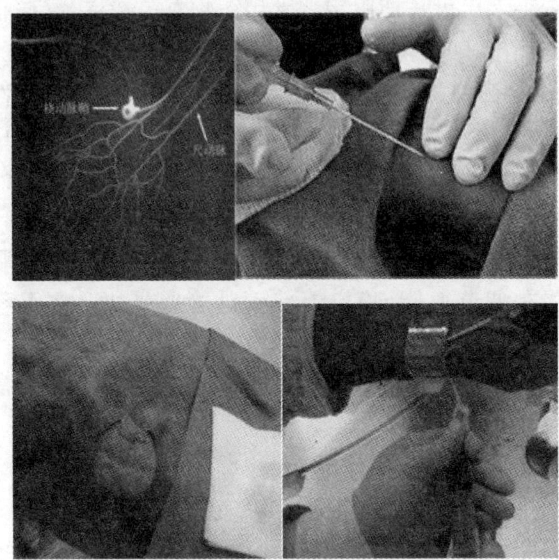

图 4-3　冠脉造影穿刺部位及操作

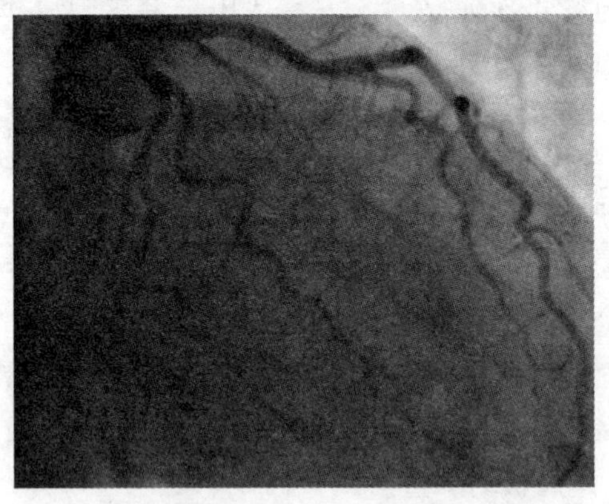

图 4-4　冠脉造影图像

在于：术后止血压迫非常方便，血管并发症少，不限制体位，不用卧床制动，所以患者可以自己步行离开造影室。术后还应该保证一定量的饮水和输液，以便于造影剂的及时排出，减少机体对造影剂的吸收，减轻不良反应。24 h 后加压纱布可以去除，一周内要定时消毒针眼处，针眼处保持干燥，预防感染。

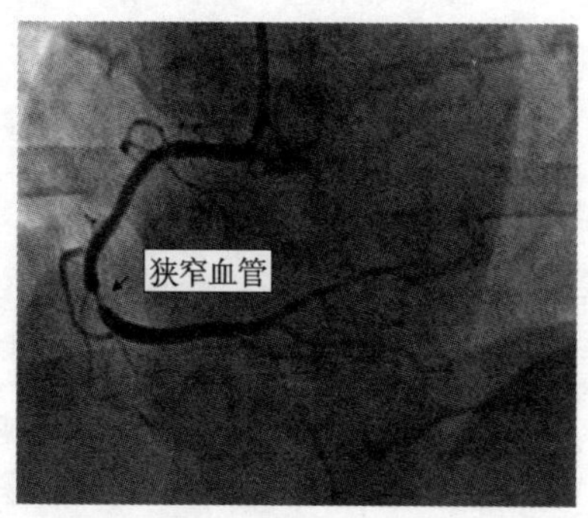

图 4-5　冠脉造影图像显示的病变血管

不适合从手腕桡动脉处做造影检查的患者，可选择股动脉造影，和从上肢操作的不同在于术后必须严格卧床制动 24 h，这会给患者带来一些不适，但 24 h 后便可以下床活动。卧床期间，应在医护人员的协助下定时翻身防止压疮。保持伤口干燥无渗血，观察下肢温度、皮肤颜色及血运情况，发现异常应该及时处理。

(三) 术后健康教育知识

6　什么是心脏冠状动脉支架介入治疗?

心脏冠状动脉支架介入治疗是指通过体表动脉血管，在数字减影的连续作用下，运用心脏导管来植入支架(图 4-6)，使狭窄的血管壁向外扩张，支撑血管并保持持续开放的状态，使冠状动脉内的血流保持通畅的方法(图 4-7)。

心脏冠状动脉支架介入治疗的优点和缺点如下。

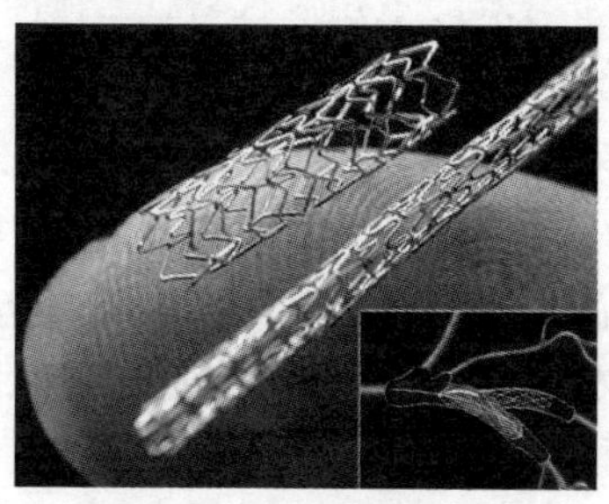

图 4-6　冠状动脉支架

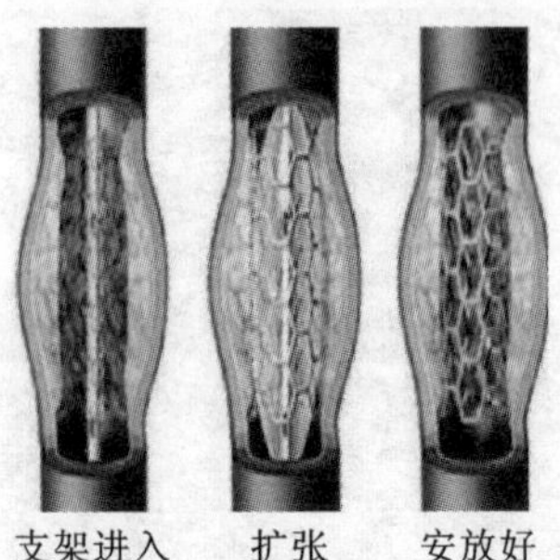

图 4-7　冠状动脉支架介入治疗过程

(1) 优点:①手术创伤很小,在局麻状态下便可进行;②手术过程简单,手术时间短;③患者承受的痛苦小,基本无疼痛感;④手术安全性高,患者术后恢复快,治疗效果立竿见影,费用相对较低,不影响患者再次接受手术治疗的机会。

(2) 缺点:介入治疗有一定局限性,对多支血管病变、心功能严重低下的患者,外科冠脉搭桥术可能是更好的选择。

7 哪种程度的冠心病适合冠状动脉支架植入术?

(1) 冠状动脉狭窄率大于75%,1～2处狭窄且能够放置支架者。病变的冠状动脉如果严重狭窄,支架不能通过狭窄部位成功安放的患者则不能选择支架治疗。

(2) 重症稳定型心绞痛及不稳定型心绞痛患者药物治疗效果不佳者。

(3) 急性心肌梗死是冠状动脉支架植入术的强适应证,冠状动脉支架植入术是非常有效的重建冠状动脉血流灌注的方法。

(4) 有明显心肌缺血的高危急症患者。

8 冠状动脉支架植入术后的注意事项有哪些?

(1) 患者手术出院后,1个月内动作要轻柔,行走要缓慢。经股动脉介入手术治疗的患者要避免频繁下蹲、久蹲等挤压伤口的动作。经手桡动脉介入手术治疗的患者要避免上肢负重、过度弯曲等动作。

(2) 要遵医嘱按时服用抗凝、抗血小板、扩管及降脂药物,防止术后血管再次狭窄的发生,并注意自我观察。若发现皮肤出现淤斑、呕血、血尿、黑便、乏力等症状,立即就医。

(3) 接受其他治疗,需要停服所有药物时,需请心脏专科医生会诊后再决定。

(4) 定期复查血压、血脂、血糖、血液黏稠度等。

(5) 戒烟戒酒,控制体重。

(6) 通常支架植入后再次发生狭窄的情况出现在术后 6 个月至 1 年,因此一定要坚持术后定期复查。

9 什么是冠脉搭桥术?

冠脉搭桥术(图 4-8)又称为冠状动脉旁路移植术。术中的"桥梁"均来自患者自身的血管。将原有狭窄的冠状动脉远端与主动脉血管用自身的"桥梁"架起连接,让血液绕过狭窄的病变部位,从新搭建的血管"桥"通过,送达心肌缺血的部位,解决心肌缺血的问题,达到缓解心绞痛症状、改善心脏功能的目的。

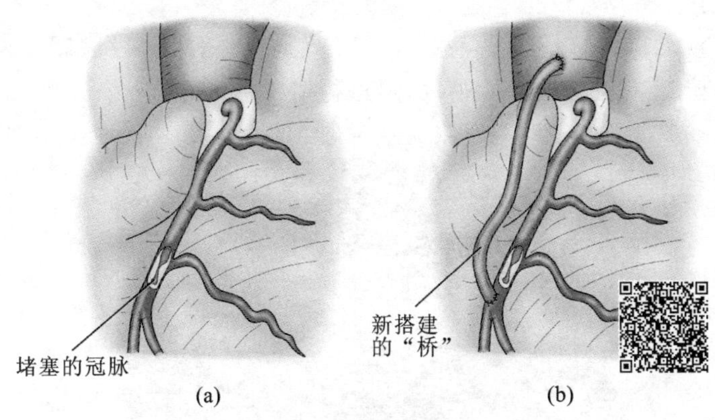

图 4-8 冠脉搭桥术

(a)堵塞的冠脉;(b)新搭建的"桥"

(1) 哪些患者需要做冠脉搭桥术?

① 两支以上冠状动脉狭窄大于 50%,不适宜内科治疗的冠心病患者就需要进行冠状动脉搭桥术。如果既往接受过冠脉成形术治疗或安装过冠状动脉支架的患者,若再发生心绞痛,也需进行冠脉搭桥术。

② 左主干血管病变:外科冠脉搭桥术是该类病变患者的首选。因为左主干血管一旦发生狭窄或堵塞,会造成致命后果。

③ 冠脉三支病变:发生病变的血管较多,如果选择内科介入治疗,则需放置很多支架,这会增加再次狭窄、再次发生血栓的概率,而且会造成较重的经济负担。

④ 合并心功能不全的冠心病患者:这类患者需要完全性的血运重建以促进缺血心肌的恢复,这点内科介入治疗很难做到。

⑤ 同时伴有糖尿病的冠心病患者:普通支架在糖尿病患者中发生再次狭窄的概率高,支架投入使用的时间较短,还没有明确证据表明介入治疗疗效会比冠脉搭桥术更好。

用作"桥"的血管一般选用双下肢的大隐静脉、胸腔内的胸廓内动脉和手部的桡动脉等。动、静脉桥血管各有利弊,目前临床上对于优先选用哪种血管存在一定争议。

(2) 心脏停搏搭桥和心脏不停搏搭桥、微创小切口搭桥及冠脉杂交手术。

① 心脏停搏搭桥手术顾名思义就是在体外循环机(图 4-9)的辅助下,让心脏暂时停止搏动,再进行搭桥手术的方法。

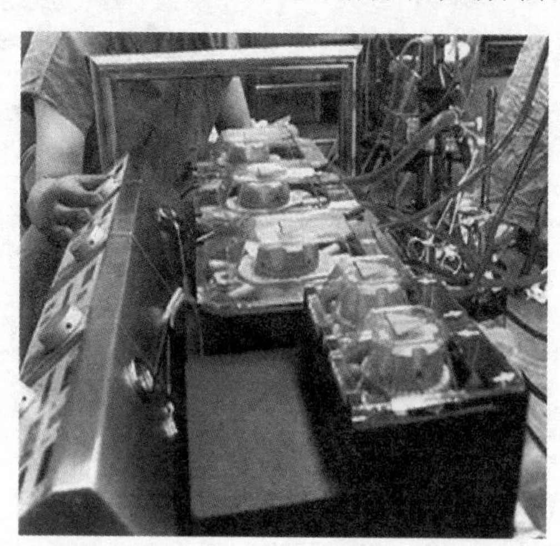

图 4-9 体外循环机

② 心脏不停搏搭桥手术就是在心脏不停搏的情况下进行搭桥手术,这对手术医生的技术和经验有着很高的要求。相对心脏停搏搭桥手术对患者的影响程度会减少,但对患者的选择要求也较高,

这还得根据患者自身情况由医生来进行评估，看是否适合手术。

③ 根据患者病情可选择微创小切口搭桥手术，即在患者左胸肋骨间隙进行切口手术，伤口外观得到了改善，术后效果也满意。

④ 冠脉杂交手术是指在外科搭桥手术与介入支架手术同时进行的手术。这类手术创伤小，术后恢复较快，但对手术室有一定要求，需要在杂交手术间进行手术。

总之，无论哪种手术方式都需医生术前对患者进行评估判断，制订出最适合患者的手术方式。

(3) 冠脉搭桥术前需要做什么？

患者术前必须做冠状动脉造影检查，确定冠状动脉狭窄的部位及程度，从而决定搭桥的部位。除此，还要做心电图、心脏彩超、肺功能及肝肾功能、血脂、血糖等生化检查以了解机体的各项状况。药物方面，术前需停服阿司匹林、波立维等长效抗血小板药物，改用短效的低分子肝素皮下注射。

(4) 手术后的桥管能保持通畅多久？

据医院随访数据，静脉桥的 10 年通畅率为 60%～70%，动脉桥的远期通畅率会更高。

(四) 出院健康教育知识

10 冠心病患者出院后服用的药物有哪些？

(1) 抗凝药物：最常用的有阿司匹林。搭桥手术后的患者需终生服用。服用该类药物期间需要注意有无药物的禁忌证及胃肠道反应，但也有两种以上药物联合应用的情况。根据临床经验，CABG 术后立即联用阿司匹林和氯吡格雷能提高即刻和晚期移植血管通畅率，减少桥管内血栓形成。急性冠状动脉综合征患者接受搭桥手术后，建议每日口服氯吡格雷 75 mg，联用阿司匹林，至术后 9～12 个月再单独服用阿司匹林。

替格瑞洛片用于冠状动脉搭桥术后，或者 PCI 治疗术后，可降低血栓性心血管事件的发生率。起始剂量为单次负荷量 180 mg，此后每次 90 mg，每日 2 次，多与阿司匹林联合用药。因联合用药可导致替格瑞洛的暴露量大幅度增加，禁止其与强效 CYP3A4 抑

制剂(如酮康唑、克拉霉素、利托那韦和阿扎那韦)联用。

(2) 降压药:手术后要严格控制血压,维持在正常范围。若有高血压病史则应行降压治疗,常用的药物有倍他乐克、康忻、雅施达、波依定、代文、卡托普利等。

(3) 降脂类药物:有效地控制血脂可以防止血管粥样斑块形成,但降脂药物会对肝功能造成一定影响,故服药期间需定期复查肝功能。

(4) 降糖类药物:术后要严格控制血糖。合并糖尿病的患者,可通过饮食、运动、口服降糖药物、皮下注射胰岛素等方法控制。

(5) 其他辅助类药物:如抑酸剂、胃黏膜保护剂、护肝药物等。

(董　芸)

第五章
主动脉夹层动脉瘤

(一) 主动脉夹层动脉瘤的基础知识

1 主动脉的部位在哪里?

主动脉起源于左心室,是体循环动脉系统的起始主干,是身体中最大的动脉,可分为升主动脉、主动脉弓、胸主动脉和腹主动脉(图 5-1)。

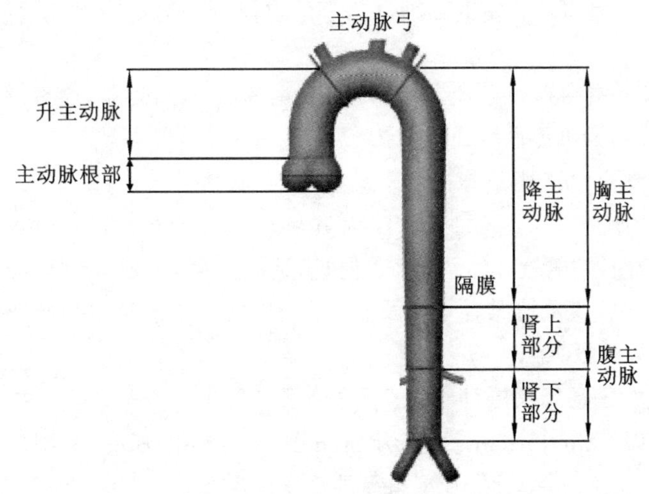

图 5-1 主动脉的部位

2 主动脉结构是怎样的?

主动脉血管壁组织可分为三层(图 5-2),内膜层由内皮细胞覆盖,中膜层富含血管平滑肌、层状弹性纤维及胶原纤维,外膜层由血管滋养血管、淋巴管、胶原组成。

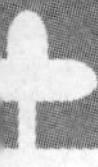

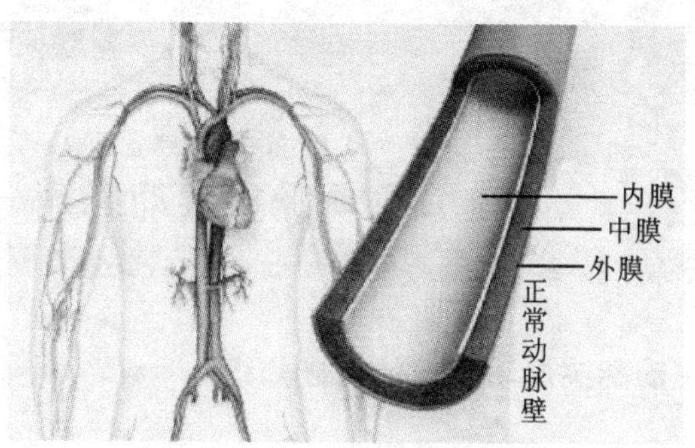

图 5-2 主动脉的结构

3 主动脉的功能有哪些?

(1) 作为体内最大的血管,具有提供血液循环通路的功能。

(2) 可将左心室间断搏动出来的血流调整为稳定血流,具有调整作用。

(3) 主动脉弓与升主动脉连接处存在压力感受器,通过感受压力变化调节机体循环血管阻力与心率。

4 什么是主动脉夹层动脉瘤?

各种原因导致主动脉管壁内膜发生破裂,血流经破口进入主动脉壁中间,使管壁发生分离,并向远、近端扩展,形成"夹层"样特征(图 5-3)。严重情况者可累及整个胸主动脉,甚至腹主动脉及其分支,破坏性极大。

5 主动脉夹层动脉瘤有哪些类型?

(1) Standford 分型:分为 Standford A 型和 B 型,A 型是指夹层病变位于升主动脉,B 型指夹层病变仅累及降主动脉。

(2) DeBakey 分型:Ⅰ型是指夹层病变部位位于主动脉近端,延伸到头臂血管以下;Ⅱ型与Ⅰ型的病变部位起自同一点但限于升主动脉;Ⅲ型是指夹层病变部位起自降主动脉,在左锁骨下动脉开口以下。

图 5-4 为主动脉夹层动脉瘤的分型。

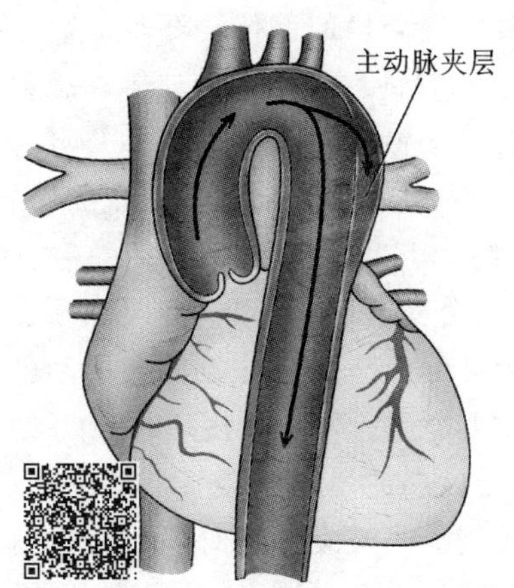

图 5-3　主动脉夹层动脉瘤

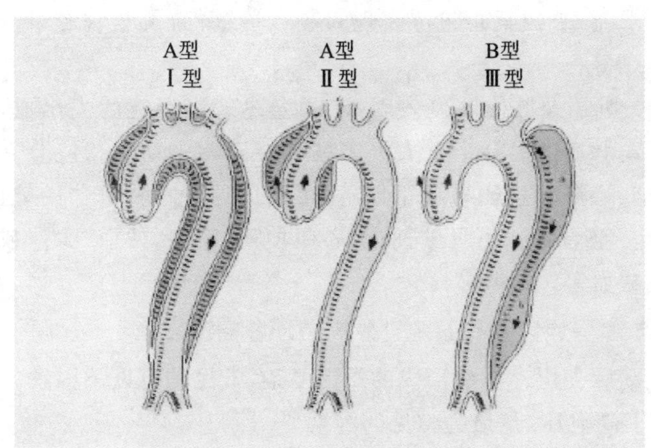

图 5-4　主动脉夹层动脉瘤的分型

6 主动脉夹层动脉瘤如何分期?

急性期为 2 周之内;亚急性期为 2～6 周;慢性期为 6 周以上。

7 主动脉夹层动脉瘤有哪些临床表现?

(1) 胸痛:为本病突出而有特征性的症状。90%以上的患者在发病时会出现突发的背部、胸部或腹部剧烈疼痛。疼痛的感觉如同撕裂或刀割样,程度剧烈,从胸骨后或胸背部放射至远端。疼痛起

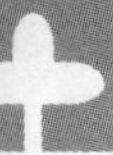

始的部位常预示着夹层破口的部位。疼痛常常在出现某些动作时突发，如提重物、咳嗽、打哈欠、用力排便等。患者常常表现为大汗淋漓、烦躁不安，有濒死感，可因疼痛而导致昏厥。

（2）高血压：主动脉夹层动脉瘤患者最常见的体征，高血压是该病的危险因素，约 80% 的主动脉夹层动脉瘤患者有高血压。同时，夹层形成之后也会反过来进一步促进高血压。

（3）主动脉夹层动脉瘤破裂：主动脉夹层动脉瘤破裂后大出血是导致死亡的最主要原因。发病急性期约 50% 的患者因夹层破裂死亡，而有幸进入慢性期的患者也会逐渐形成主动脉夹层动脉瘤，最终发生动脉瘤破裂。当破裂发生时，除了剧烈胸痛，患者还会出现面色苍白、血压下降、大汗淋漓、四肢湿冷、发绀等失血性休克表现，和一些特殊表现，例如：破裂至气管表现为咳血；破裂至食管可表现为呕血；破裂至心包可表现为心包填塞；破裂至胸腔可表现为呼吸困难等。

（4）脏器及肢体缺血表现：除了上述破裂引起的大出血，主动脉夹层动脉瘤的另一个重大危害就是会影响主动脉相应分支的供血，如脑、心脏、胃肠、肾和下肢等，可造成这些重要脏器的缺血、功能障碍甚至衰竭。可见脑梗死、心肌梗死、腹痛、便血、少尿或无尿和下肢缺血等。

8 哪些原因会导致主动脉夹层动脉瘤的发生？

主动脉夹层动脉瘤形成的原因复杂，常见的有以下因素。

（1）高血压，是最为常见的因素。

（2）动脉脆性增加，动脉硬化易导致动脉夹层动脉瘤。

（3）机体受到外伤或外力撞击。

（4）医疗过程中血管受到损伤。

（5）妊娠期的妇女。

（6）感染后血管发生炎症反应。

（7）家族中有发生类似疾病情况者。

9 主动脉夹层动脉瘤对患者的危害有哪些？

主动脉夹层动脉瘤起病迅速、破坏性大，患者在急性期可因夹层破裂及重要脏器、肢体缺血等原因导致死亡。慢性期主动脉夹层动脉瘤的形成随着直径增加，患者最终也可因动脉瘤破裂发生死亡。

(二) 术前健康教育知识

10 主动脉夹层动脉瘤如何诊断?

(1) 胸腹部CT和主动脉CTA：目前最常用的术前影像学评估方法。检查前向患者及家属介绍血管造影的目的、方法和注意事项，消除其焦虑心理，告知其造影剂不会给患者带来痛苦，并介绍成功的病例，让患者勇敢接受检查。

指导患者检查前4 h禁食，检查前12 h以内不要喝茶、咖啡等会导致心率增快的食物，并且对心率较快的患者应提前指导其服用β受体阻滞剂将心率降至70次/分。因要求注射造影剂而需跟患者及其家属说明清楚情况，嘱患者在检查前至少提前30 min到达造影室，静坐至心率平稳，嘱其检查时放松，勿紧张。

(2) 主动脉造影(DSA)：目前诊断主动脉夹层动脉瘤的金标准。检查前向患者及患者家属介绍该检查的目的、方法和相关注意事项，告知此造影检查是微创，不会给患者带来痛苦，并介绍成功的病例，消除其焦虑心理，让患者勇敢接受检查。

指导患者检查前禁食12 h、禁水4 h，备皮，并告知患者及其家属清洁局部皮肤并更换清洁病员服，男患者予套尿袋，女患者穿纸尿裤，并了解月经情况。检查前要进行碘过敏试验，检查完后指导患者平卧，加压包扎穿刺点6～12 h，制动12 h，绝对卧床休息24 h，注意肢体活动及足背动脉搏动情况。对患者进行心理安慰，鼓励患者多饮水，有利于造影剂的排出。

(3) 其他检查：完善抽血检查，心电图、胸部X线、MRI、经胸主动脉彩超(TTE)和经食管主动脉彩超(TEE)等。

11 主动脉夹层动脉瘤患者是否都需要手术?

主动脉夹层动脉瘤B型且未出现并发症的患者，内科保守治疗，85%～90%可在两周左右出院。对于情况紧急、主动脉夹层动

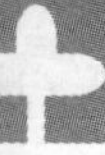

脉瘤A型病情复杂且有并发症的患者，如果不积极行外科或介入治疗，存活率极低。

12 主动脉夹层动脉瘤有哪些治疗方法？

（1）控制血压和心率：为了有效地控制并发症的出现及血肿进展，主动脉夹层动脉瘤患者应该严格控制心率与血压，最常用的是β受体阻滞剂，效果不佳或存在禁忌证时加用硝普钠或其他类降压药（如利尿剂等）。治疗目标为收缩压控制在100～120 mmHg、心率60～80次/分。血压不能低于维持重要脏器（如心、脑、肾等）灌注的最低水平，注意避免出现心肌缺血、少尿或无尿和精神症状等提示重要脏器灌注不良的症状。

（2）镇痛：因该病会导致剧烈疼痛，而疼痛同时会进一步加重高血压、心动过速等并发症的发生，对患者极度不利，因此需予镇痛对症治疗。多采用静脉注射吗啡或哌替啶止痛，或选择心血管不良反应较少的镇静药（如安定、氟哌啶醇等）。治疗时护理人员应严密观察患者病情变化，进行疼痛评估。此外，控制血压也是缓解疼痛的有效方法，血压下降后，疼痛减轻或消失是夹层分离、停止扩展的临床指征之一。

（3）手术治疗。

① 外科手术治疗：主动脉夹层动脉瘤并不会自愈，外科主要根据夹层部位和范围采用不同的手术方法，手术原则为使用人工血管替换夹层撕裂的主动脉，并消除原发的内膜破口。手术是唯一有效的治疗方法。

② 腔内隔绝术：主动脉夹层动脉瘤腔内隔绝术（图5-5）的目的是防止主动脉瘤体破裂和改善重要脏器血供。该方法手术创口小，但适应范围小。

13 主动脉夹层动脉瘤术前的心理护理有哪些？

（1）发生剧烈疼痛时，患者容易感到焦虑、恐惧、烦躁不安，在药物治疗的同时，护理人员应加强对患者及患者家属的心理护理，时常安抚，密切观察，根据患者出现的不同心理感受，及时评估并确定相对应的心理护理对策。

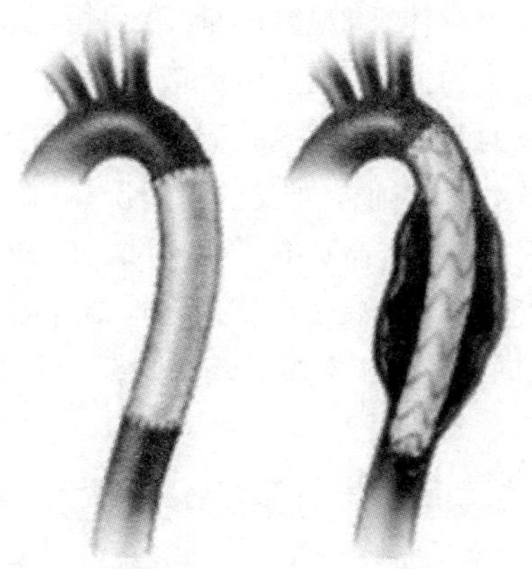

图 5-5 主动脉夹层动脉瘤腔内隔绝术

（2）在 ICU 接受治疗的患者，对 ICU 特殊的监护环境和绝对卧床休息会感到更加恐惧、紧张。护理人员若发现不良情绪应与患者进行交流沟通、主动给予其理解和安抚。

（3）护理人员要鼓励患者诉说自己的苦恼与内心的想法，及时给予安慰、鼓励，避免消极的暗示，努力消除患者忧虑、恐惧不安的心理，主动转达其亲属、朋友的问候，或适当安排亲属探视。

14 手术前休息与活动时要注意些什么？

（1）保证病室空气新鲜，室温适宜，安静整洁。

（2）取平卧位，绝对卧床休息；协助患者翻身、洗漱、进食、床上排便；避免过度用力（如排便用力、剧烈咳嗽等）；密切监测生命体征，保证充足睡眠，有效控制心率、血压。

（3）术前训练患者床上排尿、排便，必要时使用导泻剂保持大便通畅。

（三）术后健康教育知识

15 手术后护理的注意事项有哪些？

因主动脉夹层动脉瘤手术风险大、历时长、难度大，呼吸和循环不稳定，水、电解质和酸碱平衡失调，凝血机制异常等，术后必须进行严密监测，给予有效支持、调节和治疗。

（1）密切监测生命体征，观察尿量、意识情况。

（2）保持引流管的通畅，观察引流液的颜色、性状、量。

（3）观察患肢的动脉搏动、皮肤颜色及温度的情况。

（4）观察伤口有无渗血渗液及敷料情况。

（5）术后取平卧位，生命体征平稳后取半卧位，患者清醒后可在床上进行足背屈曲运动，病情允许时可早期下床活动。

（6）按时服用抗凝药物及降压药，观察有无渗血、肢体麻木及血压变化。

16 主动脉夹层动脉瘤术后常见的并发症有哪些？

（1）出血：发生率为5%～20%，严密观察并记录术后患者引流液的量、色、温度，若术后1 h引流量≥400 mL，或每小时引流量>200 mL，持续3 h以上，提示有活动性出血。定期挤压引流管，观察有无血块，防止血栓形成。术后6～12 h常规使用抗凝药物，并定期监测凝血指标。术后继续使用降压、镇静止痛药物以防止血压高引起的吻合口渗血、缝合线撕脱等。控制收缩压在90～120 mmHg，舒张压在60～90 mmHg，尿量在30～50 mL/h为宜，防止血容量减少、血压过低造成灌注不足。

（2）感染：术后可能有不同程度的发热，可给予物理及药物降温。术后每日监测体温，合理使用抗生素治疗，预防感染。限制探视人数，防止交叉感染，观察伤口愈合情况，有无红肿、出血及渗出。

（3）急性肾衰竭：术后护理人员要严密监测每小时尿量，维持尿量在1 mL/(kg·h)以上。维持水、电解质及酸碱平衡等内环境的稳定。

（4）血栓和栓塞：人工血管置换术后，在重新建立的血管吻合口处的动静脉腔内最易发生血栓和栓塞，因此，为了防止血栓及栓塞形成，术后应勤挤压引流管，观察有无血块形成，手术后6～12 h开始应用抗凝药物，若引流量较多则推迟使用。术后前3个月内予抗凝治疗。早期多采用分次静脉注射低分子肝素的方法，患者进食后改口服抗凝药物，如阿司匹林、华法林等。

（5）冻疮及压疮：主动脉夹层动脉瘤手术的麻醉方式多数采用深低温停循环法，温度一般降至18 ℃，同时由于吻合口部位较多，手术时间长，易出现冻疮，术后护理人员应及时为患者保暖，使其尽快复温，并仔细观察患者肢体皮温和颜色。由于患者术后卧床时间过长，容易出现压疮，护理人员应在患者枕部、骶尾等处放软垫以减少肢体受压，每 2 小时翻身一次，协助患者进行床上肢体活动等。

(四) 出院健康教育知识

17 主动脉夹层动脉瘤出院后的注意事项有哪些?

(1) 出院后患者以休息为主，运动要循序渐进，注意劳逸结合，避免剧烈运动。

(2) 低盐、低脂、低胆固醇饮食，戒烟、酒，食物以青菜、水果为主，多食豆制品、牛奶等。

(3) 按医嘱服药，将血压控制在正常范围内(收缩压≤140 mmHg，舒张压≤90 mmHg)，尤其避免血压波动。心率控制在 80 次/分以内。

(4) 术后 3、6、9、12 个月要定期复查血管超声或 CTA，不适随诊。

18 主动脉夹层动脉瘤患者日常生活要如何进行保健?

(1) 避免出现负面情绪，学会自我调节身心状态，保持心情舒畅。

(2) 学会自我测量心率、血压、脉搏。

(3) 改善生活方式，避免剧烈运动，适量运动锻炼，积极控制血脂、血糖，低盐、低脂清淡饮食。

(杨柳青)

第六章 其他类型心脏病

一、心脏内黏液瘤

(一) 心脏内黏液瘤的基础知识

1 心脏内黏液瘤是癌症吗?

心脏内黏液瘤是原发于心腔内的肿瘤中最多见的一种。常认为是良性的,但也有人认为是恶性程度较低的真性肿瘤。

2 心脏内为什么会长黏液瘤?

心脏内黏液瘤的病因学和确切的组织发生学尚不清楚,通常认为属于肿瘤性新生物,起源于原始间质细胞,有一定的家族遗传性。

3 黏液瘤长在心脏内的哪个位置?

黏液瘤可以长在心脏中的每个腔室,常见的部位是左心房(图6-1),大概占黏液瘤的70%以上,所以又可称为左心房黏液瘤,其次黏液瘤也可以出现在右心房。黏液瘤长在心室比较罕见,不过偶尔也有少数长在肺动脉主干内或肺动脉口等。

4 心脏内黏液瘤的临床表现有哪些?

心脏内黏液瘤可因黏液瘤在心脏内的位置不同而引起的临床表现也不同。

(1) 机械性心腔血流阻塞:心脏黏液瘤在心脏会占据一定的位置,如果瘤体不大,一般不会对血流有阻塞作用。如果瘤体慢慢变大,会阻塞部分血流。如果瘤体很大,充满了整个心腔,那么血流只能在瘤体组织间隙中流动。

(2) 动脉栓塞:心脏内黏液瘤的组织疏松、脆弱并容易有碎片脱落。动脉栓塞的征象由于瘤栓大小不同、被栓塞的动脉大小不

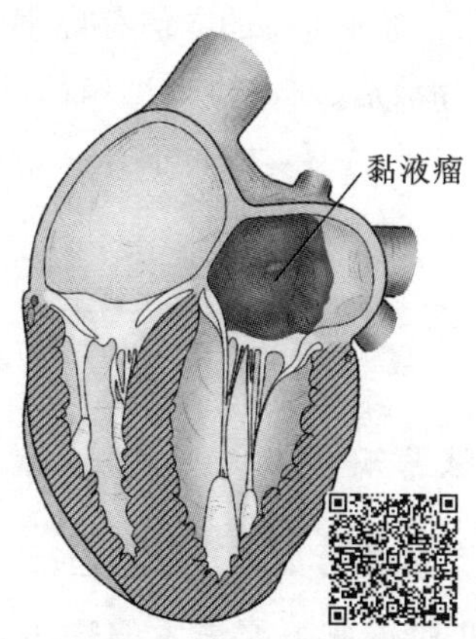

图 6-1　心脏内黏液瘤

同，而被波及的范围有非常大的差异。

（3）自身免疫反应：由于心脏黏液瘤体内出血、变性、坏死等病理改变而导致的全身免疫反应。

5 如何确诊心脏内黏液瘤？

（1）左心房黏液瘤明确诊断的依据如下。

① 心脏左心房内可以看到异常点片状的回声聚集成团。它的内部回声强度比较均匀，底部在房间隔上面。如果瘤体的蒂比较大，可看到蒂的部位和大小。

② 瘤体的团状回声可以随着心动周期的活动在左心房和左心室之间。当心脏在收缩期时全部的瘤体都可以回到左心房内，心脏舒张期时都可以达到二尖瓣或者经过二尖瓣瓣口进入左心室。

③ 左心室二尖瓣水平短轴上，可见心脏收缩期时瘤体的回声在二尖瓣的后面，与二尖瓣可以分开，又回到左心房。

（2）右心房黏液瘤：当黏液瘤在右心腔内时，右心房可有异常回声团，心脏收缩期时在右心房，但心脏舒张期时可以伴随三尖瓣向右心室方向到达三尖瓣瓣口，或者经过三尖瓣瓣口进入右心室，甚至掉入右心室流出道。

（3）心室黏液瘤：当心脏在收缩期时异常的回声团进入左心室流出道或右心室流出道，当心脏在舒张期时可在左心室内或在右心室内见到异常的回声团随着血流的方向有规律地摆动。

(4) 心脏多发性黏液瘤:左心房多见,右心房其次,左心室比较少见,右心室最少见,超声具有诊断价值。

6 心脏内黏液瘤如何治疗?

心脏内黏液瘤一旦确诊,就必须马上手术,否则很可能在手术前猝死。

(二) 术前健康教育知识

7 心脏内黏液瘤确诊后如何对患者进行护理?

(1) 心理护理:心脏内黏液瘤患者的疾病起病急,患者担心治疗的效果和术后的康复,所以应尽可能多与患者沟通,了解患者的想法,向患者讲解疾病相关知识,列举成功案例,增强患者战胜疾病的信心。

(2) 卧床休息:瘤体堵塞二尖瓣瓣口可引起猝死,是术前死亡的主要原因,嘱患者卧床休息,更换体位时缓慢进行,不可过急或过猛,防止瘤体堵塞心房出口。

(3) 栓塞的观察:心脏内黏液瘤的瘤体若坏死或破裂后脱落,可导致动脉堵塞,所以要观察患者有无出现脑栓塞或肢体栓塞等情况。

8 心脏内黏液瘤患者为什么会出现心悸、气短?

当心脏在舒张期时黏液瘤可移向二尖瓣瓣口,并且通过二尖瓣瓣口进入左心室,在心脏收缩期时又可回到左心房,从而引起不同程度的肺淤血和一些临床症状,如心慌、气短等。也可闻及舒张期杂音,临床上与风湿性二尖瓣狭窄相似。

9 心脏内黏液瘤患者为什么容易出现晕厥甚至猝死?

如果黏液瘤的瘤体过大,在收缩期不能全部进入左心房而堵住瓣口,或者瘤体有一部分附着在瓣叶或二尖瓣瓣环,堵塞了二尖瓣活动,影响瓣膜的打开与闭合,就可能会发生二尖瓣关闭不全。严重者可出现晕厥甚至猝死。

10 心脏内黏液瘤患者什么时候进行手术最好?

心脏内黏液瘤一旦确诊应尽早手术。

11 心脏内黏液瘤患者术前要做哪些检查?

(1) 心电图:不是金指标,但可有Ⅰ度房室传导阻滞、右束支传导阻滞、期前收缩、心房扩大、心房纤颤、S-T段或T波改变、心室肥大、心室高血压等各种改变。

(2) 胸部X线:可提示有肺淤血及心脏形态学改变,但只能作为重要参考,不能以此来确诊。

(3) 心导管检查:可显示心肺功能的改变,但不能诊断心脏内黏液瘤,并且这是一项有创的检查,存在风险。

(4) 实验室检查:心脏内黏液瘤,特别是全身反应严重的病例常有贫血(血红蛋白可低达40 g/L)、血沉增快(可大于120 mm/h)、免疫球蛋白(IgM、IgG、IgA)等诸多方面的改变,但无特异性。这些改变可作为了解全身情况的参考但不能作为确诊依据。

(5) 超声心动图:可显示黏液瘤的形态及轮廓、瘤体的大小;区别局限性与弥漫性瘤体;瘤体边缘的回声是否清楚、是否有包膜回声;鉴别心脏内、心肌、心壁及心脏外肿瘤;侵及范围是单个心腔或多个心腔;显示蒂的附着部位、长度,或其他形式的起始点;瘤体运动过程中的形态变异程度;瘤体数目;瘤体回声程度及分布特征;继发性改变有心脏扩大变形、瓣膜功能异常、心包积液等,可以确诊疾病。

(三) 术后健康教育知识

12 心脏内黏液瘤术后并发症有哪些?

(1) 心律不齐:室性早搏,可静脉用利多卡因控制;短暂的完全性房室传导阻滞,可以静脉泵入盐酸异丙基肾上腺素。如果有必要安置经静脉心脏内临时起搏器,待恢复窦性节律后拔除起搏导线。

(2) 体循环栓塞:如果黏液瘤的瘤体碎片脱落到脑部的主要血管,可导致脑组织缺氧、水肿或坏死,严重者可以昏迷不醒甚至死亡。身体其他重要脏器血管栓塞,若扩张血管药和抗凝治疗无效,应采取切开血管取栓手术。

(四) 出院健康教育知识

13 心脏内黏液瘤术后会复发吗?

会复发,查阅书籍及文献,术后随访患者中复发率约为4.1%,

所以术后患者不适时要及时前往医院，并且定期复查。

14 心脏内黏液瘤术后患者可以怀孕吗？

可以，待心功能恢复正常后停药即可。

二、缩窄性心包炎

(一) 缩窄性心包炎的基础知识

15 什么是心包？

心包是一层包在心脏外面的薄膜，心包脏层及壁层之间有浆液，起到润滑心肌作用，可避免心脏活动时与胸腔摩擦而受伤。

16 心包为什么会发炎？

心包发炎有很多种原因，包括感染、心肌梗死、尿毒症、癌症、自身免疫性疾病、甲状腺功能减退、电疗、外伤等。也有部分患者的病因不明确。

17 缩窄性心包炎的病因是什么？

缩窄性心包炎是由心脏包膜慢性炎症而引起心包的增厚、粘连甚至钙化，使心脏舒张、收缩绝对或相对受到限制，心脏功能减退等。一般导致全身血液循环障碍的疾病多数是由于结核性心包炎引起。急性化脓性心包炎迁延不愈者约占 10%，由风湿、创伤、纵隔放疗等引起的相对较少。

18 缩窄性心包炎的临床表现有哪些？

缩窄性心包炎一般分为急性和慢性两种，急性一般指 1 年内由心包炎演变成心包缩窄，慢性指超过 1 年由心包炎演变成心包缩窄。

(1) 血压下降，脉搏增快，约 30% 的患者出现奇脉，1/3 的患者合并心房颤动。

(2) 静脉压升高，即使使用利尿剂后静脉压仍然维持在较高水平，颈静脉怒张在吸气时怒张更明显。扩张的颈静脉在舒张早期突然塌陷，都属于非特异性的体征。

(3) 心脏视诊表现出舒张早期心尖搏动，收缩早期心尖回缩；

触诊舒张期搏动撞击感，叩诊心脏浊音界正常或者扩大，听诊胸骨左缘第3～4肋间心包有叩击音且无杂音。

（4）其他体征：如黄疸、肺底湿啰音、肝大、腹水、下肢水肿等与肝硬化的表现相类似。

19 缩窄性心包炎如何确诊？

（1）实验室检查可检验出轻度贫血。慢性缩窄性心包炎大多有肝功能损害，血浆蛋白减少，其中以白蛋白减少多见。腹水及胸水多为漏出液，静脉压明显升高。

（2）影像学检查。

① 心电图检查有低电压的QRS波，T波平坦或者倒置，两者并存为诊断缩窄性心包炎的强有力证据。

② 胸部X线显示心包钙化患者可呈现出心包区域为不完整的环状而心影大小多半是正常的。

③ 超声心动图可以显示心包增厚，但无特异性指标作为诊断依据。

④ CT与MRI检查：CT为诊断心包增厚的具有相当高特异性和分辨力的检查，能以此评估心脏大血管形态及心包的形状。MRI能清晰显示缩窄性心包炎的特征性改变，即心包增厚，能准确测量增加的厚度，辨别其累及范围，并显示心脏大血管形态及内径的改变情况。

20 如何治疗缩窄性心包炎？

可施行心包剥离术来防止心源性恶液质、严重肝功能不全和心肌萎缩等发生。手术时机一般选择在心包感染被控制和结核活动静止后，并且在手术后继续用药1年。对于已确诊的结核性缩窄性心包炎，患者在手术前应该使用抗结核治疗1～4周，在心包剥离术后应该继续服药半年到1年。对于不能手术的患者，主要是使用利尿剂和对症支持治疗，必要时抽除胸水和腹水。

21 缩窄性心包炎能否进行保守治疗？

心包剥离术是治疗缩窄性心包炎的唯一方法。对于病情轻微或者进展慢者可以进行内科保守治疗减少心包积液，在病灶钙化前手术是最佳时期。

22 缩窄性心包炎术后并发症有哪些?

可有慢性心包压塞、心源性肝硬化、肺动脉狭窄、心律失常、心肌缺血、心房内血栓形成和蛋白丢失性肠病等并发症。

(1) 慢性心包压塞:缩窄性心包炎的心包僵硬是由于慢性炎症而导致的,心包无法扩张从而使心包和心腔内压力明显增高,当心包内压力上升到接近或等于右心房和右心室舒张压水平时,心脏跨壁压完全消失,就会出现慢性心包压塞。

(2) 心源性肝硬化:由于心包出现慢性缩窄性炎症,肥厚、僵硬的心包阻碍了心脏的充盈,导致右心室舒张压和右心房压力升高,肝静脉回流受到阻碍,肝静脉窦内血液停留时间延长,加上心排血量减少,血氧降低,肝小叶中央区含氧量明显下降,此区肝细胞萎缩甚至消失,缓慢形成肝内纤维组织增生。伴随时间的延长,纤维化向邻近的小叶延伸并和邻近的中央静脉纤维组织相连,原有的门静脉区被包围,改变为反常肝小叶,这种病变被称为心源性肝硬化病理特征。

(3) 肺动脉狭窄:由于心脏运动度最大的部位在房室沟。缩窄性心包炎时此处心包壁层与脏层的摩擦最大,所以炎症反应最为强烈,极易发生纤维钙化,更严重的是环行束带的形成,它们会降低心脏的舒张、收缩功能,所以缩窄性心包炎可有肺动脉狭窄的临床表现和与血流动力学类似的改变。

(4) 心律失常:由于心肌缺血以及机械性压迫、心房扩大、交感神经兴奋、心外膜炎症等引起,多表现为房性心律失常、窦性心动过速、室早,少数并发束支传导阻滞等。

(5) 心肌缺血:心肌缺血的原因有:①冠状动脉被增厚、钙化的心包膜压迫;②心包压塞导致冠状动脉血流减少;③药物对心肌毒性作用等。

(6) 心房内血栓形成:由于心房明显增大、心室舒张受限,心房血流减慢,再加上易发生房颤,导致血液在心房内淤滞,易形成血栓。血栓往往可填满整个心房,患者出现肺循环或体循环栓塞的症状。

(7) 蛋白丢失性肠病:缩窄性心包炎致使体循环静脉压增高,肠黏膜内淋巴管因为回流受阻而增宽,淋巴液渗漏到肠腔内,致使大量蛋白质或乳糜微粒从淋巴管内丢失。

23 缩窄性心包炎手术的预后如何?

大部分患者可有满意的治疗效果,但缩窄性心包炎是一种心包增厚和血流动力学障碍进展性的慢性疾病,常常因衰竭、腹水及周围水肿或严重心脏并发症等引起残疾或者死亡,若没有尽早进行完全的心包剥离术,则会因病程较久而发展到明显心肌萎缩和心源性肝硬化。

(二) 术前健康教育知识

24 缩窄性心包炎确诊后患者应注意什么?

患者术前数周应充分休息,低盐饮食。有贫血或低蛋白血症者可少量输血或者人血白蛋白。腹水较重的患者应适量抽腹水和利尿以避免体液蓄积。一般有快速心房颤动者不给予洋地黄类药。术前1~2天开始使用青霉素,结核病患者术前数天开始用抗结核药。

25 缩窄性心包炎患者为什么容易出现胸水和腹水?

因心室舒张异常,静脉压升高,心排血量降低,代偿性心率加快,但当体力活动增加时,心率未进一步加速,心排血量适应不了身体的需要,加上肾脏水钠潴留,使静脉压进一步增高,常出现肝大、双下肢水肿、胸水和腹水等。

26 缩窄性心包炎患者什么时候进行手术最好?

在感染被控制、结核活动已静止后立即手术。

27 缩窄性心包炎手术会有哪些风险?

出现麻醉意外、心肌萎缩、心源性肝硬化、心律失常等情况时预后不佳。

28 缩窄性心包炎术前护理有哪些?

(1) 执行医嘱,完成中心静脉压测定的各项检查。由于心包慢性炎症导致纤维素沉着,瘢痕组织形成,增厚的心包膜围绕心脏,使心室舒张期的充盈受到限制,压迫心脏,中心静脉压升高。

(2) 加强营养,补充蛋白质,纠正低蛋白血症,水肿严重者进食低盐饮食。

(3) 改善心功能,应用利尿剂的同时注意水、电解质平衡。记录 24 h 尿量。

(4) 控制活动性结核。

(5) 有腹水者定期测其腹围、称体重,观察治疗效果。

(三) 术后护理健康教育知识

29 缩窄性心包炎患者术后饮食应注意哪些方面?

1 个月内以软食为主,低脂、低胆固醇,注意控制动物脂肪,进食新鲜蔬菜、水果,补充足量维生素。糖尿病患者进食糖尿病饮食。

(四) 出院健康教育知识

30 缩窄性心包炎患者出院后日常生活需要注意什么?

(1) 饮食:缩窄性心包炎患者抵抗力差,需要充分休息,加强营养,给予高热量、高蛋白、高维生素,容易消化的饮食,限制钠盐的摄入。

(2) 药物:告诉患者要准时准量地服用药物,定期复查检测心包情况。

(3) 休息:患者抵抗力下降,接受手术后,仍应该休息半年左右,以利于心功能的恢复。

31 缩窄性心包炎术后患者可以怀孕吗?

心功能恢复、停药后可以怀孕。

(王　晶)

三、心脏移植

(一) 心脏移植的基础知识

32 什么是心脏移植?

心脏移植是指将健康的心脏移植到终末期心脏病患者体内的

过程，是目前公认的治疗终末期心脏病包括扩张型心肌病、风湿性心脏瓣膜病及缺血性心脏病等的有效方法。

献出心脏的个体称为心脏移植的供体；接受心脏的个体称为心脏移植的受体。

33 心脏移植的分类有哪些?

根据供心来源的不同，可将心脏移植分为异种心脏移植和同种心脏移植两种。目前临床发展较为成熟是同种心脏移植，同种心脏移植的供心来自其他人体。异种心脏移植的供心来自异种动物，如猪、狒狒等，发展尚不成熟，目前世界上临床案例极少。目前心脏供体器官的严重短缺已成为制约心力衰竭患者行心脏移植手术的关键因素。

将患者的病变心脏取出，在离体的状态下进行心脏修复手术后，再移植回原位置的过程称为自体移植，严格意义上来讲，不能算心脏移植。

异体心脏移植术根据手术方式不同，又分为原位心脏移植术和异位心脏移植术。将受体的病变心脏切除，再将健康的供心植入受体体内原有心脏部位的过程称为原位心脏移植术(图 6-2)。目前的异体心脏移植术多采用原位心脏移植。保留受体自身的病变心脏，在其他部位(多为右侧胸腔)将供心与之并列连接，称为异位心脏移植术，常见的手术方式有背驮式心脏移植。异位心脏移植术由于手术过程复杂、并发症多，故只在特殊情况下考虑此手术方法。

34 什么样的人需要做心脏移植?

目前认为，心功能Ⅳ级的晚期心脏病患者，包括终末期心力衰竭或短期内多次心力衰竭，采取完善的内科保守治疗或者常规外科手术均无法使其治愈，预期寿命小于 12 个月时，可行心脏移植手术。具体情况如下。

(1) 心肌病：约占心脏移植患者总数的 49.7%。

① 扩张型心肌病：欧美等发达国家移植受体中扩张型心肌病约占 40%，在我国这一比例更高，早年高达 54.73%，近年冠状动脉粥样硬化性心脏病(冠心病)患者数量逐渐增加，使得扩张型心肌病

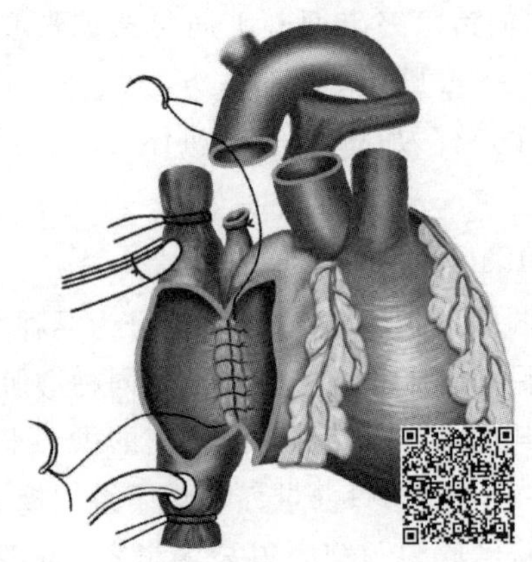

图 6-2　原位心脏移植

所占比例有所下降。扩张型心肌病发病机制尚不清楚，表现为左心室或右心室或两者同时扩大。心脏收缩功能受损，室壁变薄，心腔扩大，称为心室重构。晚期常伴有充血性心力衰竭、心律失常。常见原因有病毒性心肌炎、自身抗体与免疫异常及遗传因素等。常见症状有呼吸困难、心悸、心脏扩大和颈静脉怒张等。

保守治疗药物：利尿剂，伴有心力衰竭者可选用袢利尿剂，如呋塞米；血管扩张剂，如 ACEI 类的洛汀新；洋地黄类药，如地高辛，在服用这些药物时要注意观察心律失常以及低钾、低镁的发生，此药在增强心肌收缩力的同时会减慢心率，抑制心脏传导，因此在服药前要监测心率或者数脉搏次数之后再服用，以防心率过慢而引起意外情况发生；磷酸二酯酶抑制剂，可在增强心肌收缩力的同时扩张血管，常用药有米力农、氨力农；儿茶酚胺类药，如多巴胺、多巴酚丁胺等。

② 肥厚型心肌病：表现为左心室心肌纤维排列不对称，心肌呈不对称性肥厚，心室腔变小，左心室血流充盈受限，顺应性降低。按有无左心室流出道梗阻，分为梗阻型和非梗阻型肥厚型心肌病。偶见右心室肥厚。它是常染色体显性遗传性疾病。

正常室间隔与左心室后壁厚度平均约为 10 mm，两者比值为 1。肥厚型心肌病舒张末期的室间隔厚度大于 13 mm，室间隔与左心室后壁厚度比大于1.4或有二尖瓣前叶在收缩期向前运动。日本学者报道左心室肥厚可达14～32 mm。

肥厚型心肌病药物治疗主要有以下几种。

a. β受体阻滞剂：通过减慢心率，降低心肌收缩力，延长舒张期，使心室充盈时间延长，增加心肌灌注时间，目标心率为60次/分。

b. 钙离子拮抗剂：降低心肌收缩力，改善心肌顺应性，但不推荐与β受体阻滞剂同时使用。

c. 丙吡胺：可降低心肌收缩力，减慢射血速率，减少二尖瓣反流，且致心律失常作用小，适用于不能耐受β受体阻滞剂和钙离子拮抗剂的患者。

d. 胺碘酮：可治疗心律失常，减少室上性心律失常的发生。对于药物治疗无效者，可考虑手术治疗、经皮室间隔心肌化学消融术或置入心脏复律除颤器预防室性心律失常。以上疗法无效者，可考虑做心脏移植。

③ 限制型心肌病：多见于儿童，以心室舒张受限及右心衰竭为特征，心脏移植后预后好。

(2) 冠心病：严重的多支病变、大面积心肌梗死、心力衰竭、严重威胁生命的冠脉病变、日常活动受限并且不能用常规血管重建方法治疗，经过最佳药物治疗后仍有心绞痛和广泛心肌缺血者需行心脏移植。欧美等发达国家移植受体中冠心病占首位(44%)。我国近年来冠心病所占比例逐年上升，1998年达45.75%。术后发生移植物血管病变的概率与其他患者无明显区别。

(3) 心力衰竭：心力衰竭Ⅳ级经最大量的药物治疗(如洋地黄类药、利尿剂、血管扩张剂等)，心功能仍严重受限，或已安装机械循环辅助装置，心功能仍不能恢复并且预后差者。

(4) 心律不齐：顽固性心绞痛、难治的致命性的心律不齐、危及生命的心律失常对药物、导管消融和植入心内除颤器治疗无效者，特别是室性心律失常。室性心律失常分为三大类：良性心律失常、有预后意义的室性心律失常和恶性或致命性室性心律失常。恶性或致命性室性心律失常包括心室颤动复苏成功者、心肌梗死或扩张型心肌病合并的单形性持续性室性心动过速以及特发性心室颤动。

(5) 外科手术难以治疗的心脏瓣膜病变：约占心脏移植患者总数的3.4%，如严重的三尖瓣下移畸形。

(6) 先天性心脏病：约占心脏移植患者总数的1.4%。0～1岁需要行心脏移植的患儿中，先天性心脏病占66%，2～10岁组占37%，11～17岁组占28%。

严重的先天性心脏畸形无法手术治疗或手术治疗后效果不佳，继续保守治疗生存率低者，可行心脏移植。例如，左心室发育不良综合征患儿，不经治疗出生1月内死亡率可高达90%。Fontan手术是单心室患儿姑息术的方案，但手术并发症多，如心力衰竭、房室瓣关闭不全、心包和胸水及蛋白丢失性肠病等。研究发现Fontan手术后接受移植的患者，1年、3年和5年生存率分别为76%、70%和68%。心脏移植是Fontan手术失败患儿的有效治疗方法。

(7) 心脏移植术后再移植：约占心脏移植患者总数的2.7%。

(8) 其他。

① 频发的或快速进展的心力衰竭症状，对最佳的抗心力衰竭药物或机械治疗无反应者。

② 低心排血量状态或顽固性心力衰竭需要持续的静脉正性肌力药物维持者。

③ 心源性休克或低心排血量状态，伴有可逆的终末期器官功能失常需要机械辅助治疗者。

④ 难以手术治疗的心脏外伤、心脏肿瘤等。心脏肿瘤大多数为良性，如横纹肌瘤、纤维瘤、脂肪瘤、畸胎瘤及黏液瘤，虽多为自限性，但仍有发生严重并发症的危险。恶性肿瘤或继发性肿瘤偶有报道。

⑤ 难以手术切除的心脏憩室。心脏憩室可导致心律失常或栓塞，脑栓塞最为严重。

35 心脏移植的适应证有哪些？

(1) 早期认为年龄应小于65岁，这一限制已逐渐被打破。

(2) 心力衰竭末期患者。

(3) 无其他脏器（如肺、肝、肾、脑等）的不可逆性损伤，尤其是肺脏无不可逆性病变或影响长期生存因素的精神状态稳定者。

(4) 患者积极配合心脏移植手术。

(5) 术后可配合服药及接受必要检查者。

(6) 患者家属全力支持心脏移植手术治疗。

36 心脏移植的禁忌证有哪些?

(1) 禁忌证:目前还没有对心脏移植的禁忌证形成广泛认同的一致意见。每个移植中心都有自己的禁忌证指征,但表 6-1 中的异常指标被广泛认为是心脏移植的禁忌证。

表 6-1 心脏移植的禁忌证

系统	禁忌证
一般情况	肥胖(大于标准体重的 30%) 严重的恶病质 供受体之间 ABO 血型不一致 最近有肿瘤发作或活动性肿瘤
肺	不可逆的肺动脉高压(大于 4~8 Wood 单位) 不可逆的肺实质病变 最近发生的未缓解的肺梗死 严重的慢性支气管炎 严重的肺阻塞性疾病(1 s 强制呼气容积＜标准值的 50%,或 1 s 强制呼气容积与用力肺活量的比值＜标准值的 40%)
肾	不可逆的肾脏疾病,肌酐＞177 μmol/L,或肌酐清除率＜50 mL/min
肝	不可逆的肝脏疾病,总胆红素＞43 μmol/L
心血管系统	严重的,不可纠正的外周血管病变 脑血管病变 心肌浸润性或炎性疾病
胃肠道	活动性的消化性溃疡 近期或正在发作的憩室炎
骨	严重骨质疏松

续表

系统	禁忌证
其他	活动性感染 血清 HIV 呈阳性者或 AIDS 患者 系统性肉芽肿疾病 合并存在可能限制患者存活或复原的全身性疾病,如结缔组织病 有终末期器官损害的胰岛素依赖型糖尿病
心理-社会状况	目前有药物滥用 社会心理状态不稳定 可能有不配合治疗的行为模式 未治疗的精神疾病 痴呆 严重的智力衰退 有自杀行为或意愿

肺血管阻力(PVR)过高,肺血管阻力大于 6 Wood 单位者,不适合做正位心脏移植;肺血管阻力大于 8 Wood 单位者不适合做异位心脏移植。因为没有任何的捐赠心脏可以耐受过大的肺血管阻力,若勉强为之,捐赠心脏的右心衰竭将是难以克服的问题。肺血管阻力、肺血管阻力指数(PVRI)和跨肺压差(TPG)是判断肺动脉高压的主要指标。

(2) 相对禁忌证:目前,在欧洲心脏移植手术没有受体年龄的限制,但由于供体的缺乏,欧洲器官移植协会原则上只给 65 岁以下的患者提供器官,除非供体器官在欧洲移植协会所有移植单位无人需要才会配给 65 岁以上的患者。在国内,随着近年来接受移植手术的患者不断增加,手术技术不断更新,许多高龄患者也接受手术,获得了新生。

① 年龄>65 岁者。

② 陈旧性肺梗死。

③ 糖尿病合并视网膜病变、肾病和外周血管病变者。

④ 脑血管及外周血管病变。

⑤ 肝功能异常者。只有失去代偿的肝硬化才是移植的绝对禁忌证，一般来说，因心力衰竭造成的肝脏淤血现象可在移植后改善，乙型或丙型肝炎病毒携带者并不是移植的绝对禁忌证。

⑥ 消化性溃疡病、憩室炎。

⑦ 活动性心肌炎、巨细胞性心肌炎。

⑧ 恶病质（如体质差、贫血、低蛋白血症、消瘦等），不能耐受手术者。

（二）术前健康教育知识

37 心脏移植患者术前需要做哪些准备？

（1）病史。

① 病史评估：包括详细的病史、治疗过程、治疗效果等，还包括有无手术禁忌证，有无发热及潜在感染等。研究表明，术前控制感染可以降低术后感染率。

长期反复的心力衰竭常常会继发其他脏器功能受损，而心脏移植患者必须承受手术和术后免疫抑制疗法双重压力，所以术前除检查循环系统常规项目外，还要对呼吸系统、消化系统、血液系统进行评估，调节各系统功能正常化，为手术做好准备。

② 感染性疾病评估：心脏移植后大量免疫抑制剂的使用必然会导致人体免疫功能受到抑制，使得患者易发生感染，或使已经存在的感染病灶恶化，导致败血症等，所以，若有全身或局部感染灶，应积极治疗，消除感染。仔细评估病史，明确有无感染，对预测术后感染风险、提高术后存活率有重要的意义。

③ 疫苗接种状态评估：由于患者术后要接受免疫抑制剂治疗，这将有可能造成患者易患一些传染病，因此，要对患者既往的疫苗接种情况进行了解，并同时对患者身体免疫力进行评估，包括百白破（白喉、百日咳、破伤风）疫苗、乙肝疫苗、麻疹疫苗、脊髓灰质炎疫苗等的接种效果。

（2）实验室检查。

① 各重要脏器功能检查如下。

a. 肺功能检查：包括肺功能测定、胸部 X 线等，必要时做肺部

CT、肺血管造影、痰培养及动脉血气分析。

b.肝功能检查:检测血清蛋白、血清胆红素、碱性磷酸酶等,以了解肝脏的储备、排泄功能和肝细胞损伤的情况或进行肝脏超声检查。

c.肾功能检查:包括尿液检查、尿蛋白测定及血尿素氮、肌酐检查和肾小球滤过率评估、肌酐清除率测定、肾脏超声检查、静脉肾盂排泄造影,目的是排除肾脏的不可逆性损害。

肝肾功能不全是心脏移植的禁忌证,因为免疫抑制剂环孢素在肝脏代谢,而且具有肾毒性,一旦出现严重的肝肾衰竭,将难以治疗。

d.内分泌系统检查:测量血糖,行糖耐量测试。严重的糖尿病有其他合并症者,不适合行心脏移植。对于没有严重并发症,口服降糖药或使用胰岛素可以控制血糖的患者,研究数据表明,术后恢复率无明显差异。

e.消化系统检查:进行大便常规和隐血试验,必要时做胃肠钡餐透视和纤维内镜检查。心脏移植后接受免疫抑制剂疗法容易诱发溃疡、出血和穿孔,所以有胃或十二指肠溃疡者无法行心脏移植,但是已经治愈的溃疡不是禁忌证。

f.凝血机制检查:包括出凝血时间、凝血酶原时间、纤维蛋白原定量测定等,评估患者出血时间。

g.妇科检查:女性患者还要行妇科检查。

h.感染性疾病检查:病毒检测,主要检测有无巨细胞病毒(CMV)、EB病毒(EBV)、单纯疱疹病毒(HSV)、带状疱疹病毒(VZV)、乙型肝炎病毒(HBV)、丙型肝炎病毒(HCV)、人类免疫缺陷病毒(HIV);细菌感染检测,主要了解有无菌血症、结核病等,行结核菌素试验,查血结核抗体;真菌与寄生虫感染检测,调查患者生活地区的流行病学情况,对指定性的真菌和寄生虫进行检测,主要包括弓形虫、血吸虫、假丝酵母菌、隐球菌等。

② 心脏功能的测试:肺动脉高压是心脏移植的高危因素,供心的右心室与受体的肺动脉高压不相适应,可导致移植后急性右心衰竭,这是移植术后早期常见的严重并发症,所以评估受体肺动脉压

力至关重要。

a. 右心导管检查：术前检查中十分重要的内容，可用于评估肺血管阻力，如果肺血管阻力持续高于 8 Wood 单位应作为心脏移植的禁忌证。右心导管检查是将心导管经股静脉或肱静脉送入右心房、右心室、肺动脉及其分支，以了解上述部位的压力、血氧含量、血流动力学改变、心脏结构性病变的部位及程度，或行心内膜心肌活检。感染活动期禁止行右心导管术。

b. 肺血管阻力(PVR)可逆性测试：肺血管阻力可逆性测试是心脏移植适应证选择的一个重要依据，应用血管扩张药物测试肺血管是否已属于固定性病变。肺动脉收缩压＞45 mmHg 或 PVR＞2 Wood 单位时，应做肺血管阻力可逆性测试。

方法：纯氧吸入后静脉滴注血管扩张药，如应用硝普钠，使肺动脉收缩压＜45 mmHg，从而使 PVR 下降，但必须注意动脉压在 85 mmHg 以上。由于硝普钠的作用时间短，近年来采用米力农、前列地尔或一氧化氮吸入法，这些药物可以稳定和延长降压状态。如果患者对扩血管药物治疗无反应，肺血管阻力指数(pulmonary vascular resistance index，PVRI)恒定每平方米不低于 6 Wood 单位和(或)跨肺动脉压力差(TPG)恒定不低于 15 mmHg，提示患者有不可逆的肺血管病变，此时即使心脏移植也不能改善心功能，是心脏移植的禁忌证。

c. 心脏核素扫描：核素扫描是以放射性核素作为示踪剂，利用显像仪拍摄放射线核素的分布图的影像学方法，常用于心血管系统、泌尿系统等多器官脏器的检查。心脏核素扫描可检查每搏心输出量(SV)、心排血量(CO)、心脏射血分数(EF)、肺血容量(PBV)等。

d. 术前心肌活体组织检查：心肌病患者在术前进行心内膜心肌活体组织检查(活检)，可做出更精确的病理诊断。检查后，肉芽肿样心肌病变可被发现，移植效果较好，不复发，但是，类淀粉样心肌变性移植效果差，在移植心脏中很快复发，病情恶化迅速。对围产期心肌病，心内膜心肌活体组织检查能起到判断预后的作用。

38 心脏移植患者术前治疗有哪些?

术前将患者心功能矫正到最佳状态是心脏移植成功的前提。应积极采取强心、利尿、扩血管、抗心律失常(药物或起搏器)、抗凝治疗等措施纠正心力衰竭。

(1) 积极治疗心力衰竭:术前心力衰竭的治疗目标主要有改善心力衰竭症状、改善重要器官的血流灌注和恢复氧合。

① 利尿剂:99%的肾小球滤过液被肾小管重新吸收回体内,因此,利尿剂多通过减少重吸收率来增加尿量。若肾小球滤过率降为98%,则尿量可增加一倍。选用利尿剂时应根据其作用部位、机制及作用时间和用量来选择,避免同时用作用于同一部位的两种利尿剂。常使用的利尿剂有呋塞米、氢氯噻嗪、螺内酯、氨苯蝶啶。

呋塞米是磺胺类药物的衍生物,是治疗急性肺水肿和急性心肌梗死引起的左心衰竭肺淤血的首选药物,口服 10～20 min 起效,1.5 h达到高峰。氢氯噻嗪利尿效果较呋塞米弱,但作用时间长,口服 1～2 h 起效,持续 16～24 h。螺内酯通过阻断醛固酮受体起到保钾的作用。氨苯蝶啶可抑制钠离子交换,减少钠在远曲小管和集合管的重吸收,使钾的间接丢失减少。氨苯蝶啶作用时长为 8～12 h,螺内酯作用时间可达 3～5 天。碳酸酐酶抑制剂,如乙酰唑胺,利尿作用弱,主要用于治疗青光眼。渗透性利尿剂,如甘露醇,常用于减轻脑水肿。

② 血管扩张剂:血管扩张剂可减轻周围血管阻力,减轻心脏的后负荷。同时,扩张冠状动脉血管,增加心肌供氧,改善心功能。常用药有硝普钠、硝酸甘油和奈西立肽。血管紧张素转换酶抑制剂和利尿剂联合口服有助于维持血流动力学。在使用血管扩张剂的过程中,一定要注意严密监测患者的血压,必要时使用心电监护仪,特别是硝普钠等降压效果快速的药物,输注速度不应超过 10 $\mu g/(kg \cdot min)$。硝普钠在使用过程中应使用避光输液装置,肾功能不全者监测氰化物浓度,以防止药物蓄积引起中毒。

③ 正性肌力药物:正性肌力药物,俗称强心药,通过增强心肌

收缩力治疗心力衰竭，分为洋地黄类、磷酸二酯酶抑制剂、儿茶酚胺类和钙增敏剂 4 类。

④ 抗心律失常：心力衰竭的患者到了末期常常会合并心律失常，而一些室性心律失常可能是致命的。选用恰当的抗心律失常药物的同时，要避免药物引起的心律失常。常用的抗心律失常药物有胺碘酮、普萘洛尔、阿替洛尔、利多卡因、心律平等。在使用过程中，要随时监测患者心率和心律，警惕并发症的出现。

频发室性期前收缩用利多卡因和胺碘酮治疗；心动过缓，用少量异丙肾上腺素治疗；心房颤动用胺碘酮、洋地黄和普鲁卡因胺治疗。

⑤ 抗凝治疗：扩张型心肌病常合并心房颤动，充血性心力衰竭时易发生体循环、肺循环栓塞。抗凝治疗可以预防栓塞，若无禁忌情况少量使用抗凝药物治疗有利无害。在用抗凝药物治疗时，护士应当严格执行医嘱，按时按量给药，药物不能存放在患者处，防止误服，同时，监测凝血时间，并根据检查结果调整抗凝药物的剂量。

常用的药物有阿司匹林、氯吡格雷、低分子肝素和华法林。

阿司匹林能抑制血小板聚集，出血是最严重的不良反应。此外，胃肠道不良反应最常见，与食物同时服用可减少胃肠道不良反应。

氯吡格雷是一种血小板 ADP 受体 $P2\ Y_{12}$ 抑制剂，与阿司匹林相比，其消化道出血减少。口服数小时后起效，但达到稳态需要3～7 天。

低分子肝素相对分子质量为普通肝素的 1/3，能抑制因子Ⅹa 和凝血酶，当血小板计数低于 $10\times10^9/L$ 时应停止使用。用药过量时可用硫酸鱼精蛋白拮抗。

华法林可在肝微粒体内灭活维生素 K，干扰维生素 K 依赖的凝血因子形成，起效时间为 2～7 天。

(2) 机械维持循环：抗心力衰竭药物治疗无效、其他重要脏器无重度功能不全的患者可以采用机械维持循环，使部分患者能够接受心脏移植。对于应用 IABP、ECMO 及心室辅助的患者，各种有创管路应保持清洁干燥，为防止感染，要彻底清除潜在的感染灶。

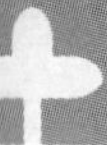

少数使用呼吸机的患者，更要注意管道护理、无菌操作，防止术后肺部感染。

39 心脏移植手术的效果如何?

目前，国内外心脏移植的手术成功率已经达到95%，移植后患者1年生存率超过90%，5年生存率达到70%～80%，10年生存率达到60%～70%。

影响患者术后1年内死亡的危险因素有吸烟史、术前肺动脉压高、肺毛细血管楔压高、血清总蛋白和白蛋白水平低。

我国大型移植中心受体术后1、3、5和7年存活率分别可达94.7%、91.6%、88.0%和82.6%。受体死亡的主要原因包括移植心脏心力衰竭、恶性肿瘤、急性排斥反应、移植管病变、感染、脑血管意外及其他等。

40 心脏移植的供体需要满足什么条件?

(1) 供体、受体组织的相容性检测：包括ABO血型检测和HLA检测，以及淋巴细胞毒交叉配合试验和群体反应性抗体检测。

① ABO血型检测：器官移植的研究表明，ABO血型检测是避免急性排斥反应的首要条件。血型相同且相容的供体是首选，以避免超急性排斥反应发生；血型不同但相容，在供体严重缺乏、受体病情恶化的情况下，也可选用，如O型血供心移植给非O型血受体，或者A型血、B型血供心移植给AB型血受体。

目前成人ABO血型不相容的心脏移植进展不大，但婴幼儿、新生儿接受此类供心相对安全。

② HLA检测：人类白细胞抗原(HLA)，又称组织相容性抗原。HLA受控于第6号染色体短臂上的A、B、C、D、DR、DQ及DP 7个基因位点。受体和供体之间HLA相容程度越高，即说明受者和供者之间相同的抗原数越多，排斥反应的发生率就越低，移植成功率和移植器官长期存活率就越高。

③ 淋巴细胞毒交叉配合试验和群体反应性抗体检测：用于评估受体血中是否存在抗供体人类白细胞抗原(HLA)的抗体，HLA抗体可通过淋巴细胞毒交叉试验或群体反应性抗体的检测而获得。

如果结果为阳性，说明受体血中已存在抗 HLA 抗体，心脏移植术后容易发生超急性排斥反应，应进行淋巴细胞毒交叉配合试验。

淋巴细胞毒交叉配合试验：将受体血清与供体的淋巴细胞加入补体一起培养。如果受体血清中含有对抗供体 HLA 的抗体时，则两者结合，激活补体，导致供体淋巴细胞破坏。若淋巴细胞死亡率超过 10%，提示心脏移植后产生超急性排斥反应可能性大。

(2) 年龄：早期供体年龄上限是 35 岁，经过 40 年的发展，常规供体年龄已经超过 40 岁，且常见年龄大于 50 岁。供体年龄不影响远期生存率或发生排斥反应的概率，但却与心脏移植相关性冠心病有关。

(3) 供体心脏无感染：无感染的供体心脏是最好的选择，但有严重感染的供体只要符合以下情况，也可用于移植：①供体心脏的感染为社区获得性感染，且在 96 h 内死亡；②心脏获得前反复血培养呈阴性；③供体进行过针对性的抗微生物治疗；④供体心肌功能正常；⑤直视供体心脏未发现心内膜炎。

(4) 供体无潜在药物毒性：可卡因成瘾、酗酒、一氧化碳中毒的供体心脏不建议使用。

(5) 供体无心脏畸形：完美的供体应该是没有心脏畸形的，但若仅存在轻度病变，在修复病变后，仍可作为边缘供体。

① 冠心病。单支病变者，在行冠状动脉旁路移植术或经皮冠状动脉腔内血管成形术后，可做边缘供体心脏。供体心脏若有 2 支或 3 支冠脉病变，则有术后早期发生移植物衰竭的严重风险。

② 左心室肥厚。供体心脏有左心室肥厚增加了心脏功能紊乱的风险。轻度左心室肥厚特别是心电图正常且缺血时间短的供体心脏可以使用，但要留意供体的高血压病史。

③ 瓣膜病。器质性瓣膜病曾被认为是作为供体的绝对禁忌，但也有供体心脏经修复后用于移植的成功案例。

(6) 供体心脏功能良好：以下供体心脏不宜用于移植：存在难治的室性心律失常、超量使用正性肌力药物(多巴胺剂量为 20 μg/(kg·min)或相同剂量的肾上腺素)、心壁运动异常或左心室射血分数＜40%时，即使在正性肌力药物作用下血流动力学稳定，

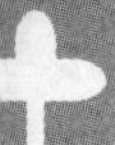

也要谨慎考虑是否适合心脏移植。

(7) 供体-受体心脏大小匹配：一般要求供体体重与受体体重相差20%以内，在非紧急手术时，最好能控制在30%以内。若受体有肺动脉高压，则供体体重不得低于受体体重。

小体重供体心脏的缺点：术后很快会产生肺动脉高压、右心衰竭。因每搏输出量减少，不能很好地维持足够的循环血量，所以术后需使用正性肌力药物和(或)心脏辅助装置，以维持有效的循环血量。

(8) 供体心脏总缺血时间短：心脏缺血时间包括热缺血时间和冷缺血时间，是影响心脏移植成功的关键。

热缺血时间是指气管插管拔管至器官冷灌注的时间，心脏的热缺血时间一般应控制在6 min以内。

冷缺血时间是指器官从冷灌注开始到恢复血液供应的时间，应控制在4～6 h。心脏移植的缺血时间越长，术后心功能的恢复越慢，冠状动脉增生病变的概率越大。

41 心脏移植手术需要多少钱？

从手术到术后1个月内，约需花费30万元，出院后口服药费用在6000～7000元/月。

(三) 术后健康教育知识

42 心脏移植术后并发症有哪些？

(1) 右心功能不全：心脏移植术后的所有并发症中，右心功能不全占50%，而术后早期死亡病例中因急性右心衰竭所致者高达19%。术前肺动脉压力及肺血管阻力升高会大大增加围手术期死亡及术后右心衰竭、感染、心律失常的发生危险。

(2) 呼吸功能不全：术后1周内多见，与受体术前肺功能差，体外循环时间过长导致灌注肺，激素应用导致体内水、钠潴留而引起肺间质水肿有关。一般情况下，拔除气管插管后患者可采取半卧位或斜坡卧位，同时鼓励患者咳痰。为了良好地预防和有效治疗呼吸功能不全继而发生的呼吸衰竭，除常规翻身拍背外，护理上应制订严格的胸部理疗计划，进行体位引流、超声雾化吸入、吹气球或深呼吸运动。

(3) 感染:感染是心脏移植术后极为常见的并发症,也是术后死亡的主要原因之一,尤其多见于心脏移植术后早期。多数感染是由于术后早期使用了大剂量的免疫抑制剂。感染可出现在呼吸道、消化道、尿路、血液、皮肤等多个部位。病原菌方面,最常见的是细菌感染,其他的有病毒、真菌、寄生虫等感染。对于感染需要重视预防、早期发现、足量联合抗感染治疗。我们主张术后联合使用抗生素,反复对血液、分泌物、管道行病原学检查,加强抗真菌治疗,同时不可忽视的是对 CMV 的检测治疗。另外有死于肺部结核菌感染的病例,这是一种较少见的感染,必须引起高度警惕。

(4) 排斥反应:心脏移植术后的并发症首先是排斥反应。尽管随着免疫抑制剂及其治疗方案的完善,免疫抑制剂治疗效果已经有了很大的提高,但急性排斥反应仍然是心脏移植术后的常见并发症。急性排斥反应可发生在移植术后的不同阶段,以术后初期多见。排斥反应轻微时,患者一般无明显临床症状,胸部 X 线、ECG、UCG、血生化检查等无明显变化,但中度特别是重度排斥反应出现时,患者心肌往往已受损严重,临床表现有情绪改变、食欲下降、血压低、全身无力、关节酸痛、心排血量下降等,心电图显示低电压,外周血淋巴细胞数量上升,胸部 X 线显示心影大、肺部充血,超声心动图见到等容舒张时间和压力减半时间缩短。

43 什么是排斥反应?

排斥反应是指受体进行同种异体组织或器官移植后,外来的组织或器官等移植物作为一种“异己成分”被受体免疫系统识别,后者发起针对移植物的攻击、破坏和清除。排斥反应可以分为超急性排斥反应、急性排斥反应和慢性排斥反应。

(1) 超急性排斥反应:这是由体液免疫引起的反应,主要是因为供体和受体之间 ABO 血型不配,或受体内有致敏的抗供体淋巴细胞的细胞毒性抗体,故在术前必须要进行精确筛查。本组病例在术前应重视筛查,供受体之间 ABO 血型须相容,且淋巴细胞毒交叉配合试验均为阴性,术前均行 HLA 检测。

处理:对于超急性排斥反应而言,能挽救患者生命的唯一方法就是移除已遭受排斥的供体心脏，安置人工心脏并争取时间设法寻得一个合适的供体心脏再次移植。

（2）急性排斥反应：多发生于术后2～10周。统计资料表明，术后3个月内急性排斥反应的发生率最高，可达60%～80%，而1年后，在免疫抑制剂使用正常的情况下降至10%。急性排斥反应是受体的T淋巴细胞活化后引起的细胞免疫反应。对急性排斥反应的早期发现、诊断及用药十分重要，但急性排斥反应的早期临床表现无特异性，诊断较为困难，只有EMB具有早期诊断性。EMB是一种有效的检测手段，但为一种有创性的介入检查手段，存在一定的并发症。

急性排斥反应一旦发生，应尽早进行处理。除加大常规抗排斥反应药物剂量外，还应做如下处理。

① 清除抗体：采用血浆置换或免疫吸附技术，尽可能清除受体体内供体的特异性抗体。

② 减少抗体的生成：使用抗淋巴细胞抗体、抗胸腺细胞抗体、抗白介素2受体抗体等生物制剂，以及大剂量激素冲击治疗方法，可减少供体特异性抗体的产生。

③ 重要脏器功能支持或替代疗法：急性排斥反应发生时，心、肺、肾等重要器官功能将会出现严重障碍，因此有效的呼吸循环支持治疗以及肾脏替代疗法是维持患者生命的重要措施。

④ 预防感染：在强化免疫抑制治疗以及重要脏器功能障碍的情况下，患者发生感染的概率极高，因此感染的预防就显得尤为重要。

临床上急性排斥反应发生后应立即给予甲基泼尼松龙冲击治疗，每天0.5～1 g静脉滴注，连续3天。若排斥反应未缓解，可给予OKT每天3.5 mg，连续10～14天，也可使用兔或马抗淋巴细胞球蛋白。

反复发生排斥反应者，可给予全身淋巴结照射，总剂量为5～10周内2.4～12 Gy，此时硫唑嘌呤应停用或减量。

（3）慢性排斥反应：多发生在心脏移植1年后。移植心脏冠状动脉的广泛病变是影响远期存活的一个因素，已成为存活1年以上患者死亡的主要原因，造成这一病变的原因是多方面的，其中慢性排斥反应是一个重要原因。对于生存1年以上的病例，如果出现心律失常、心功能变差等情况，应高度怀疑慢性排斥反应，应行冠状动脉造影以明确冠状动脉病变，如果药物治疗效果不佳，应积极再次行心脏移植。

移植心脏血管病变(coronary allograft vasculopathy，CAV)，目前临床上对于CAV的治疗方案还非常有限，主要是通过控制免疫与非免疫因素来达到预防CAV发生的目的。具体表现如下。

① 减少急性排斥反应的发生：术前进行良好配型，预处理以降低供体反应抗体水平，减少急性排斥反应发生对预防CAV的发生起着重要的作用。

② 减少心脏缺血时间：预防供体内皮细胞的损伤，减少缺血时间。经研究发现，缺血时间越长，移植物内皮细胞损伤也将越严重。同时保存液的成分对内皮细胞损伤程度也有一定的影响。

③ 预防巨细胞病毒(CMV)感染：经临床研究证实，CMV感染与慢性排斥反应的发生有关，因此预防CMV感染可明显改善心脏移植术后的远期效果。

④ 免疫抑制剂的调整：近几年来有多个心脏移植中心的随机对照试验发现了具有抗增生作用的免疫抑制剂，如霉酚酸酯、雷帕霉素、依维莫司等，它们均可以减少CAV的发生，从而改善心脏移植的远期效果。

44 心脏移植术的预后如何?

全球心脏移植总量已超过11万例，国际上1年、3年、5年、7年和10年生存率分别是84.5%、78.0%、72.2%、66.8%和50%。

术后1个月到1年间，19%的患者死于原发性与非特异性的心力衰竭，有35%死于感染。感染是心脏移植患者早期死亡的主要原因。

而移植1年后，CAV是大部分移植受体的最大威胁。行心脏移植5年以上的患者，约有30%是死于移植心脏血管病变，恶性肿瘤为24%，巨细胞病毒感染的约有10%。

45 心脏移植术后免疫抑制剂要服用多久?

心脏移植术后免疫抑制剂要终生服用。免疫抑制剂应用以控制患者不发生排斥反应的最低剂量为原则。

46 心脏移植术后能恢复正常工作与生活吗?

现在的免疫抑制剂,如环孢素 A 和 FK506 不会造成全面性的免疫抑制,发生感染的概率较小;术后 1 个月内如同一般心脏手术,以院内感染为主,2～6 个月通常是心脏移植患者免疫抑制最严重的时期,1 年后感染率减少。在日常生活中应注意以下环节。

(1) 避免和感冒患者或者传染病患者接触。

(2) 在流感高发季节或者服用抗排斥药物剂量较大时,避免到人群拥挤的地方如商场、火车站等。必须外出时,戴口罩保护自己。

(3) 勿同他人共用餐具、杯子、剃须刀等生活用品。外出住宿时避免使用公共浴缸。

(4) 宠物的喂养。首先必须确保宠物的健康,喂养的动物必须定期检查。最好不要亲自处理动物的排泄物,或者在处理时戴口罩、手套,处理完毕立即洗手。

(5) 游泳。禁止到湖泊或者池塘里游泳;心脏移植术后 6 个月,若体表无创口,可以在无污染源的海滨泳区游泳。

(四) 出院健康教育知识

47 心脏移植手术出院后如何进行自我观察?

心脏移植术后患者除了遵医嘱定期复诊外,在日常生活中的自我观察也是非常重要的。护士在行出院指导的时候,应着重强调这一点,并详细说明应该观察的细节。

(1) 发热:发热通常不是单独的疾病,而是发热性疾病的重要病理过程和临床表现。体温升高不超过 38 ℃为低热,38～39 ℃(不包括 39 ℃)为中等热,39～41 ℃为高热,超过 41 ℃为过高热。

对于心脏移植的患者来说,服用泼尼松期间,体温可能不会很高,但发热预示着可能发生了排斥反应或感染,所以当体温超过 37.2 ℃时,应及时就医,若发现病因,及早诊治。

对于一个正常人来说，发热可能是流感、感冒或者感染引起。对于心脏移植的患者，其免疫系统是被药物抑制的，所以发热可能是像多数人一样的感冒前兆，也可能是排斥反应的症状、特异性感染，或是药物的不良反应。

每个接受心脏移植的出院患者都应备一支体温表，护理人员教会其正确使用体温表和正确读取体温。当患者自觉发热或不适时测量体温。

在医生的指导下，可以按常规剂量使用退热药，如对乙酰氨基酚。两次用药时间间隔 6 h。不建议服用一些具有肝、肾毒性的药物，如美林，除非是医生的处方。

(2) 排斥反应的自我观察：高达一半的心脏移植患者可能会发生不同程度的排斥反应，尤其在心脏移植后的 1 年内，首次发作大多数在心脏移植术后的 6 个月内。排斥反应的发生并不意味着心力衰竭，也不意味着需要再次进行心脏移植，应进行有效监测，如对血药浓度、排斥反应的症状的监测，及时发现、及时治疗可以避免心力衰竭的发生。

排斥反应指免疫系统试图攻击新的心脏，因此心脏移植术后的患者需要终生遵医嘱服用抗排斥反应药物，但是服用药物并不能百分之百地防止排斥反应的发生，所以了解排斥反应的前驱症状对于防止严重排斥反应的发生有着举足轻重的作用。患者可从以下方面进行自我检测。

① 有疲惫感或者体质虚弱。

② 有发热的症状，体温在 38 ℃以上。

③ 在休息或者轻度到中度活动时出现呼吸困难的症状。

④ 心率增快或者心律不齐，如心脏逸搏、血压下降等。

⑤ 不明原因的体重增加(>2 kg/24 h)。

⑥ 手、脚、关节出现肿胀。

⑦ 身体不适感，食欲减退，类似流感的鼻塞、流涕、头痛、寒战等症状。

(3) 感染的预防：心脏移植患者术后长期服用抗排斥反应药物，抵抗力差。在术后的最初阶段尤其是 6 个月内，抗排斥反应药物的剂量较大，患者感染风险增高。

术后早期(尤其是前 3 个月)，三餐前后使用 2.5%的碳酸氢钠含漱液漱口和复方硼砂含漱液漱口可预防口腔感染。

日常生活中运用正确的方法洗手可降低感染的发生。用肥皂或者洗手液洗手时一定要面面俱到，尤其是一些容易隐藏细菌的位置，如指缝和指甲缝等。

要把握洗手的时间，如做饭和用餐前、如厕后、接触宠物后、为婴儿更换尿片后等。勿将手指放在嘴唇附近，防止细菌从口而入。

(4) 药物不良反应的自我观察如下。

① 糖皮质激素类药：糖皮质激素的不良反应与治疗的时间及药物在体内的蓄积量有很大的关系。主要的不良反应有体重增加、食欲增加、失眠、情绪波动大、高血糖、痤疮、多毛症、胃溃疡、骨质疏松等。服用糖皮质激素类药应在早上与食物同服较好，因为早上服用不影响睡眠，与食物同服可以减少对胃黏膜的损伤。服用期间应注意血糖的监测。

② 钙调磷酸酶抑制剂：较常见的不良反应有畏食、恶心、呕吐等胃肠道反应，牙龈增生伴出血、疼痛，约 1/3 的用药者有肾毒性，可出现血清肌酐、尿素氮增高及肾小球滤过率降低等肾功能损害、高血压等。牙龈增生一般可在停药 6 个月后消失。慢性、进行性肾毒性多于治疗后约 12 个月发生。有病毒感染时禁用本品，如水痘、带状疱疹等。

③ 抗代谢药：硫唑嘌呤可以引起全身过敏反应，如全身不适、头晕、恶心、呕吐、腹泻、关节痛、发热、寒战、肌肉痛、肝功能异常和低血压等。可能产生剂量相关性、可逆性的骨髓抑制，常见白细胞减少症，偶见贫血及血小板减少性紫癜。

硫唑嘌呤和糖皮质激素联用可增加器官移植受体对病毒、真菌和细菌感染的易感性。偶有恶心，餐后服药可缓解。

霉酚酸酯最常见的不良反应有胃肠道症状如腹泻、恶心、呕吐、便秘等，骨髓抑制反应如白细胞减少症、贫血、血小板减少等。感染的易感性增加，接受免疫抑制疗法的患者常采用联合用药的方式，服用霉酚酸酯联合应用免疫抑制剂时，有增加淋巴瘤和其他恶性肿瘤(特别是皮肤癌)发生的危险。这一危险与免疫抑制的强度和持续时间有关,而不是与某一特定药物有关。

48 心脏移植术后如何进行自我保健?

(1) 血压:血压是衡量每个人的血管弹性及心功能的一个指标。血压包括两个测量值:收缩压和舒张压。住院期间,指导患者和家属掌握测量血压的方法及注意事项。测量血压常用水银血压计和电子血压计。患者可以自己选择适合的血压计类型,但是患者在测量血压的过程中一定要注意血压测量的“五定”:定时间、定部位、定体位、定血压计、定人。

① 定时间:早晨睡醒时或者晚上睡觉前测量,但是必须在服用降压药前测量。每天1～2次,并且记录下数值,以便复诊的时候医生查看。

② 定部位:每次固定测量一侧上臂。

③ 定体位:测量时,固定一个体位,如平卧位或坐位。

④ 定血压计:每天使用固定的血压计测量。

⑤ 定人:特别是在使用水银血压计测量血压时,最好由固定的人测量。

术后高血压的患者,需遵医嘱服用降压药,同时应注意低钠饮食。

世界卫生组织建议每人每天摄入食盐量为5 g,包括了酱油、味精、咸菜、腌肉等食材中的盐分。一般20 mL酱油中含3 g食盐。高血压的患者,每天摄入食盐量不能超过5 g,若合并肾功能损害,则食盐摄入量须更低。不要吃含盐量高的食物,如泡菜、豆瓣酱、腐乳、腊肉、卤菜、火腿、罐头、零食等,应多吃新鲜蔬菜、水果。

(2) 体温:正常的腋温为36～37.1 ℃,一般情况下,体温升高者会自觉发热、疼痛、出汗、寒战等。测量患者体温的仪器一般有腋表、口表、肛表、电子体温计几种。体温测量的部位不一致,正常体温的范围也不一致。发热对于心脏移植患者来说是感染或者排斥反应的一个重要体征,所以患者监测体温时应注意以下事项。

① 每天至少1次。

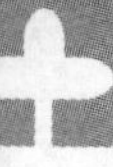

② 患者进食冷、热饮食或蒸汽吸入、面颊冷热敷等时须隔 30 min 后，方可进行口腔测温。

③ 沐浴、酒精擦浴应隔 30 min 后，方可进行腋下测量。

④ 灌肠、坐浴后 30 min，方可进行直肠测温。

⑤ 患者体温升高时服用药物一定要注意遵从医嘱，有些具有肝、肾毒性的药物是不能服用的，除非是医生允许的。

(3) 脉搏：正常情况下，脉搏的次数是同心率一致的。协助患者采取舒适的姿势，手臂轻松放于床上或者桌上；以食指、中指、无名指的指端按压桡动脉，力度适中，以能感觉到脉搏搏动为宜。一般患者可以测量 30 s，脉搏异常的患者，测量 1 min。若患者有紧张、剧烈运动、哭闹等情况，需稳定后测量。一般选择桡动脉测量，如果桡动脉不便测量，也可以选择颈动脉、肱动脉或者股动脉。患者在采用电子血压计测量血压时可以同时测出脉搏。

对于服用影响心率次数的药物如倍他乐克或者地高辛等，服用药物前一定要数脉搏，所以患者一定要学会自测脉搏。脉搏过慢，低于 60 次/分时，停服地高辛；脉搏过快，可能会是体温升高的原因，患者应该多注意。

(4) 呼吸：正常人的呼吸节律均匀、深浅适宜。正常成人呼吸频率为 12～20 次/分，儿童为 30～40 次/分，儿童的呼吸次数随年龄的增长而减少，逐渐到成人的水平。呼吸次数与脉搏次数的比例为 1∶4。患者一般不宜自测呼吸，相对来说，患者更容易感觉到呼吸费力或者缺氧等症状，这时患者要及时到院检查。

(5) 体重及腹围：指导患者每周测量体重及腹围 2～3 次，以便及时发现体重及腹围的改变。测量时也要用同一个秤，测量的时间一般为晨起排便后空腹测量为宜。

腹围的测量，一般在早晨排便空腹后，采用平卧位或者端坐位，穿贴身衣服即可，平静呼吸，用软尺测量经脐部一周的长度，测得的数据即为腹围。体重及腹围测量的数据应该像其他数据一样要记录下来(表 6-4)，可在每月固定时间如每月 1 号测量。

表 6-4 心脏移植术后体重与腹围观察表

日期	1 月	2 月	3 月	4 月	5 月	6 月	7 月	8 月	9 月	10 月	11 月	12 月
体重/kg												
腹围/cm												

体重或者腹围的突然增加或者减少可能是病情改变的指征。体重或者腹围突然增加可能是药物不良反应、心功能或者肾功能损害引起的水钠潴留;体重或者腹围的突然减少可能是脱水过多的现象,对心脏或者肾脏不利。这两种情况都要及时到医院复查。

(6) 运动:对于正常人来说,运动可以改善及促进人的身体健康,它可以使人的压力缓解从而使人精神愉快,规律的体育锻炼可以帮患者维持一个相对标准的体重。运动同时也可以预防一些骨骼系统的疾病(如骨质疏松等)。

对于心脏移植患者来说,运动后感觉劳累或者虚弱是正常的。患者术前长期卧床以及术后的长期治疗都是患者不能立即适应体育锻炼的原因。规律的体育锻炼以及良好的营养会促进患者早日回归到较正常的生活方式中。

患者术后的运动计划应该同医生协商,明确合适的运动时间以及增加运动量的时机。每个患者都有自己的特异性,所以开始体育锻炼的时间也是不一致的。一般情况下,移植术后的最初 6 个月,我们建议患者避免进行紧张的运动、搬运重物或者其他耗费体力较多的运动。

刚开始的运动一般以散步为宜,同时由于移植的心脏缺少神经支配,运动前后都要有预热活动。要避免摔跤、滑冰、踢足球等高风险以及容易受伤的运动。

不管心脏移植术后多久,运动时都要保持一个平和的心态,不能过度运动。运动过程中出现发热情况要引起重视,立即停止运动,及时到医院复查。以下是一些需要重视的症状。

① 胸部、颈部或者下颌有疼痛感或者压力。

② 非缺乏睡眠引起的疲劳加重。

③ 异常的呼吸困难。

④ 运动中或者运动后的头晕或者轻微的头痛。

⑤ 运动中或者运动后持续的心率过快或者心律失常。

(7) 避免过多的日光接触:心脏移植患者患皮肤癌的概率增高,几乎是正常人的 65 倍。免疫抑制剂的服用会增加这种危险概率。心脏移植患者感染皮肤癌的危险性与移植时的年龄和服用抗排斥反应药物的类型、时间及量有关系。另外还有一些因素与之相关,具体如下。

① 皮肤易被晒伤。

② 皮肤斑点多。

③ 金黄色或者红色头发。

④ 蓝色、绿色或者黄褐色眼睛。

⑤ 暴露在太阳下的时间长。

⑥ 皮肤癌的家族史。

⑦ 皮肤癌的病史。

大部分皮肤癌在发现及时的情况下都可以治愈。心脏移植患者每个月都要检查皮肤。观察皮肤上有无淡红色的斑点、皮癣、出血点、色素痣等的出现。如果有这些改变,要及时到医院就诊。

患者在外出时要避免强日光照射,可以选择涂抹防晒霜(SPF30 或以上)、打遮阳伞或者戴遮阳帽这类的措施保护,并且尽量避免在夏季太阳光最强的时候(早晨 10 点至下午 4 点)外出。

(8) 骨质疏松的预防:心脏移植术后的患者比正常人更易患骨质疏松。除了常规的年龄、性别及遗传等因素外,部分抗排斥反应药物(如泼尼松、环孢素、他克莫司等)的服用也与骨质疏松有关,尤其是术后 6～12 个月,这个时期免疫抑制剂的水平是很高的,可以采取一些措施来预防骨质疏松。

① 膳食营养丰富均衡并且富含维生素 D。

② 积极而规律的体育锻炼。

③ 健康的生活方式,避免吸烟和喝酒。

④ 定期行骨密度测试。

⑤ 如果证实有骨质疏松,可以遵医嘱服用药物。

(9) 疫苗的接种:接种疫苗是每一个人生活中的重要组成部

分。成年心脏移植患者或许在移植前已经接种了必需的疫苗,但是婴幼儿和儿童还没有接种国家规定的疫苗。对于需要接种的患者,需要注意以下问题。

① 不能接种活疫苗。一旦心脏移植患者接种活疫苗会引起严重的病毒感染,这是由于活疫苗中包含一部分减弱的活病毒。心脏移植患者禁止接种的活疫苗包括口服脊髓灰质炎疫苗(糖丸)、麻腮风三联疫苗、水痘病毒疫苗。同时,国外的一些移植中心建议心脏移植患者尽量避免接触接种这些疫苗的患者。

② 可接种流感灭活疫苗。其中包含了1年中最常见的3种流感病毒株。接种这种疫苗可以降低患者患流感的概率。在注射疫苗之前,若患者发热,或者最近3个月接受过疫苗注射或者抗排斥反应冲击疗法的,需要重新选择时间来注射。有以下情况的患者不能接受流感疫苗:对蛋类严重过敏者;以前注射流感疫苗过敏者;患有格林-巴利综合征的患者。

③ 疫苗的接种一定要在告知医生病史,经医生同意后方可注射。

(10) 营养:摄入均衡的膳食营养对每一个人都是很重要的,健康的饮食可以促进人的健康,不合理的饮食可以使健康人生病。对于心脏移植术后的患者来说,营养的均衡摄入以及注意事项对其身体的恢复至关重要。

健康的膳食,不仅仅包括水果、蔬菜、所有的谷类、低脂或者无脂牛奶,还应该包括瘦猪肉、家禽、鱼、蛋、干果及豆类食品。从营养元素上来讲,健康的饮食应该高维生素、高热量、高蛋白、低胆固醇、低饱和脂肪酸。良好的营养对于心脏移植患者的康复很重要。伴随着患者病情的康复,更多的营养有利于促进手术切口的恢复、肌肉组织的恢复以及提高患者抵抗感染的能力。移植术后,患者的膳食应该是高热量和高蛋白饮食,以此来促进肌肉组织和体内蛋白质水平的恢复。患者在饮食方面会遇到一些问题,如没有食欲、感觉恶心或者腹胀、口味的改变。

① 如果术后食欲不好,可以尝试少食多餐,两餐之间吃一些高热量、高蛋白的点心或者小吃,也可以饮用一些高热量的牛奶和果

汁。

② 如果患者总是感觉腹胀，同样可以少食多餐。尽量避免产气的食物，可以食用高蛋白、高碳水化合物饮食，避免含脂肪过多的食物，避免在吃饭时饮水。

③ 如果患者总是感觉恶心，吃富含碳水化合物的食物如面食、谷类、水果等可以使患者减轻这些不适。饮用一些含有姜汁的无酒精饮料或者含有柠檬酸的苏打水，可以减轻这些不适症状；避免辛辣和油腻的食物。如果恶心的不适症状持续不能缓解，可以告知医生，给予药物治疗。

④ 如果患者的口味改变，可以尝试在做菜的时候添加一些调料来增加食物的香味。腌制的肉类、家禽或者鱼类也可刺激患者的食欲，但腌制食品应尽量少食用。如果患者口里总是有异味时，可以饮用冰饮料或者含一些口香糖。

心脏移植术后，患者在饮食方面的禁忌不多。如果患者有高血糖或高血压，可按照高血压或者糖尿病患者的饮食指南加以调整。部分抗排斥反应药物的作用会受到葡萄柚或者葡萄柚汁的影响，特别是服用环孢素和他克莫司的患者。对于服用这两种药物的患者，移植中心建议避免食用各种形式的葡萄柚或者含有葡萄柚成分的果汁。

患者在术后加强营养的同时，也要注意控制体重。肥胖同样也是心脏病和糖尿病的诱因。

心脏移植术后的患者大部分血钾水平偏高。高血钾可能是抗排斥反应药物的影响，也可能是肾功能不全的影响。高血钾同样会引起心律不齐。心脏移植术后的患者要定期监测自己的肝肾功能、电解质，血钾水平偏高时要限制自己膳食中钾的摄入量。

(11) 性生活和生育。

① 性生活：心脏移植患者移植前均为晚期慢性心力衰竭患者，由于心功能的下降、长期应用利尿剂及血管活性药物、体力下降及心理压力等，性功能均普遍下降，勃起功能减弱甚至丧失。

术后早期由于手术创伤、药物用量较大和心理因素等影响，通常无明显的性生活需求，而随着体力恢复和各种药物的减量，性欲较术前增强。移植后半年以上，免疫抑制剂进一步减量，性功能多可恢复到心脏移植前水平，但并不是所有的患者都能正常地恢复性生活，这个与术后的并发症、体力和夫妻之间的态度都有一定的关系。

心脏移植患者比正常人群更容易感染性传播疾病(STD)，因此性安全对于心脏移植患者很重要。建议患者采取保护性措施：a. 性生活前后都要清洗生殖器；b. 尽量使用避孕套；c. 避免过于混乱的性生活；d. 夫妻双方任何一人有生殖器疼痛、周围长红疹或者有异味的分泌物时，禁止进行性生活。

② 生育：女性移植患者术后早期是不适宜怀孕分娩的。许多移植中心建议患者使用避孕套、子宫帽。这些措施既可以避免怀孕，也可以避免性传播疾病的发生。国外一些移植中心也同意患者使用小剂量的避孕药，但是这些药物会使患者发生高血压、抑郁、冠心病等的危险性升高。服用环孢素的同时吃了避孕药的患者，环孢素的药物水平会提高。此外，正确服用避孕药可以避免怀孕但是不能降低 STD 的发生。

在美国和我国均有心脏移植的患者成功生育的例子，但是怀孕和生育对于心脏移植患者都是一个挑战。生育前的咨询对于患者和后代都是很重要的。一般情况下，移植术后 2 年内是不适合生育的。

女性心脏移植患者怀孕前，一定要了解自己的身体状况、药物服用的稳定情况，最好在取得医生同意的前提下，再怀孕生育。同时，在怀孕期间，不仅要定期产检，了解胎儿的发育情况，同时也要定期检查自己的各项指标是否正常，这对于患者和胎儿都是非常重要的。

(12) 心理变化：心脏移植技术日益成熟，已经成为终末期心脏病患者唯一有效的治疗手段。心脏移植手术为患者带来了一次新的生存机会，但同时也给患者带来了一系列的心理问题，如焦虑、抑郁，甚至幻想、幻听、行为改变等精神症状。焦虑和抑郁可增加患者的病死率及并发症。由于中国传统的观念认为“心”不仅是一个生理器官，而且还主宰着人的性格和行为等方面的变化，因此，心脏移植术后患者的心理问题多样化，明显不同于其他疾病。

每位移植患者遇到的心理问题并不完全相同，普遍存在的问题包括以下方面。

① 感觉悲伤、抑郁、愤怒、焦虑或者不安。

② 频繁哭泣或者容易哭泣。

③ 不能集中精神。

④ 睡眠紊乱，睡眠时间过长或者入睡困难。

⑤ 情绪改变。

⑥ 食欲改变。

⑦ 心理排斥。

心理排斥是心脏移植患者的普遍反应，患者在移植后时刻感到不属于自己的物体进入了体内，与自身的功能不协调，自身的完整统一性遭到破坏。大部分患者认为移植的心脏是一个活生生的人在自己体内，这种心理暗示可影响患者的人格和自我感知。

(13) 经济负担:心脏移植手术费用较高，且很多收费不在医保报销范围内，术后长期服用免疫抑制剂让患者承受着很大的经济压力，甚至有部分患者因为没有足够的费用而放弃了获得第二次生命的机会。

指导患者在复查的时候将心理改变详细地告知医生，以排除器质性疾病造成的影响。心脏移植术后患者也要努力调整自己的状态，使自己适应新的生活状态。

(李燕君)

四、甲亢性心脏病

(一) 甲亢性心脏病的基础知识

49 什么是甲亢性心脏病?

甲状腺素(T3、T4)调节人体组织的新陈代谢，影响智力发育、人体生长和骨骼发育。心脏是甲状腺素主要的靶器官，过多可降低周围血管阻力，增强心肌收缩力、增快心率和增加心排血量。在过量甲状腺素的长期作用下，会出现心脏扩大、心房纤颤、心绞痛、病窦综合征甚至心肌梗死等并发症。

甲亢伴有心律失常、心脏扩大和心力衰竭称为甲状腺功能亢进性心脏病，即甲亢性心脏病，简称甲亢心，占甲亢患者的 10%～22%。患病年龄跨度大，从 15 岁到 73 岁；病程长短不一，最长达 34 年，最短仅有半个月，平均病程为 10.26 年，男性平均病程为 6.65 年，女性平均病程为 9.15 年。

50 甲亢心的病因是什么？

甲状腺功能亢进，简称甲亢，可引发心脏的异常，但不少甲亢患者可同时伴有原来已经存在的心脏病，如动脉硬化性心脏病、高血压性心脏病、风湿性心脏病以及先天性心脏病等。

甲亢经过处理治愈以后，其中 60% 患者的心脏症状未经特殊治疗也可随甲亢的好转而缓解。

甲亢心治疗效果的关键在于早期诊断、尽快控制甲亢。对甲亢本身的治疗一般分为抗甲状腺药物、甲状腺次全切除术和放射性碘治疗。

多数甲亢心在甲亢治愈后心脏病变亦逐渐恢复，不仅心律失常消失、心力衰竭不再发生，且增大的心脏可恢复正常。少数患者由于治疗过晚，病情迁延，致使心脏病变不可逆转而遗留永久性心脏扩大、心律失常或房室传导阻滞等，此类患者甲亢虽已控制但预后仍差。个别患者及年龄较大者可因病情严重或治疗不当而死于心力衰竭或心律失常，甚至发生猝死。

关键在于对甲亢做出早期诊断，并及时给予适当的治疗，对有早期甲亢心迹象的患者应尽快控制甲亢。

51 甲亢心的临床表现有哪些？

(1) 心律失常。

① 心房纤颤最常见，有 5%～15% 的甲亢患者并发心房纤颤，多为阵发性，洋地黄类药效果不佳，在控制甲亢后，可使用其他药物控制。

② 窦性心动过速，心率一般在 90～120 次/分。当心率达到 180～200 次/分时，需警惕甲亢危象。

其他类型的心律失常有：房性期前收缩、阵发性心动过速、心室扑动。

(2) 心脏扩大:病程较长且严重的患者中,由于甲状腺素的作用和原有心脏病的影响,引起心脏扩大,在甲状腺功能恢复正常后可以改善或逆转。

(3) 心力衰竭:多发生在原先有器质性心脏病的甲亢患者中,发生率约为6%,年龄大于60岁、病程长者更易发生,这可能与甲亢状态下心肌负荷过重等因素有关。以右心衰竭多见。

52 甲亢心的治疗方法有哪些?

对甲亢本身的治疗分为抗甲状腺药物(如硫酰胺类、锂盐、碘化物、免疫抑制剂等)、甲状腺次全切除术和放射性碘治疗。

(1) 抗甲状腺药物治疗甲亢:硫酰胺类常用药有甲巯咪唑、丙硫氧嘧啶。最危险的并发症是粒细胞缺乏症,多发生在用药后1~3个月内。

临床用于治疗甲状腺疾病的碘剂有复方碘溶液、10%碘化钾等。小剂量碘剂可纠正因缺碘造成的甲状腺肿大,大剂量碘剂可阻滞甲状腺素的释放,常用于治疗甲状腺危象。

(2) 放射性碘的治疗如下。

放射性碘的适应人群有:①器质性心脏病的甲亢,为了防止复发;②抗甲状腺药物治疗效果不佳的老年患者;③曾1次或数次行甲状腺次全切除术而甲亢复发者。

禁忌人群有年龄较小、孕妇或有甲状腺癌可能者。

(3) 心脏病的治疗:心力衰竭者应卧床休息,限制钠盐和水的摄入,间断吸氧。必要时应用正性肌力药物,应与抗甲状腺药物同时应用,否则心力衰竭症状不能得到满意的控制。

(二) 术前健康教育知识

53 甲亢心的术前准备有哪些?

(1) 一般采用甲状腺次全切除术,它为全麻手术,术前常规禁食禁水。

(2) 心理准备。因甲状腺次全切除术后需长期服药,患者需做好心理准备。

（三）术后健康教育知识

54 甲亢心手术后的并发症有哪些？

（1）出血：切口出血可引起呼吸困难和窒息。

（2）甲状腺危象：多发生在术后 12～36 h，症状有高热、脉搏快而弱、烦躁、谵妄、呕吐等。

（3）喉返神经损伤：可导致失声或呼吸困难。

（4）甲状旁腺损伤：可引起低钙血症，需终生服用钙剂。

55 手术后护理要点有哪些？

（1）早期卧床休息，避免剧烈咳嗽。

（2）出现呼吸困难、胸闷、气急、哮喘等症状时应立即吸氧，随时做好气管插管准备。

（3）注意引流血量和咯血量，甲状腺手术后出血量较少，累计小于 100 mL，若突然出现引流血量增加，应立即报告医生，紧急抢救。

（四）出院健康教育知识

56 甲亢心手术出院后应注意哪些事项？

定期复查甲状腺、甲状旁腺功能以及心功能，不适随诊。

五、唐氏综合征合并先天性心脏病

（一）唐氏综合征的基础知识

57 什么是唐氏综合征？

唐氏综合征，又称 21-三体综合征，是患者第 21 对染色体出现的三体变异现象，会导致学习障碍、智力障碍等情况（图 6-3）。

约 750 个新生婴儿当中就有一个患有唐氏综合征，患病率与生活、教育水平或家庭背景等无关，与年龄过轻及高龄产妇有关。20 到 24 岁之间，患病率为 1/1250，35 岁为 1/400，40 岁为 1/106，45 岁为 1/25，49 岁为 1/11。

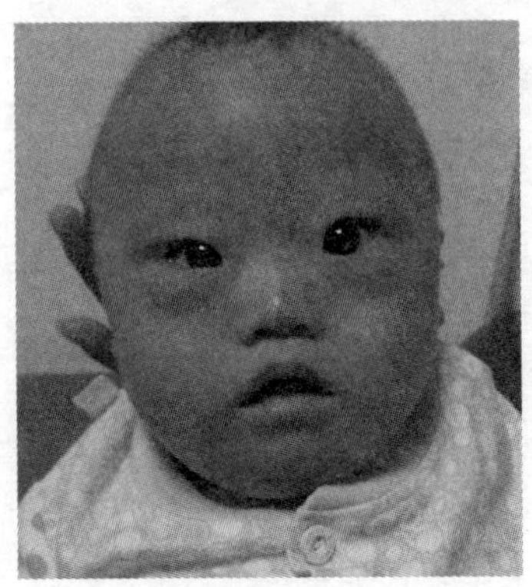

图 6-3　唐氏综合征患儿

58 唐氏综合征的主要病因有哪些?

主要病因为患者第 21 对染色体出现三体变异现象,多余的染色体可来自母亲或父亲,比例为 4∶1。

59 唐氏综合征的症状和体征有哪些?

大部分唐氏综合征患者均有轻至中度智力障碍,在适应能力及学习能力上均会有不同程度的发育迟缓。有较大概率患有心脏病、弱视、弱听、甲状腺偏低、扁平足等,而外表上会有扁鼻、眼睛上斜等。

60 唐氏综合征患者的生存状况如何?

早年患者平均寿命只有 20 岁左右,现在经对症治疗平均寿命已经增加到 50 岁左右。唐氏综合征患者若能及早接受教育和训练,同样可以发挥个人所能,甚至有的患者通过努力完成了四年制大学学业,公开就业。

61 唐氏综合征与先天性心脏病的关系如何?

唐氏综合征患儿合并先天性心脏病比例高达 40%,常见的有室间隔缺损、房间隔缺损等,需进行手术治疗。

(二) 术前健康教育知识

62 唐氏综合征患儿术前准备有哪些?

同先天性心脏病术前准备。

（三）术后健康教育知识

63 唐氏综合征患儿心脏手术后喂养时的注意事项有哪些？

唐氏综合征患儿口腔硬腭窄小，舌头突出嘴巴外，嘴唇、舌头和两颊等处肌肉张力低，患儿无法含紧奶嘴。吸吮力弱的患儿将食物在口腔翻动和咀嚼也可能较困难。

喂母乳时，可使患儿身体直立，用手指或乳头轻点患儿脸颊或嘴唇，诱导其吸吮反射；喂配方奶时，选择适宜的奶嘴和奶瓶，软性塑料奶瓶或塑料袋容易挤压，对吸吮力弱的患儿较有帮助。住院期间可采用注射器喂养。喂食频率可根据患儿的需要采取少食多餐原则。

（四）出院健康教育知识

64 唐氏综合征患儿出院后应注意哪些事项？

同先天性心脏病患儿出院注意事项，因患儿先天口腔小，肌肉张力低，喂养时应避免呛咳。父母再次生育时，胎儿患上唐氏综合征的概率不会增加，可于孕早期（9～13 周）和孕中期（14～21 周）进行筛查。

（曾　珠）

六、冠心病合并糖尿病患者的护理

（一）冠心病合并糖尿病的基础知识

65 什么是糖尿病？

糖尿病是一种常见的内分泌代谢疾病，是由多种原因引起胰岛素分泌或作用的缺陷，或者两者同时存在而引起的以慢性高血糖为特征的代谢紊乱。持续高血糖可引起全身各器官组织的损伤。

有糖尿病症状＋随机血糖≥ 11.1 mmol/L（约 200 mg/dL）；

空腹血浆葡萄糖≥ 7.0 mmol/L（约 126 mg/dL）；

OGTT 2 h 血浆葡萄糖≥11.1 mmol/L(约 200 mg/dL)。

诊断时应注意以下方面。

(1) 除非有显著的高血糖伴急性代谢失代偿症状,否则应在另外一天重复试验再次确认。

(2) 血糖为静脉血浆葡萄糖。

(3) 随机是指一天当中的任意时间,而不考虑进餐时间,空腹是指至少 8 h 无能量摄入。

(4) 随机血糖不能用于诊断 IGT(糖耐量降低)和 IFG(空腹血糖受损)。

(5) 诊断标准应在非应激状态下进行,尿糖测定不能用于诊断。

66 糖尿病的早期症状有哪些?

(1) 多尿:血糖升高引起渗透性利尿作用导致尿量增多,患者一天尿量可达 2~3 L,但老年人和有肾脏疾病者,多尿可不明显。

(2) 多饮:由于多尿失水,使患者口渴而饮水多。

(3) 多食:机体不能充分利用葡萄糖,大量的葡萄糖从尿中排出,为补充损失的糖分、维持机体的日常活动,患者常多食善饥。

(4) 体重减轻:主要是由于机体不能充分利用葡萄糖产生的能量,且蛋白质和脂肪消耗增多,引起消瘦、乏力。

(5) 乏力、视物模糊等(图 6-4)。

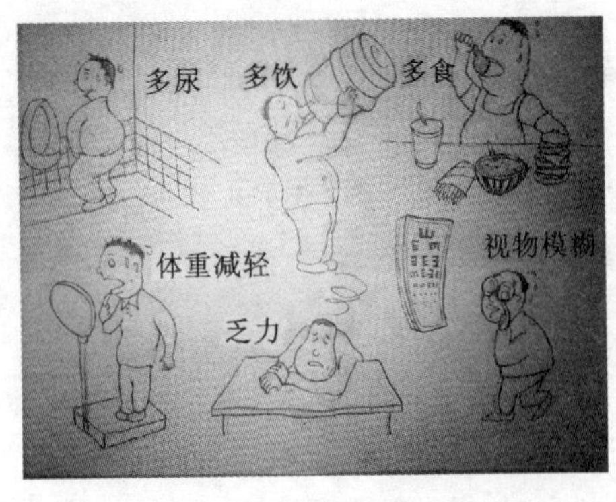

图 6-4 糖尿病的早期症状

67 冠心病合并糖尿病的特点是什么?

冠心病合并糖尿病时,冠状动脉粥样硬化更严重且常为弥漫性病变,主要特点有以下几点。

(1) 冠心病症状不典型。由于糖尿病患者常合并神经病变,疼痛感觉迟钝,1/3 以上的患者没有典型的心绞痛表现,甚至发生无痛性心肌梗死,容易贻误病情。

(2) 往往还伴发其他疾病,如高血压、血脂异常、肥胖、脑卒中、痛风等。

(3) 冠状动脉病变严重,往往为多支病变,心肌梗死后合并心力衰竭、休克、心脏破裂及复发性心肌梗死概率高。

68 糖尿病患者为何易得冠心病?

(1) 胰岛素通过自身的生长刺激作用刺激其他生长因子,使成纤维细胞核和血管平滑肌细胞中脂质合成增加。

(2) 胰岛素通过增加对水和钠的重吸收,可增加循环血量,兴奋交感神经系统,通过儿茶酚胺作用升高血压。

(3) 胰岛素抵抗和高胰岛素血症会引起脂类代谢紊乱,加速动脉粥样硬化的进程。

(4) 胰岛素抵抗可导致高血糖,高血糖可使血管壁更易摄取脂质,也可阻碍脂类代谢的受体途径,加速动脉粥样硬化。

(二) 术前健康教育知识

69 冠心病合并糖尿病的综合治疗有哪些?

(1) 降糖治疗:口服药主要包括磺脲类和双胍类。胰岛素治疗。

(2) 降压治疗:目前可选择的药物主要有 β 受体阻滞剂、钙离子拮抗剂、血管紧张素转换酶抑制剂、利尿剂、血管紧张素Ⅱ受体拮抗剂。联合治疗控制血压效果好。

(3) 降脂治疗:若无他汀类药物的禁忌证,可使用他汀类调脂药。

(4) 抗凝、抗血小板聚集、溶栓治疗:抗血小板聚集药物主要有阿司匹林、氯吡格雷和替罗非班等,它们能抑制血小板聚集,避免血栓形成堵塞血管。阿司匹林作为首选,可用于糖尿病患者心血管疾病的一级预防和二级预防。抗凝药物有低分子肝素,主要用于急性冠脉综合征患者的急性期治疗,能降低此类患者急性期死亡和再梗死风险。

(5) 抗心肌缺血治疗:早期使用药物可改善心肌缺血,纠正心力衰竭。抗心绞痛药物(硝酸酯类、β受体阻滞剂)如依姆多、欣康、倍他乐克等,在改善心肌缺血、缓解心力衰竭等方面都有明显效果。

(6) 生活方式干预:可从饮食、运动和心理等方面干预。

70 冠心病合并糖尿病的饮食该如何管理?

(1) 控制总热量,维持正常的体重:应多吃粗粮,单糖及双糖等应适当控制,尤其是高脂血症和肥胖者更应注意。

(2) 限制脂肪:忌食动物脂肪,烹饪时多使用植物油,控制胆固醇的摄入。可食用精瘦猪肉、鱼类。忌高胆固醇的食物,如全脂乳、奶油、蛋黄、肥猪肉、动物内脏、黄油以及猪油等。

(3) 适量的蛋白质:每天食物中的蛋白质以每公斤体重不超过1 g为宜,应选用牛奶、鱼类和豆制品等优质蛋白质。

(4) 低盐饮食:对合并高血压者尤为重要。

(5) 供给充足的维生素和微量元素,饮食多样化。注意多吃蔬菜、水果等富含纤维素的食物。

71 冠心病合并糖尿病如何进行适量运动?

鼓励患者参加适当的体力劳动和体育锻炼。活动时应坚持适量、经常性和个体化的基本原则。以选择适量的、全身性的、有节奏的有氧运动为宜,如快走、慢跑、游泳、跳舞、爬楼梯等,避免做重体力或竞赛性活动,每周应至少保持 150 min,以患者能承受并不诱发心肌缺血为宜。

72 冠心病合并糖尿病术前血糖控制策略是什么?

早期干预和平稳降糖是血糖控制的核心策略,最常用的是REACH 策略。强调个体化治疗,灵活掌握降糖治疗的目标值。

R(risk factors management)——多重危险因素的良好控制。影响糖尿病患者心血管病变发生的因素很多,高血糖只是其中之一，对糖尿病患者多重危险因素的综合控制是减少大血管并发症和死亡率的基础，包括戒烟、日常生活方式的改变、控制血压（≤130/80 mmHg）、他汀类药物治疗（低密度脂蛋白≤100 mg/dL）、阿司匹林的应用等。

E(early intervention)——早期干预。降糖不是越低越好，而是越早越好。糖尿病对心脏靶器官的损害存在一种记忆现象，即糖尿病持续一段时间后，即使通过各种干预措施使血糖恢复正常，也不能阻止其心脏损害的发展，称之为糖尿病降糖治疗的有效时间窗口（代谢记忆现象），故对于冠心病合并糖尿病患者的降糖治疗应该尽早进行。

A(all-aspect glucose control)——全面血糖控制。糖化血红蛋白作为监测血糖水平的金标准，它反映血糖的长期控制水平，但并不能作为唯一的反映血糖水平的指标，餐后血糖、空腹血糖及血糖水平波动均与患者心血管预后密切相关，因此在降糖治疗中，应重视并实施血糖的全面控制。

C(combination rationality)——合理选择，联合应用。个体化治疗是关键，在选择药物时应注意是否会增加心血管风险，特别是13岁之前的儿童和高龄患者。

H(hypoglycemia prevention)——低血糖的预防。低血糖是心血管死亡的重要危险因素，因此，应采取安全积极的降糖治疗，预防低血糖，避免因低血糖而增加患者的心血管危险。

73 冠心病合并糖尿病患者的血糖、血脂控制目标是什么？

血糖应控制在7.8～10 mmol/L，糖化血红蛋白小于7%。

LDL-C（低密度脂蛋白胆固醇）降至2.07 mmol/L（约80 mg/dL）或较基线状态降低30%～40%。

HDL-C（高密度脂蛋白胆固醇）大于40 mg/dL（男性）或大于50 mg/dL（女性）。

TG（甘油三酯）小于150 mg/dL。

74 冠心病合并糖尿病术前应做哪些检查？

(1) 应完善冠心病相关检查：心电图、平板运动试验、动态心电

图、心肌核素扫描、冠状动脉造影、超声心动图和血管情况的检查等。

(2) 应完善糖尿病相关检查：血浆葡萄糖浓度、空腹血浆葡萄糖浓度、OGTT 2 h 血浆葡萄糖浓度、尿糖、尿酮体、电解质、血脂及糖尿病可能损伤的各个脏器功能的检查。

(3) 一般外科手术术前检查：大小便常规、血常规、凝血功能、血型、胸部 X 线、相关脏器彩超等。

(三) 术后健康教育知识

75 冠心病合并糖尿病患者手术有风险吗?

冠心病合并糖尿病患者的血管条件较差，冠状动脉粥样斑块较非糖尿病患者更不稳定，炎症处于激活状态，加之心肌营养障碍，神经末梢对痛觉迟钝，痛觉症状不明显，容易耽误治疗，术后易发生心律失常、低心排血量综合征，胸部及下肢伤口感染发生率也较非糖尿病患者明显增高。

因为体外循环手术，冠心病合并糖尿病的患者术后可出现严重的应激性血糖升高，这种情况可产生有害病理效应，导致高渗状态的发生，增加血容量，加重心脏负荷，损害肾小管的上皮细胞，引起电解质、酸碱平衡紊乱，延长脱机时间，导致多种并发症的发生。

76 如何减少冠心病合并糖尿病术后并发症的发生?

术后前 24 h 内是控制血糖的关键时期，早期高血糖者用胰岛素控制血糖，维持血糖水平稳定，逐渐过渡到术前的糖尿病治疗方案。胰岛素初用剂量为患者每日的基础需要量，以后根据血糖、尿糖检测结果及时调整每日用药剂量。可用微量输液泵控制静脉用药，血糖控制不佳者后期可请内分泌科医生安装皮下胰岛素泵治疗。

(1) 急性高血糖会导致心肌对缺血预适应能力减弱或消失，须高度警惕有无心肌缺血和心肌梗死的出现。

(2) 正确合理地应用血管活性药物，维持血流动力学的稳定，密切观察末梢循环，小便的颜色、性状和量，警惕有无低心排血量综合征的表现。

(3) 未拔除气管插管前可应用胰岛素控制血糖，拔管后能进食的患者可根据病情选择合适的降糖药物，根据血糖值积极调整胰岛素剂量。

(4) 密切观察意识、瞳孔和肢体活动情况。强化使用胰岛素的同时注意防止因低血糖的发生而引发严重的脑损害。

(5) 有研究表明，术后血糖＞12.2 mmol/L 的患者感染并发症的概率是血糖正常者的 5 倍，血糖水平的调整对伤口愈合很重要。同时应重视生活护理，保持皮肤的清洁和完整，做好伤口护理和管道护理，减少感染风险。

(6) 提供心理支持。

77 为什么冠心病合并糖尿病患者术后恢复慢？

(1) 高血糖引起组织细胞的高渗状态，不利于细胞生存，导致组织的再生修复功能受损，从而造成伤口延迟愈合。

(2) 高糖环境利于细菌的生长，同时高糖环境下白细胞的吞噬作用减弱，杀伤力下降，预防感染的能力下降，术后机体抵抗力下降，细菌就会乘虚而入，导致感染。

(3) 高血糖使血管易硬化阻塞、小动脉的血管壁增厚、血管腔狭窄引起缺血、血液循环不畅，高血糖使术后再次发生心肌梗死和心律失常的风险增加。

(4) 高血糖可加重脑组织的损伤。

78 口服降糖药和皮下注射胰岛素哪一种方法更好？

口服降糖药与皮下注射胰岛素都是治疗糖尿病的措施，二者不可相互代替且都存在副作用。患者须根据自己的病情选择给药方式。

口服药具有服用方便、痛苦小的优点，使用受限，适用于 2 型糖尿病，没有严重肝肾功能损害或并发症者。胰岛素治疗是目前疗效最可靠的治疗方法，并且不良反应少。1 型糖尿病或 2 型糖尿病出现并发症或肝肾功能损害不能使用口服药物的患者适合使用胰岛素治疗，但其缺点是药物需冷藏保存，注射给药时，穿刺有疼痛感。

79 胰岛素笔的剂型如何区分?

表 6-2 为各种剂型胰岛素笔一览表。

表 6-2 各种剂型胰岛素笔一览表

分类	通用名	商品名	作用时间			
			起效时间/min	最大浓度/h	作用持续时间/h	注射时间
胰岛素类似物	门冬胰岛素注射液	诺和锐	10～20	1～3	3～5	临餐注射
	门冬胰岛素30注射液	诺和锐 30	10～20	1～4	≤24	临餐注射
	地特胰岛素	诺和平			24	睡前注射
人胰岛素	生物合成人胰岛素注射液	诺和灵 R	≤30	1.5～3.5	7～8	睡前 30 min 注射
	精蛋白生物合成人胰岛素注射液	诺和灵 N	90	4～12	≤24	餐前 30 min 注射
	精蛋白生物合成人胰岛素注射液(预混 30 R)	诺和灵 30 R	≤30	2～8	≤24	餐前 30 min 注射
	精蛋白生物合成人胰岛素注射液(预混 50 R)	诺和灵 50 R	≤30	2～8	≤24	餐前 30 min 注射

80 为什么胰岛素笔的针头不能重复使用?

(1) 针头反复使用针尖会磨损,甚至形成肉眼不宜发现的弯曲,在进针和拔针时会导致注射部位擦伤,增加患者的疼痛感。

（2）重复使用针头可能会出现针头的折断，部分针头存留在人体内会引起严重的后果。

（3）针头内残留的胰岛素会形成结晶，影响下一次的注射效果。

（4）重复使用变形的针头会造成皮下组织的微型创伤，导致皮下组织增生和硬块的产生。

（5）重复使用针头时，注射完毕不把针头卸下来会导致空气中以及针尖上的细菌通过针管进入笔芯，污染药液，增加感染的风险。

（6）温度变化时，胰岛素体积的变化会使药液从针头处流失，导致浪费，同时影响药效。

（四）出院健康教育知识

81 冠心病合并糖尿病出院后用药方面注意事项有哪些？

（1）根据医嘱规律、规范地用药，勿随意更改剂量，更换药物。

（2）按时按量用药，勿漏服、多服、擅自停服。

（3）勿随意选择中成药，在医生指导下合理用药。

（4）用药期间定期复查相关检查，注意观察药物的不良反应，如服用抗凝、抗血小板药物时，注意观察有无血尿、黑便、难以止住的牙龈及鼻腔出血。服用他汀类药物时是否有肌肉疼痛或肌无力、恶心、呕吐等，若有，则及时就诊。

82 患者自己如何监测血糖？

（1）强调正确采血方法及时间的准确性。空腹血糖指空腹 8 h 后的血糖。餐后 2 h 血糖指从吃饭第一口开始计时，中途不能进食任何东西，经过 2 h 测血糖，睡前血糖一般指晚上 9—10 时的血糖值，随机血糖指一天中任何时候（包括以上各时间）的血糖检查。

（2）对于新诊断的、使用胰岛素泵或强化治疗的患者，增加监测次数，强调每天需监测 5～8 次。

（3）血糖控制达标或血糖控制不佳的患者应该增加监测次数，可监测血糖 4～7 次/天。

（4）采用单纯饮食控制或口服降糖药治疗的患者，血糖控制稳定后每月监测 2～4 次；血糖控制未达标时，需每周不同时间至少监测 4 次。

(5) 病情稳定的胰岛素治疗的 2 型糖尿病患者，提倡每周监测 1～2 天，每天测 4 次。

(6) 开始新的饮食方法、运动前后、旅行时，调整胰岛素剂量或次数，有低血糖症状、怀孕或打算怀孕时要适当增加监测次数。

(7) 根据病情、医护人员的建议及自己的需要随时监测。

83 患者自己如何注射胰岛素?

(1) 注射前清洁双手。

(2) 注射时胰岛素的温度应接近室温。

(3) 注射混悬型胰岛素时，先上下倒置、充分混匀。

(4) 注射前排尽药液和针头中的气体。

(5) 选择无感染、损伤、脂肪增生的部位注射。

(6) 消毒注射部位，待酒精完全挥发后，捏起皮肤，使针头与皮肤成 90°(正常体重和肥胖的成年人)或 45°(儿童和消瘦的成年人)角，快速进针。

(7) 注射完成后至少等待 6 s 后再将针头拔出，有利于药液充分吸收，注射完毕后立即取下针头，观察注射部位。

84 如何进行胰岛素注射的自我管理?

(1) 正确合理地选择注射部位，优先选择腹部，其次是大腿、臀部和手臂，注意经常轮换注射部位。

(2) 选择合适直径和长度的针头。

(3) 胰岛素类型及作用时间种类繁多，需准确掌握所用胰岛素的注射方法及注意事项。

(4) 不可重复使用针头。

85 如何进行血糖的自我管理?

(1) 饮食管理：合理膳食结构，控制总热量，严格限制各种甜食的摄入，严格定时进食。食物多样化，改变做菜方式，尽量以蒸、煮、凉拌为主，少放油，学会自己烹调，长期坚持。少吃煎炸食品，少喝咖啡、茶，禁烟酒。

(2) 根据病情制订合理的运动方案,长期坚持,持之以恒。

(3) 调整好情绪,保持良好愉悦和积极的心态。

(4) 减轻体重,保持生活规律。

(5) 在医生指导下正确用药。

(6) 定期复查血脂。

(徐　芬)

第七章 特殊治疗及检查

一、心电监护

(一) 心电监护的基础知识

1 什么是心电监护?

心电监护仪(图 7-1)是监测人的生命体征的一种精密仪器。使用心电监护仪对患者进行持续监护,目的是通过实时监控来了解患者的各项生命体征。

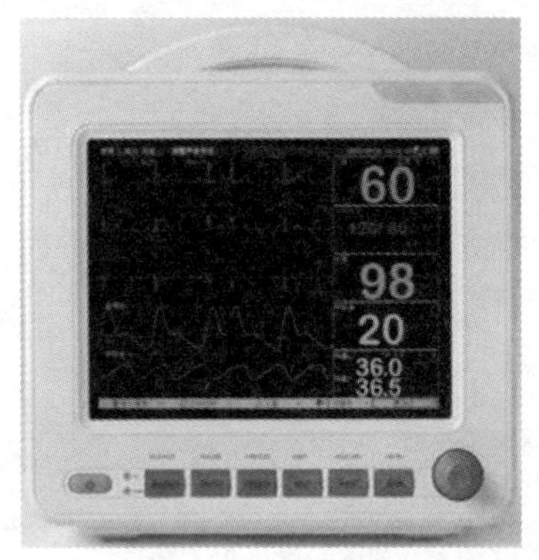

图 7-1　心电监护仪

2 心电监护仪由哪些部件组成?

(1) 心电导联线(图 7-2):作用是监测心电波形、心率和呼吸值等。

(2) 血氧探头(图 7-3):作用是监测血氧饱和度和脉搏值。

(3) 血压袖带(图 7-4):用于进行无创血压的测量。

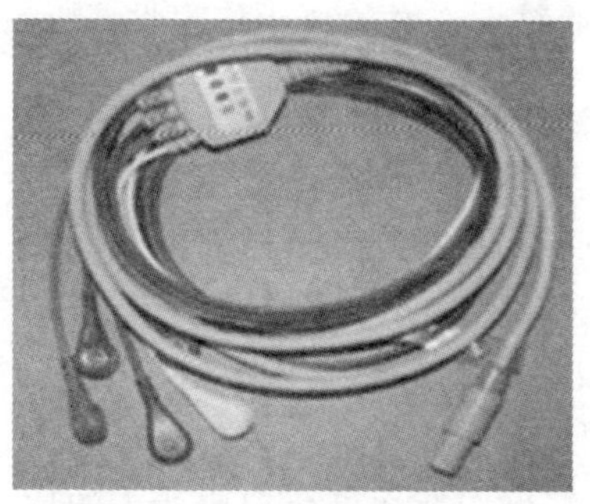
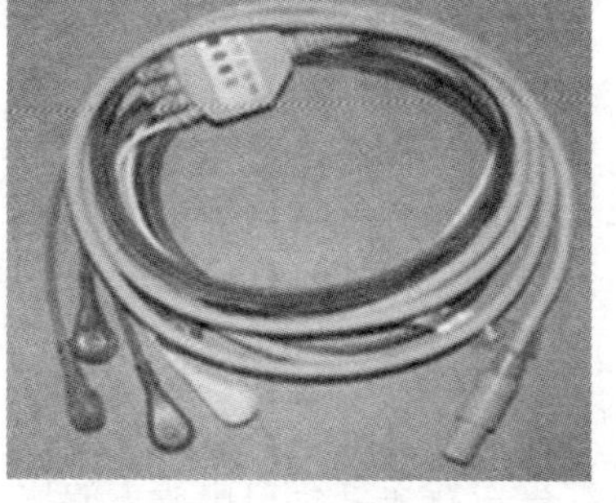

图 7-2　心电导联线

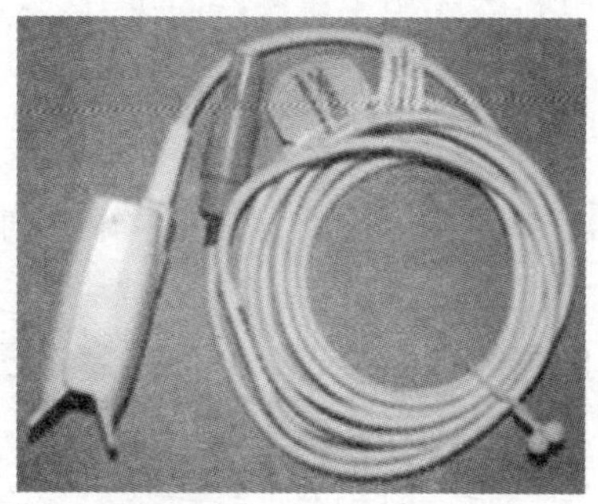

图 7-3　血氧探头

（4）其他：以上是心电监护仪最基本的配置，重症监护病房使用的心电监护仪还有体温传感器（图 7-5）、动/静脉压力传感器、PICCO 等模块组件。

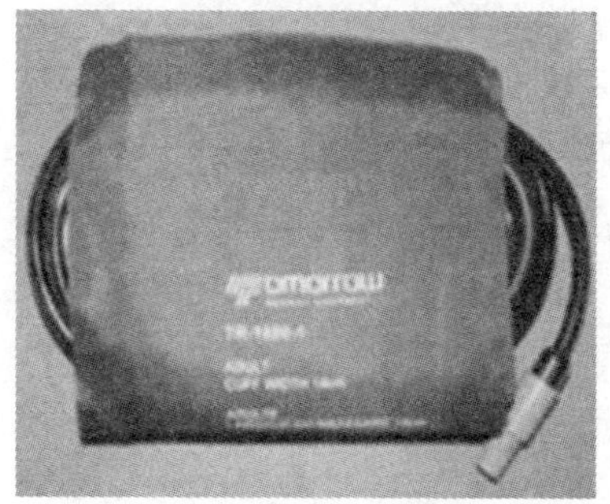

图 7-4　心电监护仪血压袖带

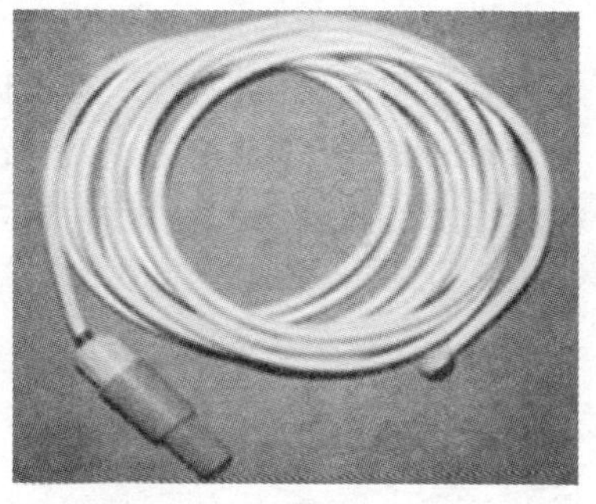

图 7-5　体温传感器

（二）心电监护的健康教育知识

3 什么是心率和心律?

心率是指心脏每分钟跳动的次数。心律是指心脏跳动的节奏。正常人心脏跳动的节律应该是十分均匀的。心脏神经调节功能不正常或心脏病时，就会出现心率过快、过慢或心律不齐。正常成人心率为 60～100 次/分，3 岁以下的小儿常在 100 次/分以上。

4 什么是血压?

把血液输送到全身需要一定的压力，这个压力称为血压，血压

是血液作用于血管壁的压力。心脏收缩射血时的血压称为收缩压，心脏舒张期的血压称为舒张压。

5 什么是呼吸的监测?

呼吸的监测分为频率和节律两种。呼吸频率代表患者呼吸的快慢，呼吸节律则代表患者呼吸是否规则。平静状态时，正常成人的呼吸频率为16～20次/分，儿童的呼吸频率为30～40次/分。

6 什么是血氧饱和度?

血氧饱和度是指动脉中氧合血红蛋白在血红蛋白中所占的比例。脉搏血氧饱和度大于94%为正常。

7 心电监护前有哪些准备工作?

(1) 确保有完好的供电系统。

(2) 选择合格的传感器：选择有丰富湿润导电糊的电极片，并将电极片连接于心电导联线上；选择适合类型的血氧探头；选择适合患者类型的血压袖带尺寸，根据患者年龄的不同选择大小适宜的袖带，袖带宽度应为正常成人上臂周长的40%(为新生儿的50%)，或为上臂长的2/3。袖带充气部分应达到能包绕肢体的50%～80%长度为宜。

(3) 为患者解释心电监护仪的使用目的。

(4) 将患者安置于舒适的体位，同时也方便护士连接心电监护仪。

(5) 连接电源，打开开关。

(6) 根据患者的病情、年龄等设定心电监护内容。

8 心电监护仪使用时有哪些注意事项?

(1) 使用时要保障安全：心电监护仪要离墙放置，病床及患者都要离开墙壁，避免漏电，地线要接地，与其他电器要保持距离。

(2) 用电极片上的磨砂点清洁测量部位，清除油脂和角质层，避免接触不良；连接好地线，使心电图波形正常，避免受到干扰；避免牵拉心电导联线和电极片。

(3) 不同体形和臂长的患者应使用不同规格的袖带；袖带松紧度要合宜，过松会导致测量出的偏高，过紧则会导致测量出的偏低，应缠绕在肘关节上 1～2 cm 处，松紧度应以能够插入 1～2 指为宜，袖带的导管应放在肱动脉处，且导管应在中指的延长线上。测量时患者手臂和心脏齐平，血压袖带充气时应嘱患者不要乱动或讲话。

（4）血氧探头放置位置应与测血压的手臂分开，因为测血压时袖带收紧会阻断血流导致此时测不出血氧；患者指甲过长或有污垢及灰指甲都会影响测量结果，要选择适当的手指监测；血氧探头对指部皮肤有压迫，每 2 h 更换部位 1 次能避免压疮的发生。

9 心电监护仪使用中的报警事件如何处理？

（1）心电图无波形或波形杂乱。

故障现象：接上心电导联线后显示屏上显示“电极脱落”或“无信号接收”，无心电波形，或者心电波形干扰大、不规则。

检查方法：首先检查是否采用了正确的导联模式，如果是五导联模式但是只用了三导联的接法，肯定没有波形；其次，确认电极片贴放位置、电极片质量问题等，然后可以将心电电缆线与其他机器上的互换，看是否存在心电电缆线故障。

排除方法：调整心电监护仪连接装置调到合适值。

（2）呼吸信号太弱。

故障现象：呼吸波形太弱。

检查方法：检查电极片的位置、电极片质量及与人体接触的电极片的部位是否已清洗干净。

排除方法：清洗干净与人体接触的电极片的部位，用磨砂部分去除一部分角质，正确地贴质量良好的电极片。

（3）NIBP 充气不足。

故障现象：血压测量时报警袖带太松、袖带漏气或测量超时，无法测量。

检查方法：通过“漏气检测”可判断。

排除方法：重新绑袖带、更换血压袖带。

（4）NIBP 测量值不准确。

故障现象：测量所得血压值偏差太大。

检查方法：检查血压袖带与血压连接的管道接口是否漏气。

排除方法：使用 NIBP 校准功能。

二、中心静脉压监测

(一) 中心静脉压的基础知识

10 什么是中心静脉压?

中心静脉压(central venous pressure,CVP)是指血液流经右心房及上、下腔静脉胸腔段的压力,是反映右心功能和血容量的常用指标,即心脏右心房的压力(图 7-6)。

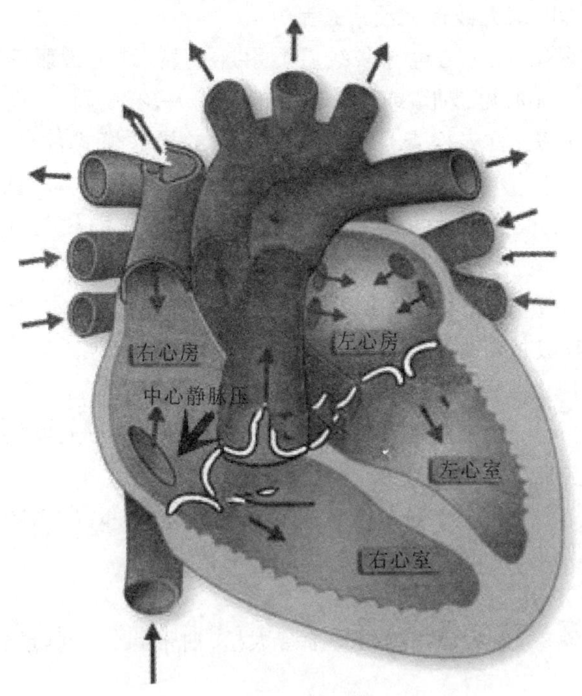

图 7-6　中心静脉压

11 影响中心静脉压的因素有哪些?

影响中心静脉压的因素有右心室充盈压、静脉内血容量、静脉收缩压和舒张压、静脉毛细血管压力等。

12 为什么要监测中心静脉压?

(1) 通过测量 CVP 可以判断血管容量状态,帮助医生了解原因不明的急性循环衰竭是低血容量性的还是心源性的,还可以用于判断少尿或无尿的原因是患者血量不足还是肾衰竭造成的。

(2) 通过测量 CVP 可以评估心脏的前负荷,对帮助医生了解患者心功能状况、是否存在心包填塞有着重大意义。

13 什么样的患者需要测量中心静脉压?

(1) 危重患者:便于快速输液、输血,还能协助鉴别诊断低血容量性休克和心功能不全。

(2) 休克患者:确定输血、输液量是否适当,防止血液循环超负荷。

(3) 尿量少的患者:当血压正常伴有少尿或无尿时,测量 CVP 可帮助鉴别是血容量不足,还是肾衰竭,以避免输血、补液的盲目性。

(4) 心包炎患者:协助诊断。

(二) 准确监测中心静脉压

14 中心静脉压测压装置包括哪些部分?

中心静脉压测压装置(图 7-7)包括以下部分。

(1) 压力套装。

(2) 0.9%NaCl、肝素钠、压力包。

(3) 中心静脉压导管。

(4) 压力导线、压力模块。

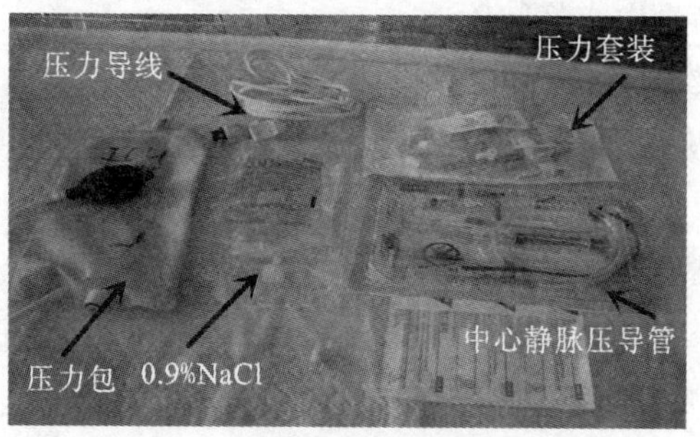

图 7-7　中心静脉压测压装置

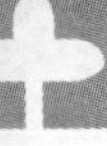

15 中心静脉压置管途径有哪些?

(1) 颈内静脉置管(图 7-8)。

(2) 锁骨下静脉置管(图 7-9)。

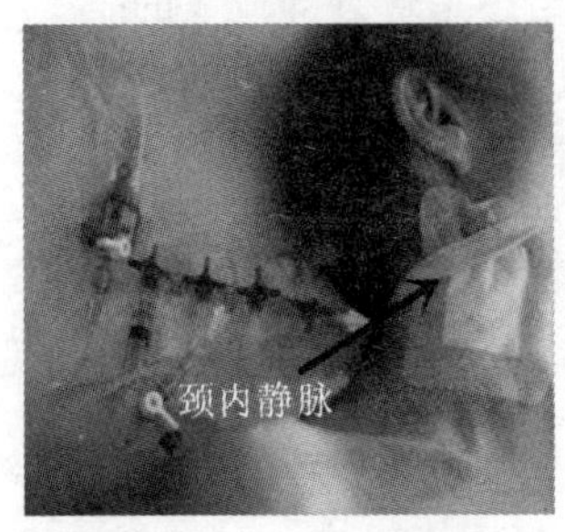

图 7-8 颈内静脉置管

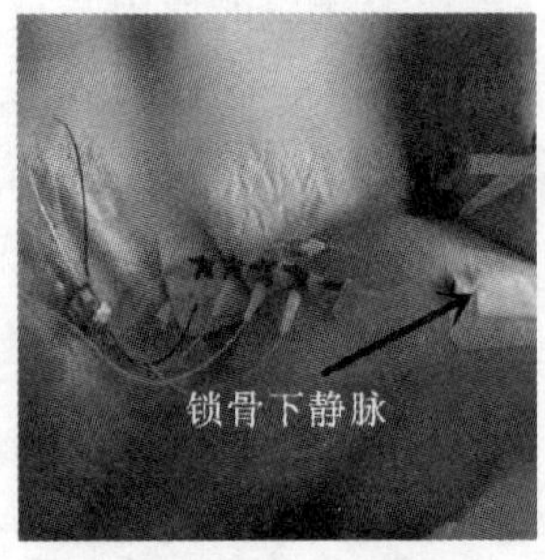

图 7-9 锁骨下静脉置管

16 如何测量中心静脉压?

(1) 将患者置于平卧位,连接好测压装置。

(2) 确保通路通畅,使用肝素盐水冲洗测压管路,保证管腔内无气泡。

(3) 关闭患者输液通路,并将"off"指向空气端,打开测量通路。

(4) 有呼吸机者短暂脱机给氧。

(5) 使压力传感器与患者右心房保持水平,将"off"指向患者,关闭患者端,随后打开空气阀,以大气压为标准进行校零。

(6) 校零成功后,将"off"指向空气端,关闭空气端,随后开放患者端,开始测量中心静脉压。

(7) 待数值稳定后,此数值即为中心静脉压。

(8) 重新连接好呼吸机,断开压力传感器,关闭测量通路,开放输液通路,使用肝素盐水冲管。

17 有哪些因素会影响中心静脉压?

CVP 测量值会受到血容量、静脉张力、静脉回流量、胸腔内压力等影响。

(1) 病理因素:张力性气胸、右心衰竭及输血输液过量、肺栓塞、支气管痉挛、缺氧性肺血管收缩、心包填塞、房颤、缩窄性心包炎、纵隔压迫、腹内压高等因素会导致中心静脉压的升高;脱水、低血容量、周围血管张力下降等因素能使中心静脉压偏低。

(2) 神经体液因素:交感神经兴奋,抗利尿激素、儿茶酚胺、醛固酮、肾素分泌增多可使中心静脉压偏高。

(三) 中心静脉压的健康教育知识

18 中心静脉压正常值是多少?

中心静脉压正常值为 5～12 cmH_2O,但存在着个体化差异,不能单凭中心静脉压值对患者的情况进行判断,而应当结合血压、心功能等综合因素判断。

19 测量中心静脉压时有哪些注意事项?

(1) 测量通路可以作为输液途径,不测压时可持续输液以保持其通畅。

(2) 保持管道系统紧密连接,防止进入空气。

(3) 穿刺部位消毒方法、频率同中心静脉压置管,有污染时随时更换,防止感染。

(4) 保持平卧位时进行测量,患者改变体位后要重新校零。

(5) 测压时暂时脱开呼吸机,因为呼吸机正压通气、PEEP 治疗、吸气压大于 25 cmH_2O 时胸腔内压会明显增高,影响 CVP 值。

(6) 呕吐、躁动、咳嗽、吸痰、抽搐均会影响 CVP 数值,应在安静后 10～15 min 测量。

(7) 疑有测压管腔堵塞时只能抽吸或拔管,不能强行冲注,防止血栓形成。

20 中心静脉压偏高或偏低有什么原因?

(1) 中心静脉压偏高的原因:①补液量过多或过快;②右心衰竭;③血管收缩;④心包填塞;⑤急性或慢性肺动脉高压;⑥机械通气和高呼气末正压。

(2) 中心静脉压偏低的原因:①血容量不足,如失血、脱水等;②血管扩张;③血管收缩、扩张功能失常。

(3) 中心静脉压和血压同时监测的意义:中心静脉压与血压同

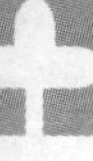

时监测可以比较其动态变化，临床意义更大，具体如下。

① 如果血压值偏低，中心静脉压下降，说明患者有效血容量不足。

② 如果血压值偏低，中心静脉压升高，说明患者存在心功能不全。

③ 如果血压值正常，中心静脉压升高，说明患者容量负荷过重。

④ 如果血压进行性降低，中心静脉压进行性升高，说明患者存在心包填塞或严重的心功能不全。

⑤ 如果血压值偏低，中心静脉压正常，说明患者心功能不全或血容量不足，为鉴别诊断可以进行补液试验：取等渗盐水 250 mL 于 5～10 min 内给予静脉注入，若血压偏低而中心静脉压不变，提示血容量不足，若血压不变而中心静脉压升高 3～5 cmH_2O，提示心功能不全。

（赵　媛）

三、有创动脉血压监测

21 什么叫有创动脉血压监测？

有创动脉血压监测是指将穿刺导管留置在患者的动脉血管内，通过使用测压装置连接压力传感器，接到心电监护仪上，直接显示患者实时血压数值的一种监测方法。

22 哪些患者需要进行有创动脉血压监测？

(1) 复杂大手术后的患者。

(2) 血流动力学不稳定的患者。

(3) 需要应用血管活性药物的患者。

(4) 需经常采集动脉血气标本的患者。

(5) 心肺复苏术后的危重症患者。

23 有创动脉血压监测与无创袖带测压在哪些方面有区别？

(1) 区别：有创动脉血压的监测可以不受人工加压、袖带宽度及松紧度的影响，并且能持续、动态准确地反映危重症患者实时的血压变化。

（2）有创动脉血压监测的优点：①对于正在使用血管活性药物进行治疗的患者，可及早发现其动脉血压的改变；②对于需要经常采集动脉血气标本的患者，可以减少因反复穿刺而带来的痛苦；③通过分析动脉压力曲线的改变来判断患者实时的心肌收缩力。

24 是不是所有患者都可以进行有创动脉血压监测？

不是，进行有创动脉血压监测是有相对禁忌证的，例如，穿刺部位或其附近存在感染者、凝血功能障碍者、患有血管疾病者均不适合用有创动脉血压监测。

25 有创动脉血压监测有哪些组件？

有创动脉血压监测系统一共含有四个组件，包括测压装置（图 7-10）、加压包（图 7-11）、压力传感线（图 7-12）和心电监护仪（图 7-13）。

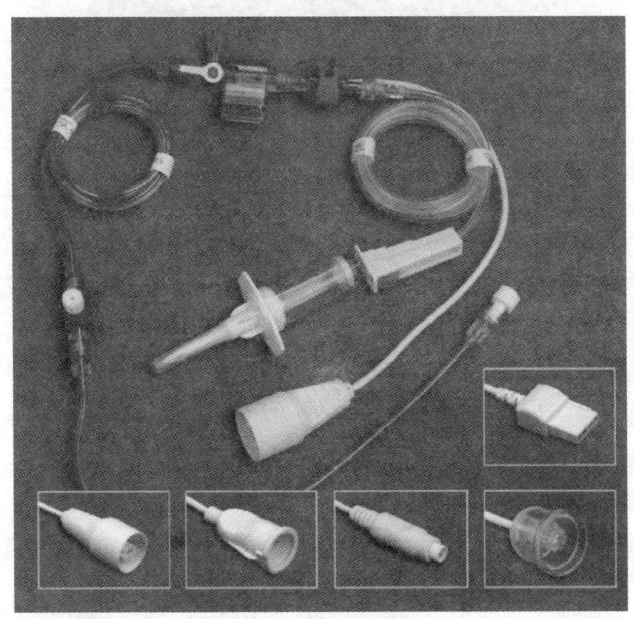

图 7-10　测压装置

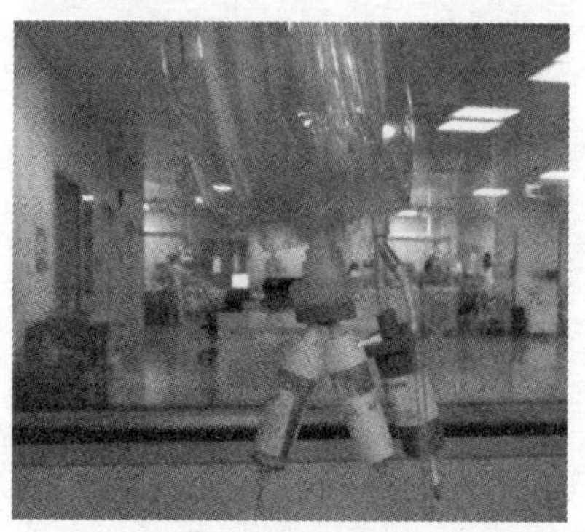
图 7-11　加压包

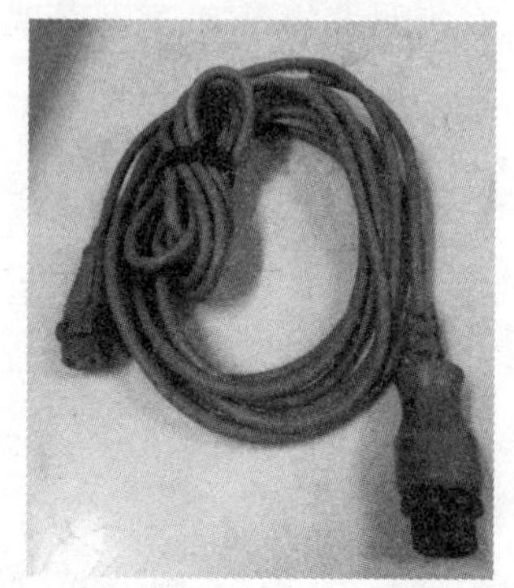
图 7-12　压力传感线

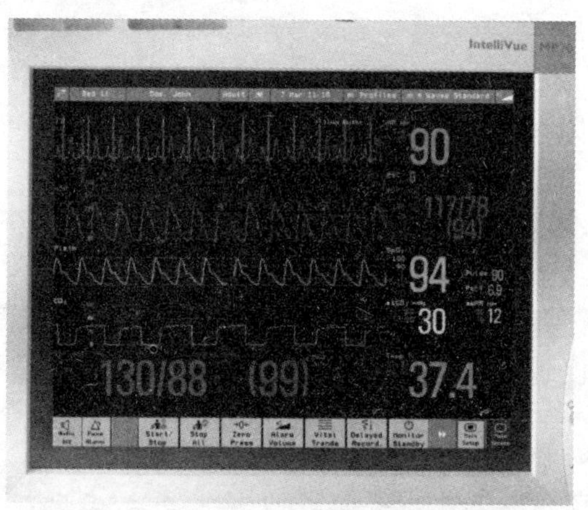

图 7-13　心电监护仪

26 动脉穿刺前需要做哪些评估?

(1) 评估患者病情、合作程度及其心理状态。

(2) 评估动脉穿刺的部位。

①桡动脉:为首选,易于定位,侧支循环丰富。

②股动脉:搏动清晰,易于穿刺,但有潜在感染的危险,不便于保留。

③肱动脉:穿刺难度较大,但易于固定保留,且并发症少。

④足背动脉:极少栓塞,夹层动脉瘤患者常备选此血管进行穿

刺，便于医生在术中比较患者上下肢的血压。

(3) 评估监护设备。

①心电监护仪需配备压力模块。

②压力传感线与压力模块相互匹配，可正常连接。

③加压包充气良好、无漏气。

27 穿刺置管前应做好哪些准备?

(1) 环境准备：病室内清洁、整齐、安全。

(2) 物品准备：压力模块、压力换能器、加压包、压力传感线、肝素盐水(配制方法为从 12500 U/2 mL 肝素钠中取 0.33 mL 加到 500 mL 0.9% NaCl 中，即 4 U/mL 肝素盐水)、无菌治疗盘、无菌治疗巾、无菌手套、合适型号的动脉套管针、透明敷贴、1 mL 的注射器、1%的利多卡因等。

(3) 患者准备：患者保持舒适体位。

28 穿刺置管的步骤是怎样的?

以桡动脉穿刺置管为例，具体如下。

(1) 患者取平卧位，手掌心向上，将其腕部垫起，保持手背屈曲 60°角。

(2) 严格消毒穿刺点周围皮肤，铺无菌治疗巾，戴无菌手套，用食指触摸患者桡动脉搏动最明显的地方，使用 1%的利多卡因做局部麻醉，减轻患者疼痛，并可避免动脉痉挛的发生。

(3) 穿刺点选在距离桡动脉搏动最明显的部位约 0.5 cm 处，置管时套管针和皮肤之间成 30°角，沿着桡动脉的走向平行进针，当针头穿进动脉血管时血液即刻涌出，此时再将套管针放低，并向前推进使外套管的圆锥口完全进入动脉血管内。

(4) 一只手拔出针芯，另一只手迅速将外套管与排好气的测压装置紧密连接，并妥善固定套管针、延长管，必要时可用小夹板固定手腕部。

29 护士在进行有创动脉血压监测时要特别注意哪些问题?

(1) 校零：每次在连接压力传感器和动脉测压装置后都要常规进行系统校零，校零成功后要妥善固定压力换能器，与患者的腋中

线平行，并随患者体位变化而变化。校零方法：首先旋转压力传感器前面的三通旋钮，关闭动脉端的通道，使压力传感器的通道和大气相通，按心电监护仪上的归零键，再选择 ABP 归零，当心电监护仪上的 ABP 波形显示为直线，同时数值变为“0”时代表校零成功，此时即可旋回三通旋钮使压力传感器与动脉导管相通，心电监护仪上即会出现压力曲线与实时的动脉血压数值。

（2）管道的维护。

① 动脉测压装置上的加压包压力维持在 300 mmHg，这样可保证肝素盐水以 2～4 mL/h 的速度对动脉留置管道进行持续冲洗，以预防血栓形成，但对于 12 岁以下的患儿，则改用 4 U/mL 的肝素盐水每小时对动脉留置管道冲洗一次，以保持通畅。

② 每次采集动脉血气标本后，要用肝素盐水对动脉留置管道进行快速冲洗，以防管道内产生凝血。

③ 当发现测压管道内有回血时，要立刻查明原因，若怀疑有血栓形成时需立即回抽，切勿推入血管内，避免动脉栓塞的发生。

④ 每天在更换加压包内的肝素盐水时，排气要特别小心，避免空气进入。

（3）严密观察心电监护仪上动脉血压波形的改变：在进行有创动脉血压监测时，如果发现心电监护仪上血压波形异常，但其他的生命体征无明显变化，应考虑管道是否有堵塞或折叠，并用无创动脉血压监测后进行对比；若发现心电监护仪上血压波形异常且伴随心率有明显变化时，应考虑患者病情是否突然发生了变化或是使用了血管活性药物等，必须及时处理。

30 动脉置管留置期间的护理要点有哪些？

（1）避免患者远端肢体发生缺血或坏死：穿刺前要为患者选择合适型号的穿刺针，在穿刺时动作必须轻柔准确，避免因反复穿刺导致血管壁的损伤。穿刺完成后要注意观察置管一侧肢体远端皮肤的颜色及温度，若发现有缺血征象，需即刻拔除导管，另外，在固定管道的位置时，切记不能环形包扎。

（2）避免因穿刺造成局部的出血或血肿：因穿刺损伤、应用抗凝药物可引起穿刺处局部出血，拔管后按压不当会引起局部血肿。

在进行穿刺时动作要尽量轻柔，避免损伤动脉血管的内膜，掌握穿刺技巧以提高成功率。拔除动脉置管后应压迫止血 5～15 min，对于正在使用抗凝药物的患者，应在停止抗凝 2 h 后再拔管，并适当增加压迫时间直至完全无出血为止，最后用纱布覆盖胶布加压粘贴 24 h。

(3) 预防患者局部或全身感染：穿刺或压力监测系统的污染可导致患者局部感染的发生，严重者还可能引起血行感染，因此要积极采取预防措施，穿刺点用无菌透明贴膜覆盖以防污染，并保持穿刺处皮肤清洁、干燥、无渗血，更换贴膜时严格执行无菌操作。经测压管道采集动脉血气标本时，在导管接头处应用活力碘棉签严格消毒 15 s。导管留置时间一般为 3～5 天，留置期间要注意观察穿刺点周围皮肤的情况，若出现红、肿、热、痛等感染征象，应及时拔除导管。

四、持续心排血量与混合静脉血氧饱和度的监测

31 何为心排血量？

(1) 心排血量(CO)是指每分钟左心室或右心室射入主动脉或肺动脉的血容量，它可以反映整个循环系统的功能状况。

(2) CO 代表单位时间内心脏的射血量，心排血量＝每搏输出量×心率，其正常值为 4～6 L/min。

32 哪些患者需要持续进行心排血量的监测？

心排血量监测的目的是判断心功能、指导患者的治疗和观察病情进展，是临床上了解循环功能最重要的基本指标之一。主要用于：①肺动脉高压的患者；②急性心肌梗死伴休克的患者；③不明原因的严重低血压患者；④低心排血量综合征的患者；⑤血流动力学不稳定的患者；⑥多器官功能障碍的患者。

33 怎样通过心排血量来分析患者的心功能？

心排血量在不同个体间的差异较大，尤其与体表面积密切相关，所以在比较不同个体的心脏射血功能时，通常以心指数(CI)作为参考标准。心指数＝心排血量/体表面积，成人 CI 的正常值为 2.6～4.0 L/(min·m^2)。

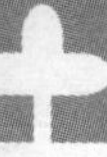

(1) 当 CI<1.8 L/(min・m^2)时,表示组织重度灌注不足,患者可能会出现心源性休克,表现为昏迷、呼吸浅快、口唇发绀、四肢厥冷、脉搏细弱、低血压甚至无尿。

(2) 当 CI 在 1.8~2.2 L/(min・m^2)时,表示组织灌注下降,患者会出现组织灌注不足的表现,如头晕、乏力、恶心、呕吐、呼吸急促及少尿等。

(3) 当 CI 在 2.3~2.6 L/(min・m^2)时,表示组织灌注下降,但患者尚无临床表现。

(4) 当 CI 在 2.7~4.0 L/(min・m^2)时,表明组织灌注正常。

34 影响心排血量的因素有哪些?

影响心排血量的因素有心脏的容量负荷、心肌收缩力、外周循环阻力、心率和心肌收缩的协调性等。在这五个决定性因素中单个或多个的改变均可影响心功能,甚至发生心力衰竭。

35 脉搏指示持续心排血量监测在临床上使用的优势有哪些?

临床上通常使用脉搏指示持续心排血量(PiCCO)(图 7-14),其临床上应用较广泛,优势在于以下方面。

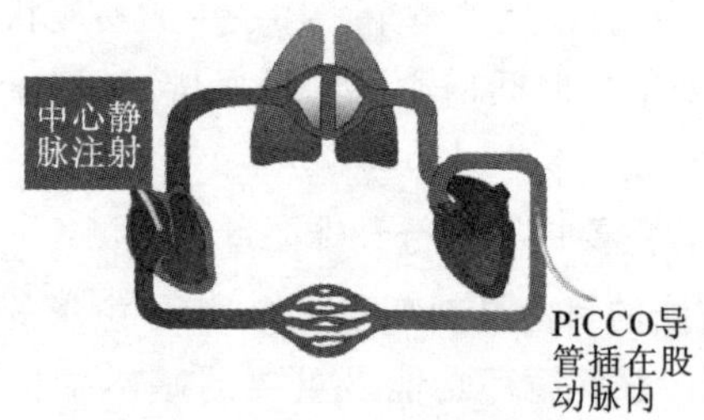

图 7-14 PiCCO 的工作原理

(1) 创伤小,只需要经一条中心静脉导管建立一条动脉通路,由于不需要使用右心导管,所以更安全,除此之外还可用于儿童与婴儿(2 kg 以上)。

(2) 测量全心指标,反映全心功能,不以右心代表整个心脏。

(3) 很少受机械通气等外部压力变化的影响。

(4) 技术更容易掌握,并发症少。

36 脉搏指示持续心排血量是通过什么原理来进行监测的?

脉搏指示持续心排血量监测是一种简便的、微创的、高效的技术,可以监测危重症患者的主要血流动力学参数。它是通过使用“热稀释”法来测量患者单次的心排血量,并分析动脉压力波形下的曲线面积来获得连续监测 CO、CI 及其他反映心脏前后负荷的一系列参数,从而可以更准确地监测危重症患者的血流动力学变化。

方法:置入一根中心静脉导管和一根股动脉导管,测量时从中心静脉内以弹丸形式注入一定量的冰盐水,其容积和温度很快就弥散至心脏及肺内,当股动脉中插入的热敏探头探测到热量信号时,即可识别温度差并形成一组曲线,心电监护仪里的内部程序通过对该组曲线进行分析后即可得出一个基本的参数,再结合运用 PiCCO 导管测得的股动脉压力波形曲线下的面积来获得连续的心排血量变化,进而算出一系列具有重要价值的临床参数,包括 CO、CI、GEDV、EVLW、SVR、SVV 等。

37 PiCCO 临床实施的测量方法及护理注意事项有哪些?

(1) 测量开始,从中心静脉匀速注入 20 mL 0 ℃冰盐水,4 s 内注射完毕。冰盐水从上腔静脉进入右心房→右心室→肺动脉→肺静脉,再经过左心房→左心室→升主动脉→腹主动脉,最后到达股动脉 PiCCO 导管接收端,其尖端的热敏电阻通过测量温度下降的变化曲线即可分析得出 CO。为了获得最准确的心排血量数值,必须进行 3 次 PiCCO 的温度稀释校正。

(2) 护理注意事项如下。

① 换能器校零:置管成功后需要分别给中心静脉的换能器与股动脉的换能器校零,以确保两者监测数值的准确性,监测过程中每 8 h 需要校零一次。

校零方法:将换能器与患者的腋中线相平齐,使导管和大气相通后,按心电监护仪上的调零键,待数值变为零,再把三通旋钮旋转到使导管与换能器相通,即可持续监测动脉血压和中心静脉压的数值。

② PiCCO 护理注意事项:保证注射液体量的准确性;测量通道

禁止输入血管活性药物；注射冰盐水后进行测量时，一定要停止输入任何液体；连续两次注射时间应间隔 70 s 左右，以便让动脉血温度恢复正常；在测量过程中要注意手不能触摸到中心静脉温度传感器，因为手的温度会影响到测量的准确性；每 8 h 进行一次轮回的测量，以减少因反复测量推注过多冰盐水而增加患者的容量负荷。

③ 监测动脉脉搏的波形：要保证测量数值的准确性，除了做好校正外，还需依赖于取得正常的动脉脉搏波形。要使获取的动脉脉搏波形精确，在注射冰盐水时一定要从管道开口的最近端进行推注；当动脉脉搏波形出现异常时，必须立即分析原因，若是由导管内的血凝块引起的部分堵塞而导致的，则应抽出血凝块后用肝素盐水冲洗管道；在管道的各连接处需注意观察有无松动或血液反流的现象，特别对于躁动患者，一定要做到妥善固定管道各连接处。

④ 动脉导管的维护：保持动脉导管通畅，动脉导管通路需要连续给予肝素盐水冲洗管道，以防血液凝固堵塞管道。PiCCO 导管放置时间最长不超过 10 天，一旦患者在留置导管期间出现了高热或寒战等感染表现，需立即拔除导管。

⑤ 穿刺肢体的护理：测量时患者取平卧位，保持股动脉留置导管一侧的肢体伸直、制动，必要时遵医嘱给予镇静；定时为患者的下肢按摩，以促进血液循环；当为患者翻身时，要避免牵拉，并注意导管的刻度，防止意外脱出。

38 什么是漂浮导管?

（1）漂浮导管（图 7-15）又称 Swan-Ganz 导管，最常用的是四腔导管，可以通过热稀释法测定心排血量。目前还有五腔导管，多一个右心房的输液腔，便于连续监测患者心排血量和混合静脉血氧饱和度。

（2）测量心排血量采取的是温度稀释法，原理是通过漂浮导管在右心房上部快速注入一定量的冰盐水，冰盐水和心脏内的血液混合后，使温度下降并流到肺动脉处，通过该处热敏电阻监测血液温度的变化，其后低温血液逐渐被清除，血液温度慢慢恢复正常。根据肺动脉处的热敏电阻感应到温度的变化，记录温度稀释曲线，通过公式计算出心排血量。

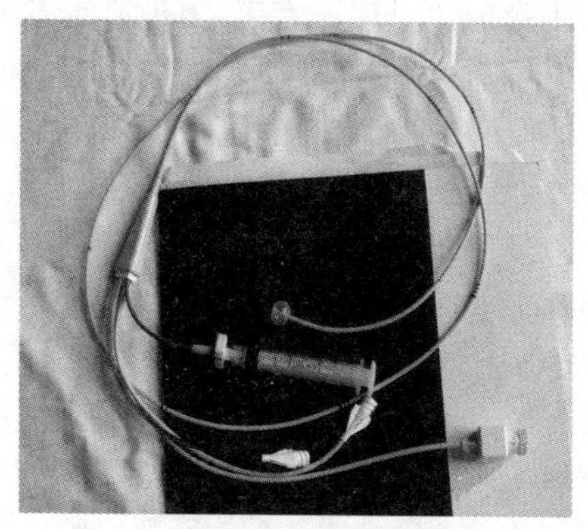

图 7-15　漂浮导管

(3) 操作方法：成人通常在近端孔向右心房上部快速(4 s 内)注入 0 ℃冰盐水 10 mL，每隔 1 min 重复注射 1 次，连续测量 3 次，取平均值。

39 怎样使用漂浮导管测量混合静脉血氧饱和度(SvO_2)?

(1) 测量方法：将漂浮导管和光导纤维组装，用分光光度法测定肺动脉内的血氧饱和度，即混合静脉血氧饱和度，使用六腔导管时可进行连续监测。它是反映机体供氧和需氧平衡的直接指标，常被用作评估心脏术后患者有效循环血量和心脏功能状态。正常的 SvO_2 为 75%，SvO_2 下降提示氧供减少或氧需增加，当低于 60%时提示组织严重缺氧。

(2) 监测混合静脉血氧饱和度的意义：①反映组织器官摄取氧的状况；②SvO_2 降低提示机体无氧代偿增加；③早期发现休克并指导液体复苏。

40 漂浮导管留置期间的护理注意事项有哪些?

(1) 漂浮导管置入后应拍胸部 X 线以确定导管的位置，确认无误后管路应妥善固定，记录导管放置的位置和插入的长度，若发现导管移位应立即通知医生。

(2) 确保各端口连接紧密，连接不紧会导致气体进入系统、静脉血漏出或压力读数不准。定期检查管路中有无气泡，有则须及时抽出。

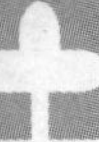

(3) 配合医生测定和记录压力值，测量前让患者取平卧位，保证换能器与右心房水平一致，然后校零。

(4) 注意观察患者的生命体征、压力波形及数值的变化，进行各项护理操作时要注意避免牵拉导管。

(5) 球囊充气测量肺动脉嵌顿压后应立即放气，球囊充气时间不能持续超过 30 s，充气量<1.5 mL。导管不能持续维持在嵌顿状态，否则可能导致肺栓塞。

(6) 导管各个腔应保持通畅，每小时要用 4 U/mL 肝素盐水脉冲法冲洗管道一次，每次 5 mL，或用加压包以 2～4 mL/h 的速度持续冲洗。如果发现压力曲线不好，需快速冲洗，一旦发生堵塞，不能强行加压使其再通。

(7) 留置期间应严格执行无菌操作，每天常规消毒穿刺点并更换无菌敷料，同时观察穿刺点有无红、肿、渗血等异常征象。

(胡玉婷)

五、心内膜心肌活检

41 什么是心内膜心肌活检？

心内膜心肌活检是通过导管式活检钳经周围血管从右心室或左心室夹取心内膜下的心肌组织进行的标本组织学检查，是一种有创的检查方法及诊断技术。

42 为什么要做心内膜心肌活检？

心内膜心肌活检一般可以用于以下几个方面。

(1) 观察心脏移植后的排斥反应。它可以用来准确及时地监测有无急、慢性排斥反应，以及判断免疫抑制剂的效果。

(2) 用于心肌炎的诊断和随访，观察心肌炎的自然病程以及心肌炎与心肌病的关系，评价心肌炎的治疗效果。

(3) 用于限制型心肌病与缩窄性心包炎的鉴别诊断。

(4) 确定某些特异性心肌病的病因，如心脏淀粉样变性、糖原贮积病等。

(5) 用于心肌病的诊断,特别是右心室心肌病。

(6) 研究性应用。

43 什么情况下不能做心内膜心肌活检?

心内膜心肌活检属于一种有创的检查方法,有以下几种情况时是不能做此项检查的。

(1) 既往有过敏史、有出血性疾病、严重的血小板减少症及正在接受抗凝治疗者。

(2) 急性心肌梗死、室壁瘤形成或有心室内附壁血栓者,禁止做左心室活检。

(3) 心脏显著扩大伴严重的左心功能不全者。

(4) 近期有急性感染者也要避免做此项检查。

(5) 不能很好地配合检查的患者。

(6) 还有一些相对禁忌证,如分流缺损应避免做右心室活检,以免引起体循环栓塞。

44 心内膜心肌活检前需要做什么准备?

(1) 术前需要完成的检查:了解病史,进行实验室检查(血常规、血小板计数、凝血功能)、胸部 X 线、心电图及超声心动图等检查,这些检查有助于避免并发症的发生。仔细听医生解释操作过程中可能出现的一些情况,同意手术后签署手术同意书。

(2) 告知医生有无过敏史,是否易出现出血不止等现象,以及近期服药情况,如是否正在服用抗凝药物。对服用阿司匹林、氯吡格雷(波立维)的患者,一般术前应至少停药 3 天。对有凝血功能异常或者心律失常者,医生会给予相应的治疗,待病情控制后方可考虑进行检查。

(3) 整个操作过程中都应调整心态,避免不必要的精神紧张。

(4) 手术前需禁食禁水 4 h 以上,发热者暂缓检查。

45 心内膜心肌活检怎么操作?

检查必须在无菌的条件下进行,检查房间通常为导管室或经严格消毒后的病室,配备相应的抢救设施。操作人员必须包括一名具有丰富血管介入技术经验的医生和一名协助操作的助手。心内膜心肌活检有静脉导管法右心室活检术及动脉逆行插管导管法左心室活检术两种。活检的部位主要取决于基础疾病和所使用的活检钳,右心室活检术可选颈内静脉或股静脉,左心室活检术可选肱动脉或股动脉。

目前临床应用最广的是静脉导管法右心室活检术,左心室活检术因操作难度较大、并发症多且严重,故应用较少。以下是心内膜心肌活检操作过程的简述。

(1) 患者一般取仰卧位,连接心电图,充分暴露穿刺部位,可用软垫进行局部支撑以方便操作。患者在操作过程中应保持体位相对不变。

(2) 在全麻或局麻胸部 X 线透视下进行,右心室活检术时穿刺颈内静脉或股静脉(图 7-16)后将导管引入右心室,如果是左心室活检术,则穿刺股动脉后将导管送至左心室,然后经套管送入活检钳。

(3) 经胸部 X 线及心电图证实活检钳端紧贴心内壁时,操作者应使用活检钳迅速接触心内壁钳夹心内膜及心肌组织,然后撤出活检钳(图 7-17)。

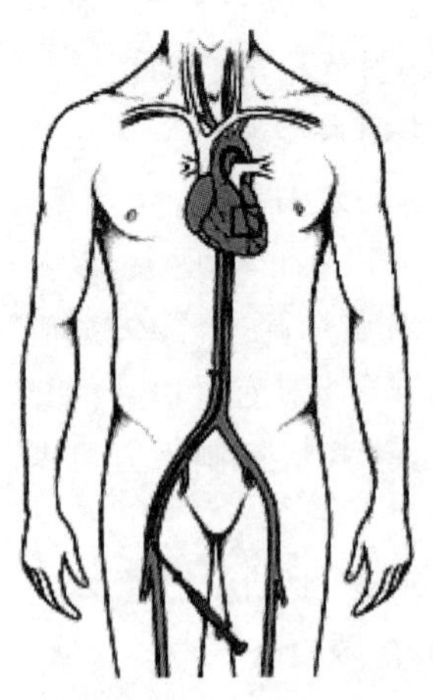

图 7-16　经股静脉穿刺

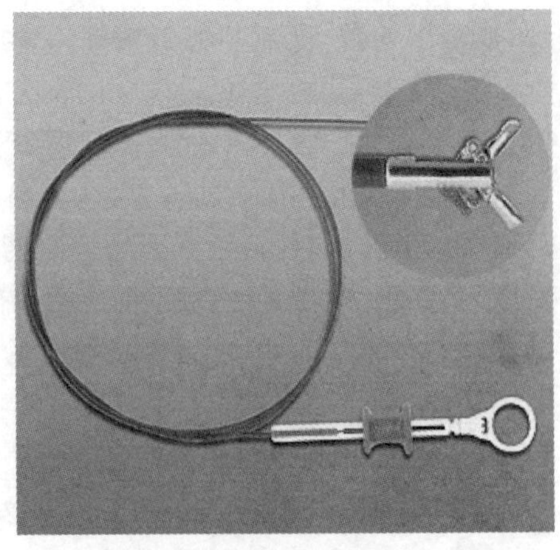

图 7-17　活检钳

(4) 右心室活检术于右心室尖及室间隔中、下部取材,左心室活检术则于左心室心尖及中部前外侧壁取材。

(5) 钳取直径约为 2 mm 的组织标本 2～3 块送检。

46 心内膜心肌活检痛苦吗?

并不是所有的心脏病患者都需做此项检查,医生会根据患者的病情和身体情况进行全面评估后再决定是否需要做活检,心内膜心肌活检是一种有创手术,存在一定的潜在风险,如过敏反应、心律失常、血栓形成、心包积液等,可以根据患者情况选择全麻或者局麻而最大限度地减轻患者的痛苦。

47 心内膜心肌活检有哪些并发症?

为了保证安全性和准确性,整个活检过程应在胸部 X 线透视及持续心电监护下进行,胸部 X 线下进行活检操作通常是很安全的。为了进一步保证患者的安全,活检术结束后患者仍需要在导管室观察 20～30 min,留观的目的是为了早期发现低血压、呼吸困难等一些心包压塞征象,并通过透视检查排除气胸或胸腔积液等情况,患者一切正常后医护人员才会将其送回病房,进行后续严密的观察、护理。活检过程中有可能会出现以下并发症。

(1) 心脏穿孔、心包积液和压塞:发生率并不高,但却是心内膜心肌活检术后比较严重的并发症,有经验的操作者操作后的发生率低于 1%。患者的表现有呼吸困难、胸痛、低血压、心动过缓或过速、颈静脉怒张等,可用超声心动图检查有无心包积液。一旦发生,除了严密观察病情变化,还应补充血容量,使用血管活性药物。如果出现心包压塞的征象,血流动力学不稳定,则应立即行心包穿刺抽液。持续出血者甚至需要进行开胸手术。

(2) 血栓栓塞:左心室心内膜心肌活检或右心室心内膜心肌活检后同时伴有心内分流时,可能会出现体循环血栓栓塞。每次操作前应仔细用肝素盐水冲洗导管和活检钳,可减少血栓栓塞的发生率。

(3) 心律失常:在心室内操作导管或钳夹的过程中常会出现心律失常,如室性早搏或非持续性室速,一般不需要特殊处理。如果出现持续性室速,可静脉注射利多卡因或者选择电复律。右心室心内膜心肌活检时,在右心房内操作的过程中可能会诱发房颤,不能自行复律者,可选择电复律。术前就有左束支传导阻滞的患者做右心室心内膜心肌活检时，可能会引起完全性心脏传导阻滞，需要置入临时起搏器进行治疗。

除了以上发生的急性并发症外，心内膜心肌活检还有可能会造成一些迟发性的并发症，例如，右心室心内膜心肌活检可能会造成三尖瓣的损伤，而左心室心内膜心肌活检可能会造成主动脉瓣的损伤。还有一些迟发性的并发症如穿刺点出血，深静脉血栓易发生在经下肢动、静脉穿刺的心内膜心肌活检中。

48 心内膜心肌活检术后要注意哪些事项?

经颈静脉穿刺的患者一般在导管室已经按压止血完毕，并在穿刺部位覆盖了无菌敷料，只需要保持敷料的清洁干燥，而经股静脉穿刺的患者术后局部伤口还需要加压包扎 6 h、卧床休息 24 h，这样是为了防止穿刺部位出血。

六、主动脉内球囊反搏

49 什么是主动脉内球囊反搏?

主动脉内球囊反搏是临床上广泛运用的一种机械性辅助循环装置，简称 IABP。它是一项介入性的治疗方法，是将一根带球囊的导管经皮肤由股动脉放入降主动脉内左锁骨下动脉开口的远端。当心室舒张时球囊充气(图 7-18)，心室收缩时球囊放气(图 7-19)，达到提高主动脉内舒张压、降低主动脉阻抗、降低心肌耗氧以及增加冠状动脉供血和改善心功能的目的。

50 什么情况下会用到主动脉内球囊反搏?

主动脉内球囊反搏广泛用于心功能不全等危重症患者的抢救以及心血管大手术后的过渡辅助治疗。当患者患有心源性休克、难治性心绞痛，心脏移植患者心力衰竭等待心脏来源，严重的心血管病变需要做急性介入治疗，难治的窦性心律失常或外科手术围手术期的辅助治疗都有可能会用到主动脉内球囊反搏术。一般当需要用到主动脉内球囊反搏术的时候都是比较紧急的情况，也有可能作为其他手术的辅助治疗一起进行。拒绝主动脉内球囊反搏术患者的病情可能会迅速恶化，有可能会影响到其他急救手术的实施，当

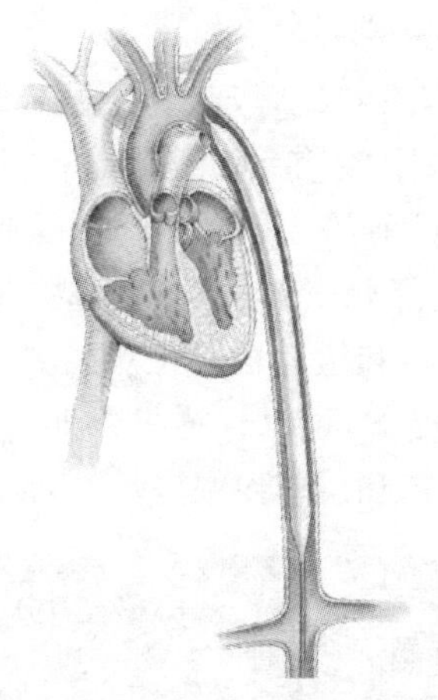

图 7-18　心室舒张，球囊充气

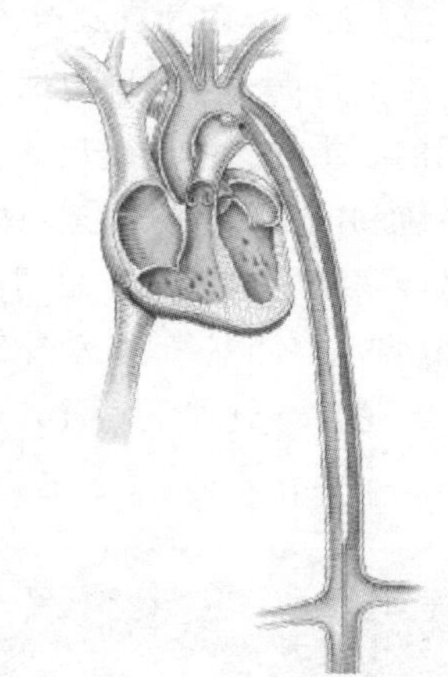

图 7-19　心室收缩，球囊放气

医生决定为患者进行主动脉内球囊反搏术的时候应把握好有效时机尽早进行，所以需要患者与家属的理解与配合，做好心理上的准备，尽早决定，以免延误治疗，图 7-20 为主动脉内球囊反搏仪。

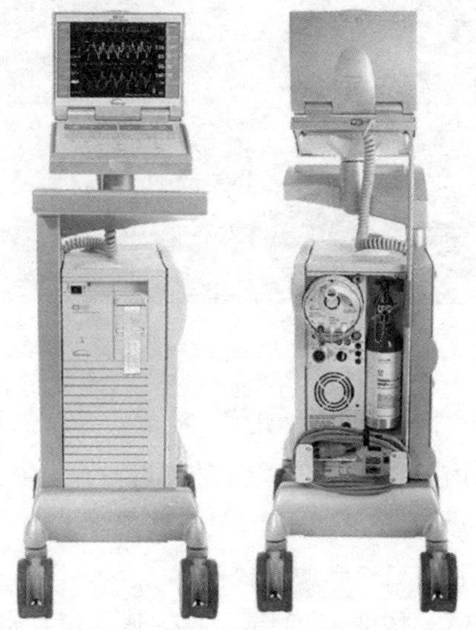

图 7-20　主动脉内球囊反搏仪

51 主动脉内球囊反搏仪的组成和功能是什么?

虽然市面上主动脉内球囊反搏仪有不同品牌,但组成基本都是相同的。主动脉内球囊反搏仪由压力驱动系统、监测设备、气源储备系统和电源四部分组成(图 7-21)。目前的主动脉内球囊反搏仪都已经实现了电脑化控制,具备自动选择触发方式、自动选择反搏时相、自动监测漏气、自动补气、提示故障和检查项目等功能。在选择了合适的导管和正确置入导管的前提下,可以保证机器连续、有效和安全运作,只需要医生调整反搏频率和反搏压幅度。

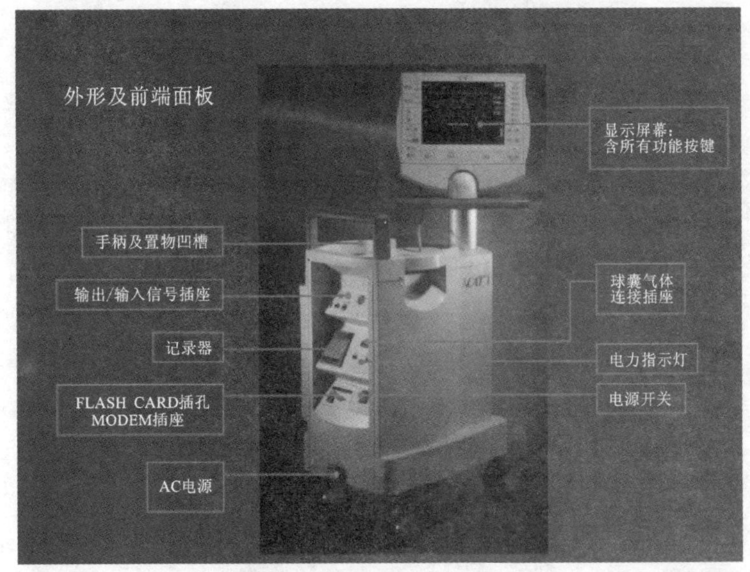

图 7-21　主动脉内球囊反搏仪各部位的名称

52 什么情况下不能用主动脉内球囊反搏?

虽然主动脉内球囊反搏仪关键时可以救命,但不是所有的情况都适合使用,当患者有以下几种情况时不能用。

(1) 中度以上的主动脉瓣关闭不全。

(2) 主动脉相关病变或创伤。主动脉夹层动脉瘤、主动脉瘤、主动脉窦动脉瘤破裂、主动脉外伤及主动脉、髂动脉严重梗阻性疾病。

(3) 严重出血倾向和出血性疾病,尤其是脑出血。

(4) 心脏手术后心脏畸形矫治不满意。

(5) 不可逆性的脑损害。

(6) 恶性肿瘤发生远处转移。

53 主动脉内球囊反搏置管前要准备什么?

置管前医生和护士为患者做好卫生宣教,告诉患者 IABP 使用的目的、操作过程、术后的注意事项并签署知情同意书,消除患者紧张焦虑的情绪,取得患者的配合,有利于治疗顺利进行。需要准备的有最近的实验室检查结果,建立静脉通路、连接心电监护仪。物品准备主要包括以下方面。

(1) 球囊导管是一次性使用物品,导管末端连一高分子材料(聚氨酯)做成的球囊。根据患者的身高情况选择管径、容积大小合适的球囊导管。选择导管型号时原则上宁小勿大,容积应大于每搏心排血量的 50%。

(2) 反搏机器:检查机器是否可以正常工作、各部件是否齐全、氦气是否充足。

(3) 准备碘伏、1%利多卡因、肝素盐水及各种抢救药物。

(4) 准备除颤仪等各种急救设备。

54 主动脉内球囊反搏置管的位置在哪?

一般医生置管时会在床旁测量并预估导管尖端至胸降主动脉锁骨下动脉开口的远端 2~3 cm(第 2 肋间)处的位置,置管完成后拍胸部 X 线是为了确定导管位置,医生调整到最佳位置以后才用反搏仪连接,开始进行反搏。位置过高的球囊可能会阻塞左锁骨下动脉的开口,使左上肢灌注不足导致肢体缺血缺氧;位置过低的球囊可能会阻塞肾动脉的开口,使肾动脉灌注不足导致尿量减少(图 7-22)。

55 为什么不能停用心电图?

反搏仪的触发模式有四种:固有频率、起搏模式、心电图、压力波。一般首选心电图触发,通过心电图波形信号触发球囊充气和排空,这样就需要电极片能够良好地贴在患者皮肤上,如果电极片脱

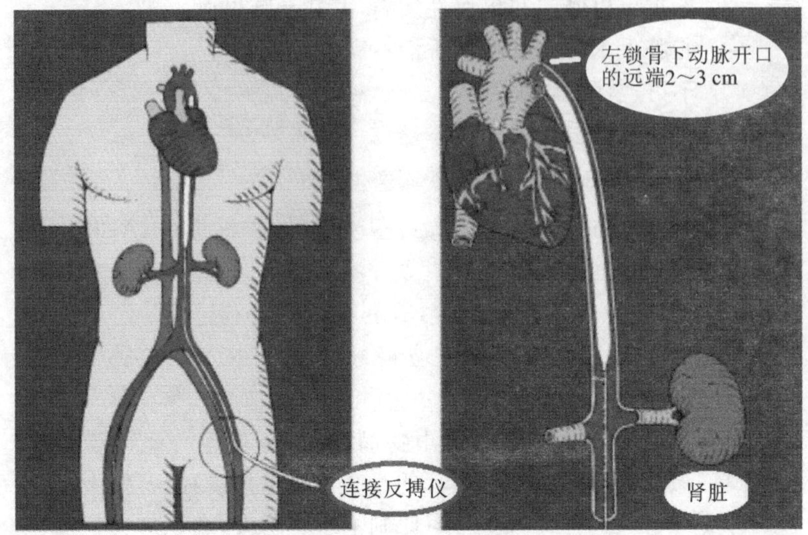

图 7-22　主动脉内球囊反搏置管的位置

落或者接触不良会影响反搏泵的工作，甚至停止反搏，即表示如果心电图掉了反搏仪就无法工作了，极易发生危险。心电图触发时应选择一个 R 波高尖、T 波低平的最佳心电导联，并且确保 QRS 波幅＞0.5 mV(低于 0.5 mV 不易触发)，可用于房颤。当各种原因心电图不能有效地触发时，可改为压力波形信号触发，此时要求收缩压＞50 mmHg、脉压差＞20 mmHg。当部分患者使用起搏器维持心率时，可选择用起搏模式触发。发生室颤时，用固有频率触发(内触发)。图 7-23 为反搏仪显示屏。

56 主动脉内球囊反搏有哪些并发症?

(1) 出血：在主动脉内球囊反搏置管的过程中，由于血管原发性病理改变或经皮穿刺置管时操作不当，导管置入时可能损伤动脉，形成夹层动脉瘤。髂动脉、股动脉损伤或穿孔可导致腹膜后出血。预防的方法是注意患者有无血管病变，经皮穿刺置管时，穿刺针回抽时血液要通畅，放置导引钢丝时要感觉顺畅无阻，通入导管时动作要轻柔，遇到阻力时不可用力插入，防止暴力损伤血管。

(2) 血栓形成、动脉栓塞：一般合并有血管疾病的患者容易发

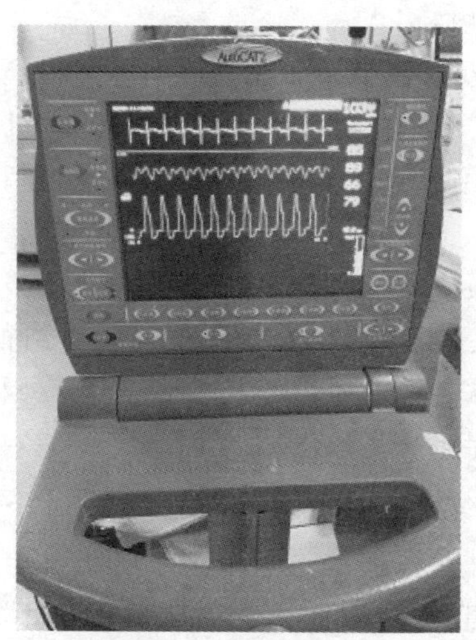

图 7-23　反搏仪显示屏

生动脉栓塞。粥样硬化斑块栓子脱落后有可能阻塞全身各脏器的动脉,栓塞的高发部位一般是导管置入侧的肢体。患者会发现肢体皮肤有花斑,皮肤温度比较低,甚至皮肤发紫,肌肉痉挛直至肌肉坏死。如果积极处理仍不能缓解,应该立即停止反搏治疗,拔除导管,如果需要继续反搏治疗,则要更换导管置入位置后重新开始辅助治疗。预防的方法一般是选择合适的导管、操作时无鞘置入、有效的抗凝治疗、保证反搏连续性及使用合适的频率。对于已经发生了动脉栓塞的患者,因为血栓可能引起动脉末梢栓塞,拔除球囊导管后一定要注意观察下肢血运及动脉搏动情况。

(3) 感染:一般切开置入法发生感染的情况比较多见,经皮穿刺法比较少见。很大的原因是抢救时情况紧急、无菌操作不严格所致,或者使用 IABP 辅助治疗的时间很长,患者抵抗力下降所致,同时患有糖尿病的患者更容易发生。感染多表现在插管处的局部以及全身反应(如发热、菌血症等)。预防措施为严格无菌操作、加强插管部位的无菌管理、预防性使用抗生素、控制血糖等。

(4) 血小板减少症:多出现在使用反搏连续辅助治疗 5～7 天后。预防方法为注意患者血小板计数,每天定时检查血小板计数,必要时补充外源性血小板。

(5) 球囊破裂：球囊壁被尖锐物或动脉粥样硬化斑块刺破而发生破裂，表现为管道气体管腔内出现血液，此时机器也会出现连续的报警并停搏。预防方法为避免球囊与尖锐物相互接触。一旦确认为球囊破裂应立即停止 IABP 治疗并拔除导管。若不及时拔除，球囊内的血液会凝固形成血栓，可导致导管无法拔出。

(6) 球囊嵌夹：当球囊导管撤除过程中遇到很大的阻力，应考虑到球囊是否被嵌夹。这时需要及时请心血管外科医生进行会诊，必要时通过外科手术方法取出。

57 为什么主动脉内球囊反搏的过程中需要经常抽血?

在主动脉内球囊反搏的过程中为了防止血栓的形成需要用到一些抗凝药物使患者的激活全血凝固时间(ACT)维持在 160～180 s。一般反搏时常用肝素抗凝。抗凝不足容易引起血栓形成，而抗凝过度又容易引起出血，这时就需要动态地观察 ACT，所以需要医护人员每间隔 2～4 h 抽血测量 ACT 1 次，根据 ACT 的结果调整抗凝药物的剂量。评估患者双侧下肢的皮肤温度及颜色，观察有无血栓形成；观察患者有无牙周出血、穿刺部位渗血、黑便、皮下出血等。

58 主动脉内球囊反搏的过程中应注意什么?

为了防止反搏管的扭曲受压，需要患者取平卧位，反搏侧下肢平伸、限制活动，床头抬高最多不超过 45°。不可以坐起来，并且为了防止局部长期受压还需要定时为患者翻身，翻身时幅度不宜过大，肢体与下肢保持一条直线，必要时使用气垫床。

妥善固定管道，防止管道扭曲、移位、脱出，必要时使用约束护具。护士应鼓励和帮助患者穿刺导管侧肢体做一些踝关节及以下部位的运动以及抬高下肢，促进下肢血液循环。

图 7-24 为反搏仪外部简易连接图。

59 什么时候可以停止主动脉内球囊反搏?

当患者生命体征平稳、血流动力学稳定、四肢温暖及尿量正常、正性肌力药物的剂量很小或者已经停药后血压可以维持，且精神状

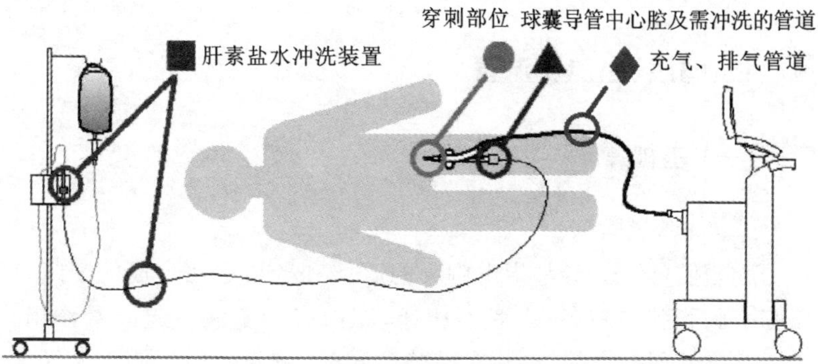

穿刺部位 球囊导管中心腔及需冲洗的管道
肝素盐水冲洗装置
充气、排气管道

图 7-24　反搏仪外部简易连接图

态良好时即可考虑拔管。拔管撤机应逐步进行，辅助比例由 1∶1 降至 1∶2，最后到 1∶3，然后需要严密观察，每次调整后如果血流动力学仍然很稳定，则可以停止反搏，停用肝素，将 ACT 降到 160 s 以下就可以拔管。

60 拔除反搏管有哪些注意事项?

(1) 拔管时：在拔球囊反搏导管及鞘管时，医生会先放空球囊，右手拔出插管，左手拇指以无菌纱布压在插管的内孔，但不能压死，待插管全部拔除后 1～2 s，让血液随导管喷出，其目的是为了防止导管插管处的血栓留置在血管内，然后用手指按压住穿刺点上方 1 cm处至少 30 min，再用无菌纱布覆盖、弹力绷带加压包扎。穿刺点处可以放置 1 kg 盐袋压迫 6 h 后撤除，拔管侧肢体限制活动 6 h、绝对卧床 24 h，24 h 后无出血可以更换敷料解除弹力绷带。拔管后如果局部没有出血、红肿等情况，且足背动脉搏动良好，皮肤温度、颜色正常，患者血流动力学稳定，说明拔管成功。

(2) 拔管后：①在刚拔管的早期 24 h 注意拔管侧的肢体制动并抬高下肢，要注意下肢有无发红、发热、肿胀及温度、颜色是否正常；②由于活动受限，胃肠道蠕动减弱，为了减少便秘和腹胀，应进低脂、低胆固醇、粗纤维、清淡易消化的食物，不能吃辛辣刺激性的食物，更不能抽烟喝酒；③拔管以后不能立即下床，可在床上进行功能锻炼和肢体按摩以促进肢体血液循环。

（王雪晖）

七、胸腔、心包引流管

（一）基础篇

61 什么是胸膜腔?

胸膜腔(图 7-25)是指由胸膜的脏层和壁层之间形成的密闭负压腔。胸膜腔左右各一、互不相通,腔内有少量液体起润滑作用。由于肺弹性回缩力的作用,在平静呼吸时,胸膜腔内压低于大气压(称胸内负压)。胸内负压维持肺气体交换,利于肺泡保持扩张状态,同时可以促进静脉血及淋巴液的回流。胸膜腔的最低点为肋胸膜和膈胸膜转折处形成的肋膈隐窝,呈半环形,胸膜腔积液在此积存。

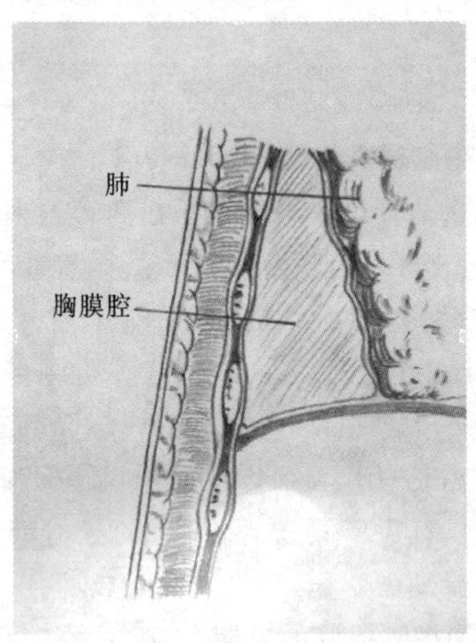

图 7-25 胸膜腔

62 什么是心包腔?

心包腔(图 7-26)为囊性密闭腔,由纤维组织构成,包裹着心脏及大血管的起始部。贴着心脏及大血管表面的心包称为脏层心包,未与心脏大血管直接接触的心包称为壁层心包。脏层心包与壁层心包之间的腔隙即为心包腔，腔内有少量液体，可在心脏跳动时起润滑作用。心尖部完全包裹于心包腔内，这对心脏的搏动十分有利，但当心包腔内出现大量渗液或出血时，这些液体则会集中在心尖四周，妨碍心脏搏动，并压迫心房和腔静脉，阻碍静脉血回流。

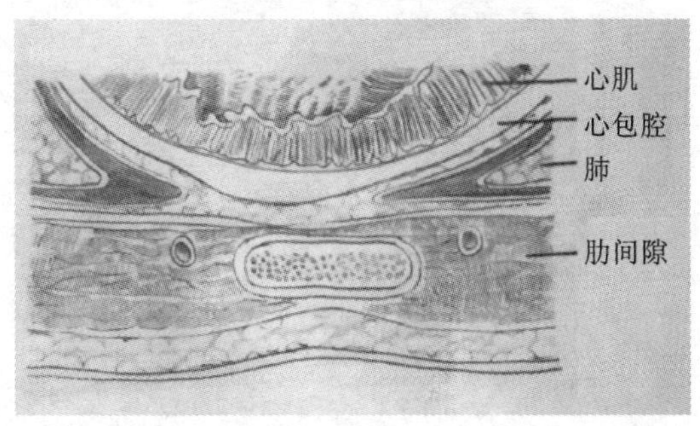

图 7-26　心包腔

63 什么是纵隔?

纵隔(图 7-27)是左、右胸膜腔之间的区域，其上界为胸廓入口，下界为膈肌，前方为胸骨和肋软骨内侧部，后方是胸段脊柱，两侧为左、右纵隔胸膜。纵隔内包含气管、食管、动脉、心脏等器官，它们由结缔组织相连，正常吸气时膈肌下降，纵隔被拉长。在病理情况下，两侧的胸膜腔压力不等时，纵隔会发生移位。心包和心脏位于纵隔的中部。

64 心脏术后为什么要放置引流管?

心脏常规手术需剖开胸骨，剥开心包膜充分暴露心脏，这样可便于手术者完成心脏手术。术后伤口会有渗血、渗液，且量相对较大而导致无法充分被组织自行吸收。部分微创、小切口手术因手术部位需破开胸膜以暴露手术区，手术结束后胸腔内会有渗血及积气，因此，术后放置引流管便于将心包、纵隔或胸腔内的渗血、渗液及积气引流出来，以促进组织正常功能的恢复。

65 心脏术后一般会有哪些引流管?

心脏常规术后一般会放置心包、纵隔引流管，若术中有胸膜损

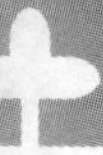

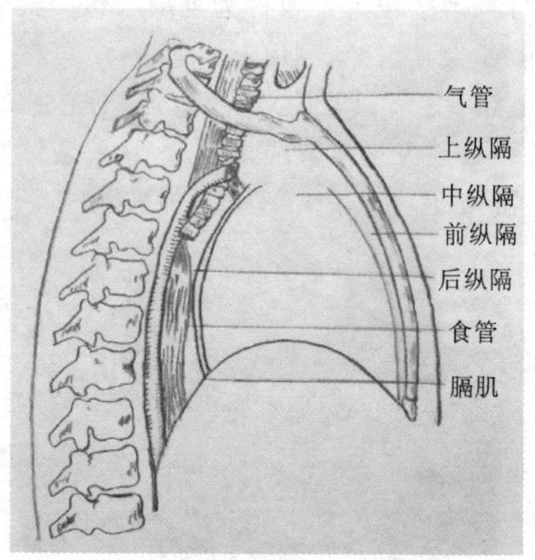

图 7-27　纵隔

伤，则会放置胸腔闭式引流管(图 7-28)。体内胸管与体表所见胸管呈交叉分布，若心包引流管放置在体内心尖处(人体左侧第 5 肋缘)，在体表看到的则是靠右边的那根引流管。

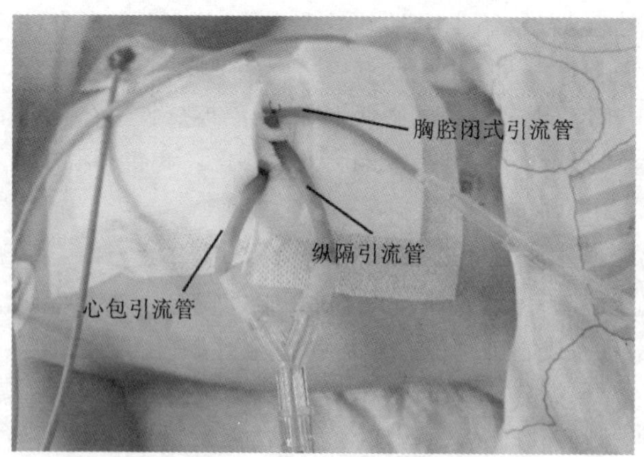

图 7-28　心包、纵隔引流管和胸腔闭式引流管

66 如何护理胸腔闭式引流管?

(1) 放置胸腔闭式引流管的目的：①将胸膜腔内的渗血、渗液

及积气引流出体外;②促进胸膜腔内负压状态的恢复,并维持纵隔位置的正常;③促进肺的复张。

(2) 适应证:适用于心胸外科手术后的引流及外伤性气胸或自发性气胸、血胸、脓胸的引流等。

(3) 引流装置和用物:引流选用一次性硅胶胸腔引流管,成人通常使用 32 号、小儿为 18 号、新生儿为 14 号,接胸腔闭式引流瓶,水封瓶瓶盖上有两个孔,其中一个孔插有一根长管,瓶内盛无菌生理盐水约 500 mL,长管的下端没入水下 3～4 cm,另一个孔则作为排气孔使瓶内空间与大气相通。

(4) 胸腔闭式引流的原理:当胸腔内因积液或积气形成正压时,压力差可使积液或积气通过引流管排出体外;当胸膜腔内负压恢复时,水封瓶内的液体就会通过长管被吸上来形成负压水柱,以防止气体进入胸膜腔。

(5) 护理操作过程如下。

① 严格无菌操作,维持水封瓶负压系统。

② 妥善固定导管、防止滑脱:a. 引流瓶与引流管连接时注意确保两者连接紧实;b. 妥善固定引流管于床边,并使引流管留有足够长度;c. 变换体位时,注意保护引流管,防止其滑脱、打折、扭曲、受压等;d. 引流瓶的放置应靠近病床内侧或悬挂于床下,避免旁人行走时将其绊倒;e. 患者下床带瓶活动时,注意引流瓶不要高于膝关节,摆动幅度不宜过大,并保持引流瓶的密闭性;f. 卧床患者带瓶转运时,应双钳夹闭引流管,并将引流瓶放于床上患者两腿之间便于转运。

③ 抬高、勤挤,保通畅:抬高床头 30°～45°,协助患者取半卧位或半坐卧位,并鼓励患者深呼吸、咳嗽,这样有利于胸膜腔内的渗血、渗液及积气的排出,恢复胸膜腔内负压,促进肺复张。每 30～60 min 挤压胸腔引流管(胸管)一次,防止胸管堵塞,引流不畅。

④ 密切观察、准确记录,发现异常、及时上报。

a. 随时观察并检查引流装置是否处于密闭状态、连接管有无脱落、水封瓶是否保持直立。

b. 引流瓶应低于引流口平面 60 cm,利于重力引流,防止引流不畅及引流管内液体逆行入胸膜腔内，造成感染。

c. 观察水封瓶长管内的水柱波动。一般水柱会伴随呼吸上下波动 4～6 cm，同时伴有液体或气体排出。若水柱波动过大，可能存在残腔或肺不张；若水柱波动过小（＜3 cm），可能是肺不张或因胸痛引起呼吸幅度小所致；若水柱平于水平面且静止不动，提示水柱以上管道可能有漏气，使胸腔与大气压相通，会导致胸膜腔负压消失、引流管打折受压或引流管堵塞；若水柱高于水平面且静止不动，则提示肺复张良好；若水柱低于水平面且静止不动，提示有气胸，必要时用负压吸引，确保管道内有足够的负压以利于引流。

d. 密切观察引流液的颜色、性状、量，并准确记录。心脏术后引流液开始为血性，以后颜色逐渐变浅为淡红色或血清样。若术后引流量每小时＞200 mL，连续超过 3 h，颜色鲜艳或暗红，管腔内温度高，提示有活动性出血，应立即通知医生并做好开胸止血准备。

e. 观察伤口处有无渗血、渗液、红肿等症状，若发现，及时上报主管医生予以对症处理。

67 胸腔闭式引流瓶倾倒后怎么办？

首先，患者不要惊慌，保持镇定，立即用手反折引流管上段，以防止气体通过引流管进入体内，诱发气胸，然后通知医生、护士过来检查，行进一步处理（图 7-29）。

68 引流管与引流瓶之间脱开后怎么做？

引流管与引流瓶之间脱开后立即用手反折引流管上段（方法见图 7-30），通知医生、护士进行消毒后更换新的胸腔闭式引流瓶，检查并听诊呼吸音，必要时行床边胸部 X 线检查。切记不要擅自做主自行将引流瓶连接管接回引流管上。

69 引流管滑脱后该怎么做？

当出现引流管从胸壁伤口滑脱时，需要立即用手指捏压伤口，通知医生。后续医生会给予伤口消毒，并用凡士林纱布加压封闭伤口，再行进一步处理。切记不可自行将脱出的引流管再次插入胸腔内，以免造成二次污染或损伤。

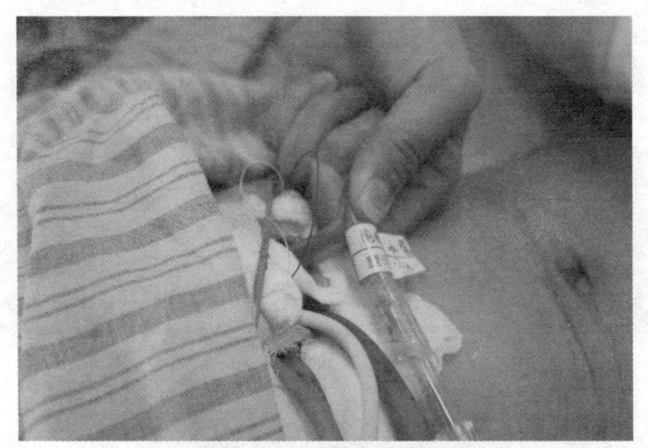

图 7-29 胸腔闭式引流瓶倾倒后的处理措施

70 如何护理心包纵隔引流管?

(1) 妥善固定:心包纵隔引流管连接手动负压引流瓶(引流瓶是由胸腔连接管、负压手柄和储液瓶构成,负压手柄位于整个组件的中间,在负压手柄的两个内端均设有可控制液体流向的单向阀,两个外端各有一连接管,其中一端连接管由"Y"形接头连接心包纵隔引流管,另一端连接管连接储液瓶,通过挤压负压手柄使引流液流向储液瓶),保留足够长的管道于床沿,瓶身悬挂于床下。

(2) 勤挤引流管,保持通畅:每 15～30 min 挤压胸管一次,先反折近端引流管,将反折端下段的积血挤压至负压手柄内,再将负压手柄内的积血向下挤至储液瓶,保持负压手柄内的负压状态(图 7-30)。

(3) 密切观察引流液的颜色、性状、量,若引流量每小时＞200 mL,连续超过 3 h,颜色鲜艳或暗红,管腔内温度高,提示有活动性出血,应立即通知医生并做好开胸止血准备。

(4) 及时、准确、客观记录引流液的颜色、性状、量。

71 患者带着引流管能翻身吗?

带着引流管是可以翻身的,但是翻身时须注意带、轻、慢这三点(图 7-31),向引流管对侧翻身时最好有人协助。带是指翻身时用手将引流管拎着随着身体一起转动;轻、慢是指翻身时动作幅度宜小,

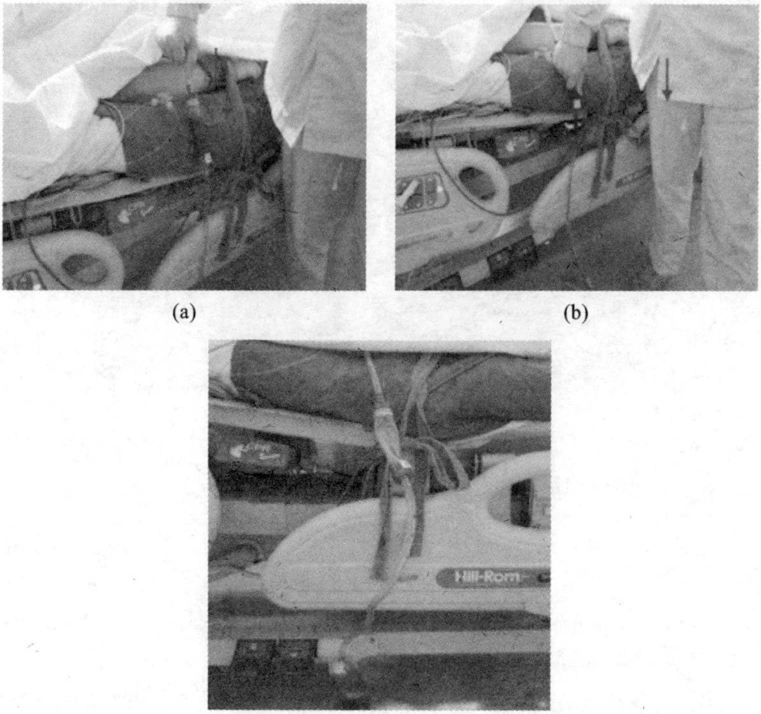

(a)

(b)

(c)

图 7-30　心包纵隔引流管的护理

(a)拇指向下将反折近端引流管下段的积血挤入负压手柄内；

(b)将负压手柄内的积血向下挤至储液瓶；(c)密切观察引流液

不要用力过猛、过大，同时注意最后要捋顺引流管，避免因变换体位而造成引流管受压、打折，导致引流不畅。

72 患者带着引流管会痛吗？

引流管留置期间初期不会有疼痛感，因为初期体内引流管会浮于胸腔内积液上，随呼吸运动而上下活动，后期因大部分积液被引流出体外，体内的积液量减少，随着呼吸运动，引流管在体内会刺激胸膜而引起疼痛。当疼痛影响患者的呼吸和睡眠时，应及时联系医生，给予止痛处理。

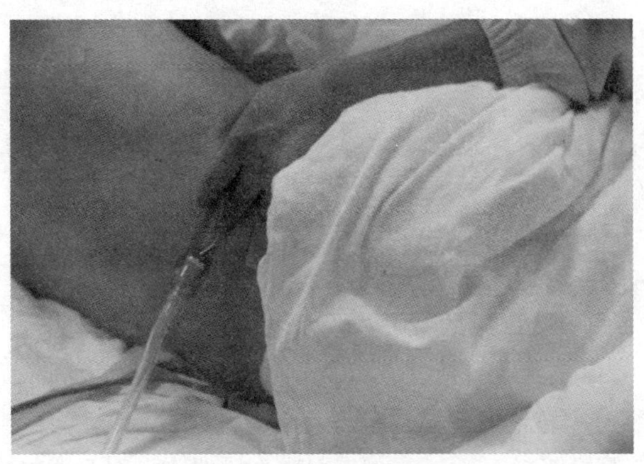

图 7-31　带着引流管翻身

73 心脏疾病术后引流管多久能拔除?

引流管一般应放置 48～72 h,引流过程中无气体逸出、引流液颜色变浅、引流量明显减少、24 h 引流量＜100 mL 时,就可考虑拔除引流管。

74 拔除引流管时,患者需要怎样配合?

拔除引流管时,医生将要做的是揭除原有伤口敷料、消毒伤口区域皮肤、切断引流管处缝合线,拔除引流管。

患者需要配合医生:①不要紧张,放松情绪;②双手放于身体两侧,在此期间若有不适应用语言告诉医生,不要将手放至胸前,以免污染无菌区域,增加伤口感染的概率;③当听到医生说"呼气"时,应配合呼气,此时医生会迅速拔除患者身上的引流管;④引流管拔除的瞬间可能会伴随有少许胸腔积液涌出,此时患者不要惊慌,配合医生做咳嗽动作,以增加胸腔内压力,使少许淤积在体内的积液更好地排出体外。

(二) 胸腔穿刺

75 胸腔穿刺的适应证有哪些?

胸腔积液性质不明者、胸腔大量积液或气胸者、需胸腔内注入

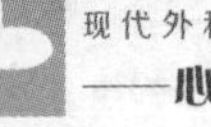

药物治疗者。

76 胸腔穿刺的禁忌证有哪些?

(1) 对麻醉药过敏。

(2) 患者在未纠正凝血功能障碍、有严重出血倾向等情况前不宜穿刺。

(3) 有精神疾病或不合作者。

(4) 疑穿刺可能引起感染扩散者,不宜穿刺。

(5) 穿刺部位或附近有感染者。

77 什么是胸腔积液?

多种因素导致的胸膜腔内产生的过多液体,即称为胸腔积液。正常人体胸膜腔内有3～15 mL液体,在呼吸运动时起润滑作用,减少脏层、壁层胸膜之间的摩擦。胸膜腔内液体并非是恒定不变的,24 h有500～1000 mL的液体形成与吸收。液体由毛细血管的静脉端重吸收一部分,另一部分由淋巴系统重吸收,经如此滤过与吸收后处于动态平衡中。全身或局部的病理改变可破坏此种动态平衡,从而导致胸膜腔内液体形成的速度过快或吸收过缓,致使胸腔积液产生,胸腔积液又称为胸水。

胸腔积液可由于心功能不全、低蛋白血症、外伤、肺炎、结核、恶性肿瘤和脓胸等引起。根据性质可分为渗出液和漏出液两种;根据颜色可分为黄色胸腔积液和血性胸腔积液。

78 胸腔积液会导致哪些症状?

胸腔积液会导致的症状有呼吸困难、胸痛、咳嗽、呼吸浅快、血氧饱和度下降、听诊呼吸音低或消失等。

79 胸腔积液为什么会导致呼吸困难?

呼吸困难与胸腔积液产生的速度和量有关。少量胸腔积液可无症状,当胸腔积液的量超过500 mL时,由于胸腔积液可以使胸廓的顺应性下降、膈肌受压、纵隔移位和肺容量下降,从而出现胸闷、呼吸困难等症状,并且症状会随着胸腔积液量的增多而加重。

80 胸腔积液一定需要穿刺引流吗?

胸腔积液是否需要穿刺引流主要根据患者临床症状的轻重程

度来决定。中量胸腔积液时，患者会出现胸闷、气促等症状，但不一定非要进行胸腔穿刺引流，可以先通过强心、利尿及提高血中蛋白含量、提高胶体渗透压等治疗观察，如果患者症状没有得到改善且有加重趋势时，是需要行穿刺引流的。当有大量胸腔积液时(B超提示液性暗区大于 5 cm)，胸腔穿刺引流是最快、最有效的改善症状的治疗手段。

现在胸腔穿刺已由中心静脉导管穿刺引流取代了传统的反复多次穿刺抽吸，且中心静脉导管在各种原因引起的胸腔积液引流方面都有很好的作用。

中心静脉导管穿刺引流具有以下优点：①组织相容性好、安全性高、导管直径小、创伤小、患者易于接受；②一次置管后可反复多次引流；③可以控制引流的速度，避免一次性引流过快、过多而引起纵隔摆动，并且还可以防止诱发复张性肺水肿的发生，随时可以注射药物及留取标本行相关辅助检查；④操作简单，使用方便、安全，特别是对于大量胸腔积液及老年体弱者。

81 胸腔穿刺危险吗?

任何侵入性操作都是存在危险性的，不过胸腔穿刺是在 B 超引导下进行的，是相对安全的一种治疗手段。

82 胸腔穿刺前医护人员需要做哪些准备?

(1) 了解患者病情，病情重者，穿刺时予以吸氧、心电监护；B 超下行胸腔穿刺点定位。

(2) 向患者及家属交代病情，讲解穿刺的目的、过程及可能出现的并发症，并签署知情同意书。

(3) 穿刺用物的准备：消毒液、消毒刷、中心静脉导管(14 号单腔管)及无菌穿刺包、中心静脉穿刺包、无菌手套、2%利多卡因(10 mL×1 支)、0.9%氯化钠(10 mL×1 支)、10 mL 注射器 1 个、一次性引流袋、10 cm×10 cm 透明贴膜、宽胶布(图 7-32)。

83 如何行胸腔穿刺?

(1) 体位：协助患者取坐位或半坐侧卧位(依患者的病情及配合程度而定，穿刺时体位与 B 超定位时体位一致)。

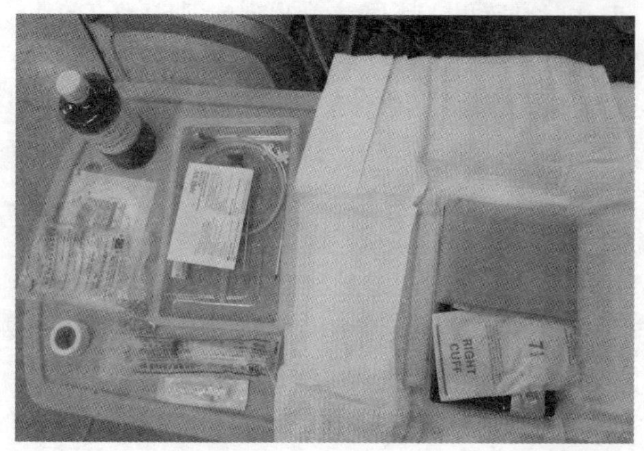

图 7-32　胸腔穿刺用物

(2) 确认定位穿刺点：胸腔积液较多时一般取肩胛线或腋后线第 7～8 肋间。

(3) 操作步骤如下(图 7-33)。

①消毒：打开一次性无菌穿刺包，倒入消毒液，戴无菌手套，用蘸有消毒液的消毒刷，以定位点为中心行常规消毒 2 次，直径为 15 cm。

②铺消毒孔巾。

③助手打开中心静脉穿刺包、2%利多卡因、10 mL 注射器，操作者检查中心静脉穿刺包中用物。

④取 10 mL 注射器抽吸 2%利多卡因 2～3 mL，在穿刺部位进行局部浸润麻醉。

⑤用中心静脉导管穿刺针做胸腔穿刺，见到积液，将中心静脉导管穿刺导丝通过穿刺针送入胸腔，拔除穿刺针，用扩皮器扩开皮肤，把中心静脉导管经导丝送入胸腔，退出导丝，夹闭导管。

⑥撤消毒孔巾、消毒皮肤、固定引流管，连接一次性引流袋，取宽胶布固定导管及引流袋之间的连接。最后再取 3 条宽胶布将引流管固定至患者腋中线或腋前线，达到降低引流管的重力压力的目的。

⑦开放引流管引流。

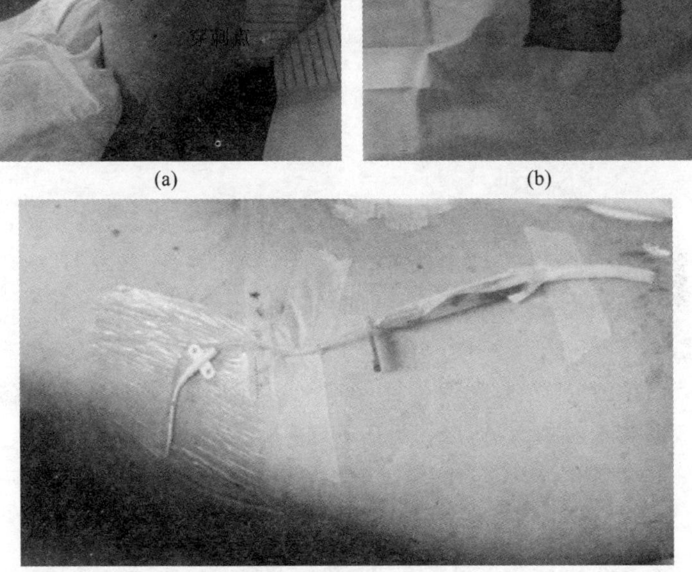

(a)

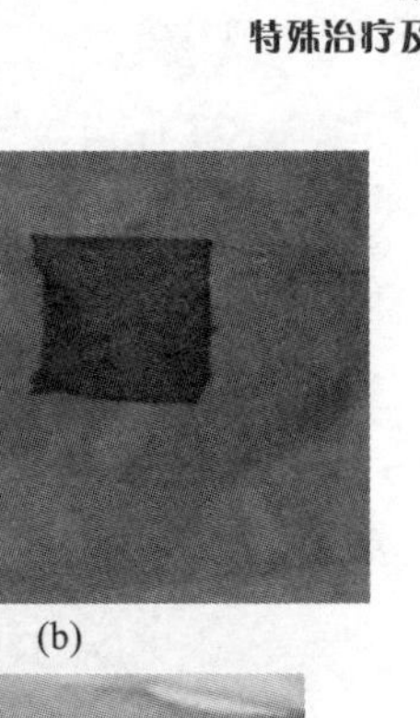

(b)

(c)

图 7-33　胸腔穿刺引流

(a)定位穿刺点;(b)铺消毒孔巾;(c)固定引流管

84 胸腔穿刺术中需观察什么?

(1) 操作中密切观察患者心率、血压、血氧饱和度、呼吸的变化。

(2) 密切观察患者的反应:当发现患者有胸膜反应时,例如,面色苍白、出汗,患者自觉有胸部压迫感、头晕、心慌、晕厥等症状,或连续出现刺激性咳嗽、咳泡沫痰、气促等复张性肺水肿现象时,均应立即停止穿刺。

85 胸腔穿刺术后有哪些注意事项?

(1) 术后嘱患者取平卧位或半卧位休息,测血压并观察有无病情变化。

(2) 根据临床需要送检标本。

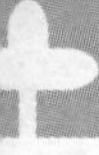

(3) 清理用物。

(4) 做好穿刺记录，并观察引流液的颜色、性状、量。首次引流量不宜超过 1000 mL，防止复张性肺水肿发生。

86 患者如何配合医生完成胸腔穿刺术?

(1) 术前配合：放松心情，避免情绪紧张，正常饮食，避免空腹穿刺，对穿刺成功和预防胸膜反应的发生有重要作用。

(2) 术中配合如下。

① 穿刺过程中尽可能地不要咳嗽、深呼吸及说话，必要时以手示意通知穿刺医生。因为咳嗽、深呼吸或说话会使膈肌下降、胸廓拉长、肺组织靠近胸膜壁，可增加穿刺引流时误伤肺组织脏器的危险性。

② 穿刺过程中，患者尽量保持医生所要求的姿势，若无法坚持，及时告知医护人员，以便协助其顺利完成穿刺。

③ 穿刺过程中，若有心慌、胸闷、气短、头晕、大汗等症状，应示意医护人员，停止检查并观察。

87 胸腔引流管留置期间患者如何进行自我护理?

(1) 胸腔引流管会堵吗?

会。当引流液较黏稠或有絮状物时，会出现引流不畅或堵塞引流管等现象；当引流液为血性时，会因引流速度慢出现凝血而堵塞引流管，因此需要经常挤压引流管，保持引流管的通畅。若发现引流量突然减少或者没有时，及时向医护人员反映，以便确认是否属于正常现象，若为引流管堵塞，可用生理盐水等进行管道冲洗。

(2) 胸腔引流管会脱出吗?

会，因此要保护好引流管，避免因外力牵扯而致引流管脱出。若发现固定引流管的敷贴出现松动、卷边等现象，及时通知医护人员进行更换及固定；在下床活动时，注意将引流袋用别针固定在上衣内面下摆处，或用手拎着引流袋(图 7-34)。置管引流期间，尽量避免去人多拥挤的公共场所。

(3) 如果胸腔引流管脱出该怎么办?

立即按压伤口，通知医生，消毒、包扎伤口。根据病情及症状行

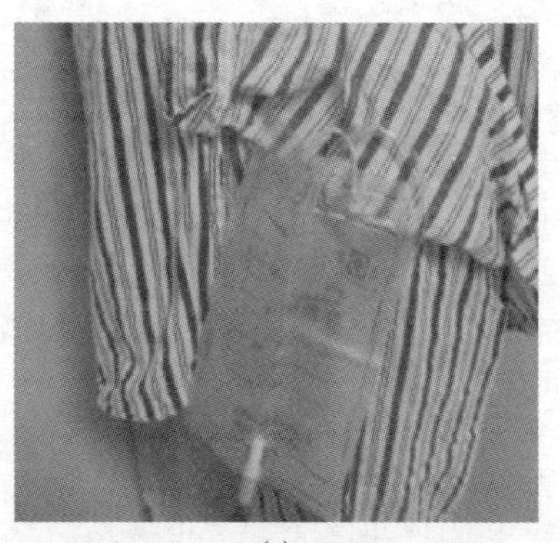

(a)

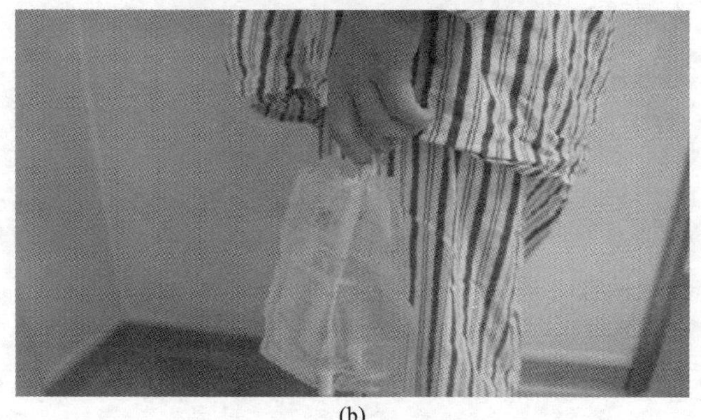

(b)

图 7-34　固定引流管

(a)用别针将引流袋固定在上衣内面下摆处;(b)手拎引流袋

床边 B 超查看胸腔积液情况,根据 B 超结果决定是否需要再次行胸腔穿刺。

(4) 患者能洗澡吗?

带管期间,患者是不能淋浴的,但可以进行擦浴。因透明贴膜在淋浴的冲击下易卷边进水,可能造成引流管脱出、感染。

(5) 饮食上怎么配合治疗?

① 原则:少量多餐(饮食)、少量多次(饮水)。每次进餐达 7～8 分饱即可,每次饮水量≤100 mL。

② 饮食:宜选择高热量、高蛋白、富含维生素及纤维素的易消

化饮食。

a. 高热量：面包、面制食品、谷类食品。b. 高蛋白：宜选择优质蛋白，首选动物蛋白，其次为植物蛋白（大豆制品）。动物蛋白中“肉”以瘦猪肉为主；“蛋”，胆固醇高的患者以食蛋白为主，蛋黄一周最多 3 个；“奶”，血脂高的患者最好选择低脂牛奶或脱脂牛奶。c. 高维生素及纤维素：选择天然色泽深的蔬菜、水果。

88 胸腔引流管多久才能拔除?

（1）在确保引流管通畅的情况下，无液体引出时。

（2）连续 2～3 天引流量少于 100 mL。

（3）胸部临床症状改善。

八、心包穿刺

89 心包穿刺的适应证有哪些?

（1）用于查明心包积液的性质与病因。

（2）出现心包填塞时，穿刺抽液以减轻症状。

（3）化脓性心包炎时，采用穿刺排脓、给药治疗。

90 什么是心包积液?

心包腔内一般有 10～20 mL 液体，主要可降低心脏搏动时组织间表面的摩擦力。当心包腔内液体超过正常，使心脏充盈受限时即称为心包积液，它是一种临床疾病表现。

91 心包积液的分类及形成原因是什么?

心包积液根据性质可分为渗出液和漏出液两种。漏出液最常见的原因有充血性心力衰竭、肾病综合征、营养不良性低蛋白血症、黏液性水肿，以及纵隔肿瘤和淋巴结结核阻碍心包血液的静脉回流等。渗出液多由心包炎症所致，常见于结核性心包炎和风湿性心包炎。

92 心包积液时有哪些症状?

当出现心包积液时，患者可能会出现：①呼吸困难，严重时端坐呼吸，不能平卧，这是由于压迫导致肺膨胀不全、肺动脉压升高所致；②颈静脉怒张、肝大，严重时可出现腹腔积液；③血压低、心率快、脉压差小;④四肢厥冷、尿量减少、疲乏无力。

症状和体征与心包积液增长速度、积液量和心包伸展特性有关。少量心包积液时,增长速度慢,心包腔内压力不升高,可无任何症状;大量心包积液压迫周围组织和器官时可产生各种症状。

93 心包积液一定要行心包穿刺吗?

心包穿刺引流是心包积液、心包填塞最重要的缓解和抢救措施。中量到大量心包积液就可引起心包填塞而危及生命;心房压、肺动脉舒张压、心室舒张压和肺楔压相等,中心静脉压进行性升高、血压下降、心率增快、尿量减少均是心包填塞的标志。

94 心包穿刺会刺穿心脏吗?

心包穿刺属于有创操作,一些并发症往往难以避免,国外曾报道心包穿刺操作成功率为97%,而并发症发生率为4.7%。湖北省武汉市协和医院近10年来心包穿刺引流置管时仅有1例患者误入心室腔,经积极处理后恢复。现均在B超引导下进行心包穿刺,提高了穿刺成功率、增加了操作的安全性、减少了并发症的发生。

95 心包穿刺前的准备工作有哪些?

(1) 了解患者病情,B超下通过观察心包积液液性暗区情况,判断心包积液量,确定穿刺部位。

(2) 向患者及家属交代病情,讲解穿刺的目的、过程及可能出现的并发症,以取得患者合作,并签字。

(3) 对于情绪紧张的患者,可给予适当的镇静剂。

(4) 穿刺用物的准备:消毒液、消毒刷、中心静脉导管(14号单腔管)、一次性无菌穿刺包、中心静脉穿刺包、无菌手套、2%利多卡因(10 mL×1支)、10 mL空针1个、注射器、一次性引流袋、10 cm×10 cm留置透明贴膜、宽胶布。

96 如何行心包穿刺?

(1) 协助患者取半卧位,吸氧,连接心电监护仪,检查心率、心律、血压、血氧饱和度和呼吸,并做记录。

(2) 穿刺部位:①剑突下与左肋缘相交的夹角处;②左侧第4肋间,心浊音界内侧1~2 cm处;③左侧第4肋间距胸骨左缘1~

2 cm处。

(3) 穿刺步骤：同胸腔穿刺的穿刺步骤。

97 心包穿刺的注意事项有哪些?

(1) 严格掌握适应证：B超检查提示存在中至大量心包积液，且心尖部积液量>10 mL 时行心包穿刺。

(2) 在心电监护下进行穿刺，穿刺全程应密切观察心电图变化，特别注意 ST 段及 P-R 间期的改变。

(3) 穿刺前须进行心脏彩超检查，明确穿刺部位，或在 B 超的引导下，进行穿刺引流或抽液，这样更为准确与安全。

(4) 穿刺前向患者做好解释说明，消除其顾虑，告知患者在穿刺过程中不要咳嗽或深呼吸。

(5) 一次引流量不宜超过 500 mL，引流速度过快、过多会使大量血回心，可导致肺水肿。

(6) 若穿刺过程中抽出鲜血，应立即停止穿刺抽吸，并严密观察有无心包填塞出现。

(7) 术中、术后均需密切监测心电图、呼吸、血压等的变化。

98 心包穿刺术后需观察什么?

(1) 注意观察心率、血压、血氧饱和度、呼吸等的变化，同时术后早期应密切观察有无心电图改变。

(2) 观察引流液的颜色、性状、量。若为血性，且量大，注意观察患者血红蛋白水平，必要时予以输血治疗。

(3) 观察患者症状改善情况。

(4) 观察带管期间穿刺处敷料有无渗液、卷边等，一旦发现，及时予以消毒、更换敷料，确保穿刺处皮肤干燥，避免引流管脱出及导管相关性感染发生的可能性。

99 患者如何配合医生行心包穿刺?

(1) 心包穿刺前进行皮肤清洁并更衣。

(2) 避免情绪过度紧张，放松心情。若情绪紧张，可告知医生，给予适量镇静剂。

(3) 心包穿刺过程中避免深呼吸和咳嗽。若有不适，立即告知医生。

（陈丽萍）

九、心脏电复律

100 什么是心脏电复律？

在心律失常时，通常是指恶性、致命性心律失常，如室颤，通过专用心脏除颤仪将心律失常转复为窦性心律的方法被称为心脏电复律，电复律的分类如下。

(1) 同步电复律：适用于室性心动过速、心房颤动等。临床上，这一类心律失常的R波清晰可辨，属于异位快速心律。心脏电复律以患者自身心电图中的R波作为触发信号进行放电，此时直流电落在心动周期的绝对不应期，同步电复律完成。

(2) 非同步电复律：适用于室颤。临床上，室颤时QRS波和T波分辨不清，此时必须进行非同步心脏电复律，也称为电除颤。2015年美国心脏协会新颁布的《2015 AHA心肺复苏及心血管急救指南》提出，遇心搏骤停患者时，应尽快进行电除颤。

101 什么是心脏除颤仪？

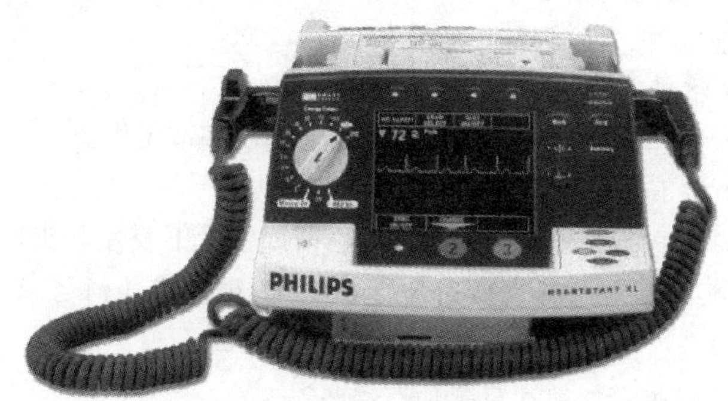

图 7-35　心脏除颤仪

心脏除颤仪（图7-35），又称电复律机，主要用于实施心脏电复律。心脏除颤仪是一种可以释放高能量脉冲电流的放电器，由蓄电部分、放电部分、能量显示器和心电监护仪 4 个部分组成。心脏除颤仪通常由电池供电，亦可连接电源进行供电。心脏除颤仪配备有电极板，大小各 1 对，共 4 个电极板，电极板用于在除颤时向人体传导放电，大电极板适用于成人，小电极板适用于小儿。心脏电复律时，心脏除颤仪释放的高能量脉冲电流通过紧贴患者胸前区皮肤的电极片传导至患者的心脏以完成心脏电复律。

102 心脏除颤仪的工作原理是什么?

心脏除颤仪的工作可分为充电与放电两个步骤。

(1) 在操作者进行充电时，数秒内电压变换器将低压直流电压转换成 4000 V 以上的脉冲高压，通过高压继电器向内置电容快速充电，使电容能量达到设定的能量值(如 200 J)。

(2) 操作者通过放置电极板，构成放电回路。在进行放电时，高能量脉冲电流通过心脏，心肌细胞在瞬间同时除极，此时心脏电活动短暂停止，然后由心脏传导系统中最高自律性的起搏点(通常为窦房结)重新发起心电活动，产生规律的电流信号并主导心脏节律。

103 心脏除颤仪的操作流程是什么?

(1) 嘱患者取平卧位，松开衣服纽扣，去除随身金属及导电物，暴露胸前区，擦干除颤部位皮肤。

(2) 将导电糊涂于心脏除颤仪电极板上。

(3) 将心脏除颤仪开机，选择除颤方式，调节工作能量。

(4) 按下充电按钮。

(5) 将电极板分别放置于患者右前壁锁骨下及左乳头左侧(图 7-36，箭头所示)，所有人员避免接触病床、患者或任何与患者身体相连的设备。按下放电按钮，心脏电复律完成。

104 心脏电复律注意事项有哪些?

(1) 在使用心电监护仪期间，患者需配合治疗，避免电极片脱落。

(2) 部分心功能异常、可能随时发生恶性心律失常的患者，不要佩戴金属饰物，避免因除下饰物而造成电复律延迟。

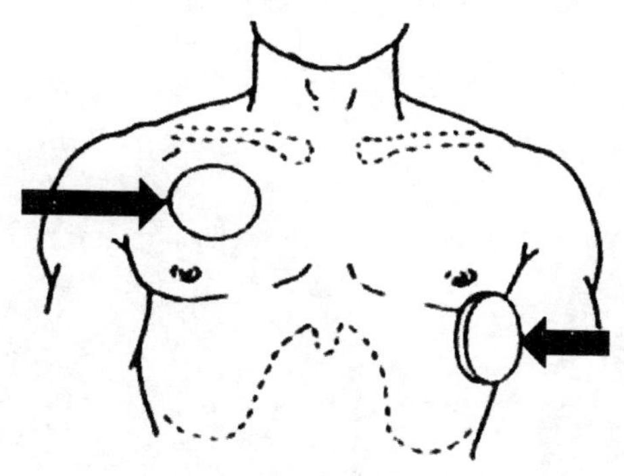

图 7-36　电极板放置部位

(3) 心脏电复律前，操作者将电极板涂满导电糊，尽量用力使电极板与皮肤接触良好，以减少电极板与皮肤之间的接触阻抗，以免局部皮肤损伤。

(4) 在进行心脏电复律时，任何人不能接触患者及床沿，以免遭到电击。

(5) 发生恶性心律失常时，患者常会失去意识，医护人员在电复律时要保持患者呼吸道通畅，呼吸、心跳停止时应给予人工呼吸和胸外按压。

(6) 心脏电复律的能量选择可由 150～200 J 开始，未成功时可加大能量并再次进行电复律，最大能量可用至 360 J。

(7) 接受心脏电复律后，患者需卧床 1～2 天，然后继续配合治疗。

(8) 心功能较差的患者应避免诱发恶性心律失常的因素，如过度劳累、情绪激动等，以免诱发恶性心律失常或其复发。

十、临时心脏起搏器

105 什么是心脏起搏器？

心脏起搏器是一种电脉冲发生器，依靠电池产生的脉冲电流来刺激心脏，使心脏兴奋并发生搏动，常用于治疗各种原因引起的严重缓慢性型心律失常，如完全性房室传导阻滞、病态窦房结综合征等。它按使用周期可分为临时心脏起搏器(图 7-37)和永久心脏起搏器(图 7-38)。

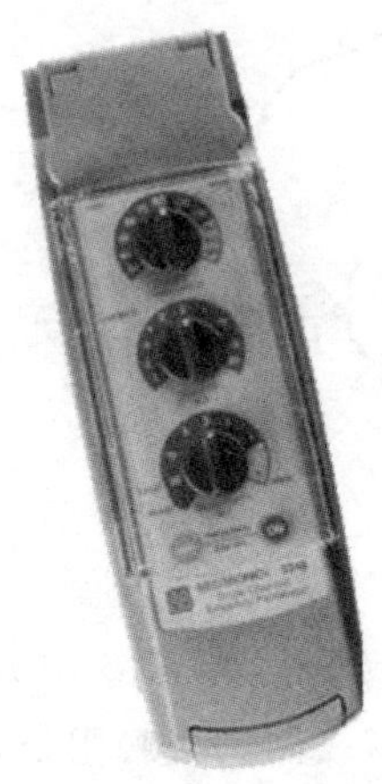

图 7-37 临时心脏起搏器

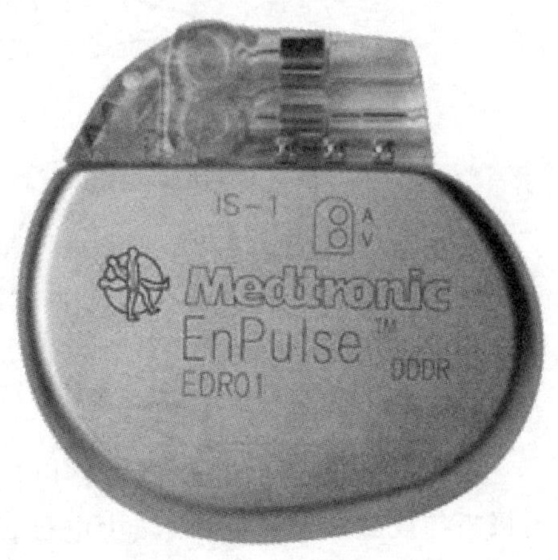

图 7-38 永久心脏起搏器

106 心脏是如何搏动的?

正常的心脏由心肌的收缩来完成周而复始的搏动,而心肌的收缩是由心脏电活动引起的。通常情况下心脏的电流活动信号由窦房结产生,有规律的电流活动信号在经过心脏的传导系统到达心脏各个部位后可引起各部位心肌的收缩,从而产生搏动。

心脏电活动的任何一个环节都可能会出现问题,例如,心脏产生电流活动信号的频次太低,心脏就会搏动得过慢,医学上称之为心动过缓,此时心脏就不能输送足够的血液给身体各个器官,如大脑。心动过缓的患者可能会感觉到头昏、乏力,严重时会晕倒,甚至危及生命,当药物治疗效果不理想时,可选择心脏起搏器弥补或代替上述心电活动各个环节的功能异常,维持心脏正常的搏动。

107 什么样的患者需要使用心脏起搏器?

(1) 心动过缓的患者:心动过缓常见于房室传导阻滞。

(2) 心律失常的患者:常见的心律失常有频发室性期前收缩、室性阵发性心动过速等。

(3) 心脏外科手术之后早期的患者:在心脏外科手术之后早

期，由于心脏经历手术过程，上述所说产生电流信号的细胞或心脏的传导系统可能会出现不同程度的损伤，在手术之后发生心律失常时可使用临时起搏器。临时心脏起搏器在心脏外科手术后起着十分重要的作用。

108 什么是起搏器编码？

目前国际上通用的是 NBG 编码来表达起搏器的性能和工作方式，该编码通常由 4 个字母组成，5 个字母组成的编码不常使用。

第 1 个字母代表起搏心腔，即电流活动信号产生的心腔，A 代表心房起搏，V 代表心室起搏，D 代表双腔起搏（心房及心室），O 代表无起搏。

第 2 个字母代表感知心腔，即感知电流活动信号的心腔，A 代表心房感知，V 代表心室感知，D 代表双腔感知，O 代表无感知。

第 3 个字母代表感知后反应方式，即感知电流活动信号后起搏器的反应方式，T 代表触发，I 代表抑制，D 代表双重反应（触发或抑制），O 代表无反应。

第 4 个字母代表程序控制的程度，P 代表有 1 项程序控制功能，M 代表有多项程序控制功能，R 代表频率调节功能。

109 临时心脏起搏器是如何工作的？

（1）临时心脏起搏器的位置：在心血管外科，临时心脏起搏器多采用心室双极法埋置法。通常在心脏外科手术完成前、在关闭心包前手术医生将正负电极缝于患者右心室心外膜，导线经过心包剑突下切口的缝合处引出并固定在皮肤上。在体外，将上述导线接入临时心脏起搏器的电极插头内，开启临时心脏起搏器即可工作。

（2）临时心脏起搏器工作参数的设定：在心血管外科，通常选用 VVI 模式。一般将成人工作频率设置为 80 次/分，儿童 100～120 次/分；起搏器灵敏度为 3～6 mV；起搏器输出电流为 3～5 mA。参数的设定依据病情变化而调整，并非一成不变。

（3）临时心脏起搏器要使用多久？

在心脏电活动功能恢复正常之后将停用临时心脏起搏器并移除所埋置的电极导线，通常连续使用时间不超过 4 周。

当临时心脏起搏器已连续使用超过 4 周，心脏功能无法恢复或

无法停止使用临时心脏起搏器时,可考虑使用永久心脏起搏器。

永久心脏起搏器一般通过静脉途径安装并埋藏于体内,由起搏器电池提供能量,电池寿命依据起搏器工作方式及工作强度而定,有很大的差异。电池耗尽后,需要取出该起搏器,重新更换一台电池量充足的新的永久心脏起搏器。

(4) 使用临时心脏起搏器期间的注意事项如下。

① 妥善固定。穿衣、翻身或进行床上活动时患者需要注意保护起搏器导线,避免因大幅度的肢体运动导致起搏导线被外力扯脱落、扯断等情况,同时需避免活动时掉落。起搏器导线或起搏器本身受损将直接影响到患者的生命安全。

② 密切监护。当心电监护仪显示有心律失常表现,患者感觉不适并出现胸闷、气促、乏力等症状时,及时排查原因,保障临时心脏起搏器在正常工作。

③ 保持局部干燥。每周换药两次,换药时严格消毒电极导线经皮肤引出处,并用无菌敷料覆盖。进行个人卫生清洁时,需避免将切口处敷料或临时心脏起搏器弄湿。使用临时心脏起搏器期间不可以淋浴。若发现切口有渗血、渗液,局部出现红、肿、热、痛等感染现象,医生应及时处理。

④ 观察电量。电池即将耗尽前,低电量指示灯(图 7-39,箭头所示)会持续闪烁,可起到提示作用。护士需时常检查临时心脏起搏器低电量指示灯,发现低电量报警时需立刻更换电池。患者也可以观察指示灯的闪烁情况,出现低电量闪烁或出现异常不规律的闪烁时应及时告知医生或护士。出现低电量报警时也请患者无须紧张,临时心脏起搏器可继续工作长达 36 h。

⑤ 杜绝自行调节工作参数的行为。患者应避免打开控制面板自行调节工作参数,参数设置不正确将直接影响起搏器的正常工作,严重时可直接影响患者生命安全。

⑥ 信号干扰。一般来说,日常家用电器,如空调、电风扇、微波炉等均不会影响临时心脏起搏器的功能,住院期间的一般医疗检查,如 B 超、心电图、CT 等也不会影响其功能,但 MRI、放疗是禁忌。

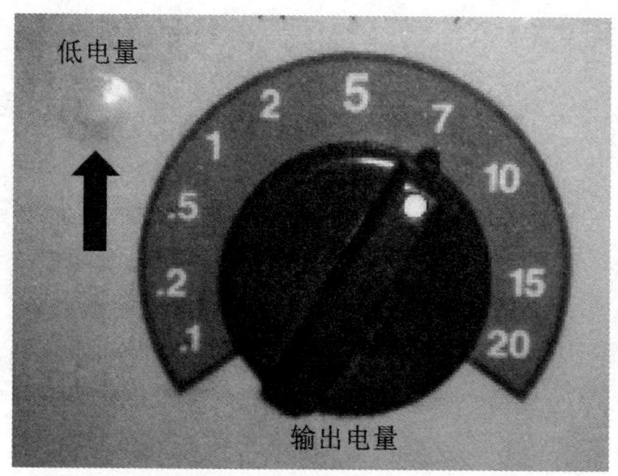

图 7-39 低电量指示灯

（杨林杰）

十一、微量注射泵的使用

（一）微量注射泵的基础知识

110 什么是微量注射泵?

微量注射泵重量轻体积小，是一种新型便携式泵力仪器，具有注射药物微量精确、供给均匀、持续可控的特点，使血药浓度保持在一定范围，在 ICU 中需要较长时间微量给药的危重症患者的使用中意义重大。

111 微量注射泵的分类有哪些?

微量注射泵分为一道微量注射泵(图 7-40)、二道微量注射泵(图7-41)和多道微量注射泵(图 7-42)，一般简称为一道泵、二道泵和多道泵，也可简称为单泵、双泵和排泵。

112 微量注射泵有哪些组织结构?

(1) 电源键:电量输入显示功能。

(2) 暂停及开始键:工作状态控制。

(3) 速率设定键:进行参数设置。

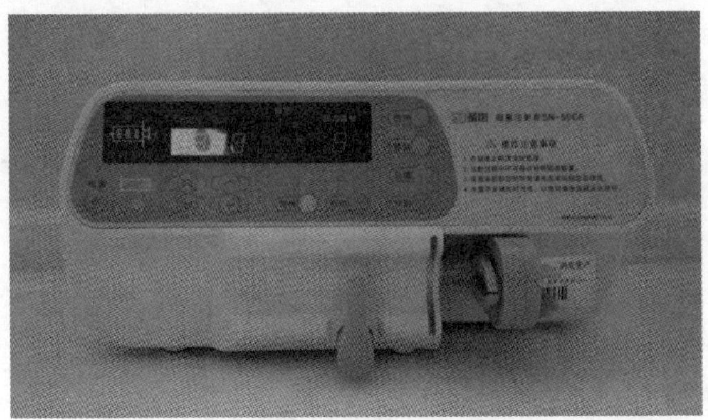

图 7-40　一道微量注射泵

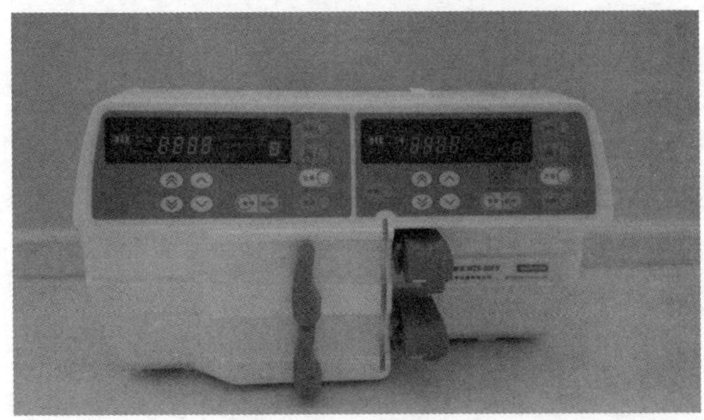

图 7-41　二道微量注射泵

(4) 注射器状态指示灯：注射安装及注射状态显示明晰，10/20/30/50 mL 规格的注射器均能自主识别。

(5) 旋钮及拉杆：方便注射器安装。

(6) 注射器精度校准：可校准注射精度，保证微量注射泵整个生命周期的高精度注射。

(7) 报警区域：提示报警原因。

(8) 电源开关键：开启或关闭微量注射泵。

(9) 静音键：报警时关闭报警音。

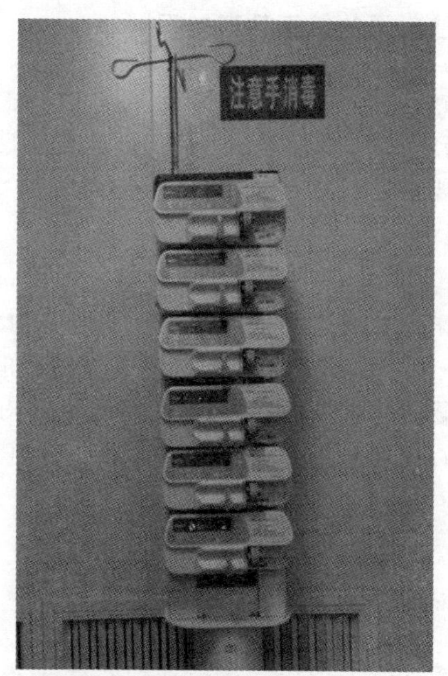

图 7-42　多道微量注射泵

(10) 快进键:将一定量的药物在较短时间内较快地泵到患者体内(图 7-43)。

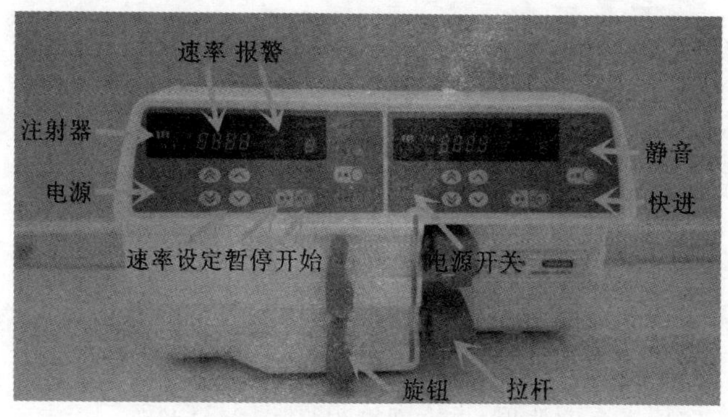

图 7-43　微量注射泵的组织结构

(二) 微量注射泵的健康教育知识

113 什么情况下需要使用微量注射泵?

适用于给药非常精确、总量很小且给药速度缓慢或长时间流速均匀的情况,主要用于心脏手术前心功能较差的患者、心脏手术后循环不稳定的患者以及ICU和其他病重患者。

微量注射泵的常用药物有多巴酚丁胺注射液、多巴胺注射液、硝普钠注射液、硝酸甘油注射液、异丙肾上腺素注射液、盐酸去甲肾上腺素注射液等。另外,高浓度静脉补钾或补钙时也需使用微量注射泵,以保证药物匀速进入患者血管内,降低药物对血管及其附属组织的损伤,减轻患者不适感,同时要避免药物渗出。

114 如何使用微量注射泵?

(1) 使用前准备。

① 护士准备:穿干净的工作服、佩戴燕尾帽、按七步洗手法洗手、按要求佩戴口罩。

② 准备用物:微量注射泵、注射器、棉签、消毒液、药物、延长线、留置针、留置针敷贴、胶布、止血带、弯盘及经两位护士核对无误后的治疗单。

③ 准备微量注射泵:检查微量注射泵是否处于功能状态,延长线的包装要完整无漏气且在有效期内。

④ 药物准备:a. 坚持无菌原则,将药液抽到注射器内,在注射器外标明患者的姓名、床号、住院号及药物的名称、剂量和配药的日期、时间、责任人。b. 移除注射器针头,将延长线与注射器相接,排净延长线内的气体。c. 安装注射器于微量注射泵上,以备日后使用。

(2) 评估患者。

① 三查七对,准确核对患者信息,以姓名和住院号为核对依据。

② 评估患者的病情,再次确认是否使用该药物。

③ 向患者说明使用微量注射泵的原因,取得患者配合,达到使用目的。

④ 向患者说明留置针穿刺的原因及注意事项，与患者沟通后选取合适的部位及血管进行留置针的穿刺；注入高浓度药物和血管活性药物时，应当选取较粗的静脉，避免药物刺激血管产生的静脉炎症状。

⑤ 评估环境，注意保护患者的隐私。

(3) 进行治疗。

① 将备好的物品携至患者床边，核对患者的姓名和住院号，确保准确无误。

② 连接微量注射泵电源，打开开关，根据医嘱和患者病情设置泵入速度及其他参数。

③ 将延长线与留置针接口螺旋连接，用胶布将延长线妥善固定。

④ 健康宣教：a. 再次告知患者使用微量注射泵的原因、输入药物的名称，输液速度不能随便更改；b. 告知患者要维持延长管的通畅，输液的肢体尽量不要进行剧烈的活动；c. 告知患者及其亲属不可随意挪动输液泵，不可调节输液泵的输液速度，保证用药安全；d. 告知患者在身体不适或微量注射泵报警异常的情况下及时告知医护人员。

(4) 用物整理：治疗结束后将物品进行处理分类，一次性物品分类销毁，其他用物清洁后还原。

(5) 用药观察：密切观察患者用药情况，详细准确地记录药物泵入的时间及速度，观察药物疗效及不良反应，必要时应及时告知医生。

(6) 使用微量注射泵有如下注意事项。

① 微量注射泵使用者大部分是危重症患者，用药期间不允许随意中断输液，应提前配好备用注射液，注射器内药物用完后迅速更换药液。

② 将用药患者的姓名、床号、住院号，药物的名称、剂量，配药的日期、时间，配药责任人等信息标注在微量注射泵的药物标签上。换泵或换药时应更换标签，并进行详细的交班，认真查对。

③ 应备好应急电源，以免断电。

④ 停用时，先关开关，切断电源，将微量注射泵擦洗干净，保管好以备再用。

⑤ 严格执行无菌化操作标准，注射器及药液使用时间达到24 h后需及时更换。

⑥ 随时留意微量注射泵的使用情况及工作状态，出现报警时能够及时发现原因，解除报警故障。

115 微量注射泵的报警原因有哪些？如何解除警报？

微量注射泵发生报警时应先查明原因后立即解除警报，以免引起患者紧张。轻按静音键即可解除警报。

(1) 管路堵塞：如泵管折叠、卡子未打开、药物外渗、针头堵塞等，应查看泵管有无折叠，及时打开管路上的所有卡子，针头堵塞时要重新穿刺。药液只有外渗到一定程度产生一定阻力才会发生报警，此时需要更换穿刺部位，并根据药物的性质对被外渗的部位进行相应处理。

(2) 残留提示：可暂时解除警报。根据病情决定是否继续使用微量注射泵，若需继续使用该药物，则应配制新的药物备用；若不需继续使用，则可以撤除微量注射泵并进行留置针封管处理。

(3) 注射完毕：留置针内残留的少量药液不能直接推注进静脉，需回抽，至血液全部充满留置针后，再用新的封管液封管。

(4) 电池电量耗尽：迅速接上外部电源，保证微量注射泵继续安全地工作。

(5) 电源线脱落：电源插头松脱应立即接好电源。

(6) 注射器推杆安装错误报警：检查推杆安装情况。

(冀春霞)

十二、呼吸机

116 呼吸系统由哪些器官组成？

呼吸系统(图 7-44)主要由鼻、咽、喉、气管、支气管和肺组成。

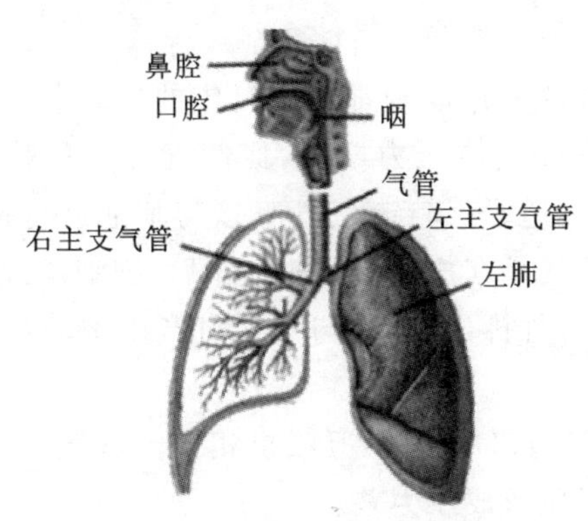

图 7-44 呼吸系统

117 呼吸系统的功能有哪些?

主要功能是与外界进行气体交换,即吸入大气中的氧气,呼出体内产生的二氧化碳。鼻有嗅觉功能,喉兼有发音功能。

机体与外界环境之间的气体交换过程,称为呼吸。通过呼吸,机体从大气中摄取氧气,参与全身的新陈代谢,再排出所产生的二氧化碳。

118 什么是机械通气?

机械通气是指利用机械装置来代替、控制或改变自主呼吸运动的一种通气方式。呼吸机是实施机械通气的工具。

一台完整的呼吸机(图 7-45)由供气装置、控制装置和人工气道组成。

(1) 供气装置由氧源、空气压缩机和空氧混合器组成。

(2) 控制装置通过微电脑技术对控制器进行智能化处理,控制各传感器、呼出阀、吸气阀工作。

(3) 人工气道由呼吸回路、湿化器、过滤器等组成。

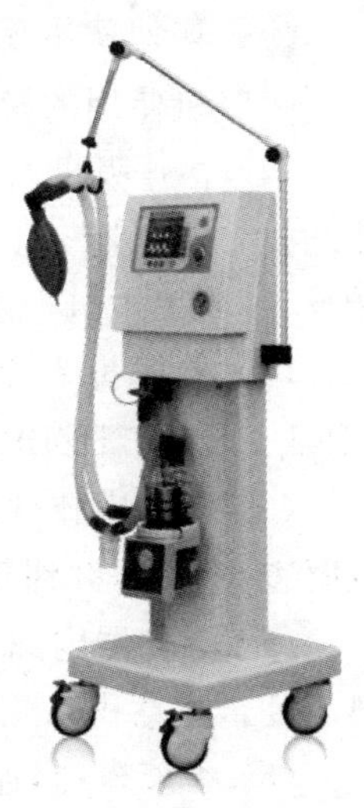

图 7-45 呼吸机

119 呼吸机的工作原理是什么？

任何呼吸机的工作原理都在于气体的压力差。呼吸机通气是由机械驱动使体外气体压力增高，促使气道口和肺泡产生正压力差，气体经人工气道、气道、支气管直接与肺泡进行接触，这个过程为吸气过程。呼气是在撤去机械驱动压后，肺泡压逐渐大于大气压力，肺泡内气体自行排出，肺泡与气道口产生被动性正压力差而呼气。

建立肺泡-气道口压力差，呼吸机相当于打气筒，正压呼吸时在气道口处建立正压形成压力差。

120 心脏外科手术后为什么要使用呼吸机？

由于术后患者循环尚不稳定，且存在胸壁创伤、手术刺激、腹胀和术后疼痛，使得胸壁及膈肌运动受限，影响肺泡的膨胀，降低肺容量，尤其是功能残气量和肺活量的降低。功能残气量严重降低可引起小气道狭窄和关闭，使通气/灌注比例失调，肺内分流量增加，导致术后低氧血症，因此，早期若能恰当地使用呼吸机支持患者的呼吸，则可帮助患者度过术后这一危险期。

121 如何使用呼吸机？

呼吸机使用的操作步骤如下。

(1) 将呼吸机人工气道、氧源与电源连接好。开机顺序为空气压缩机—湿化器—主机，并进行机器自检（呼吸机的关机顺序与之相反，即先关主机—湿化器—空气压缩机，再关闭气源）。

(2) 根据患者个体情况，调节各参数：通气模式、FiO_2、VT、RR、I/E、PSV、PEEP、灵敏度等，设定各参数在合理报警范围。

(3) 连接模肺试运行，观察呼吸机运转是否正常，若出现报警，及时查找原因，并纠正。

(4) 湿化器内加灭菌注射用水至标准刻度，打开电源，调节加热温度。注意积水瓶处于人工气道的最低位置，防止积水倒流。

(5) 去掉模肺，连接患者气管插管，密切观察呼吸机运转情况及报警情况，若出现报警，及时查找原因。

(6) 记录：开始时间、呼吸机各主要运行参数、使用前后血气分析结果、生命体征。

(7) 使用过程中随时观察患者病情的变化及气道压力的变化，上机半小时后应复查血气分析，根据血气分析的结果进行必要的参数调节。

(8) 停止使用呼吸机时，将呼吸机与患者气管插管分离，关主机、空气压缩机、屏幕开关、湿化器开关，切断气源、电源，消音。

122 呼吸机使用期间要注意什么?

(1) 妥善固定气管插管，避免导管随呼吸运动上、下滑动而损伤气管黏膜，同时防止发生引流管脱落意外。

(2) 长期使用呼吸机的患者呼吸道湿化功能降低，分泌物黏稠，不易排出，不仅会堵塞呼吸道，还容易引起感染。痰液黏稠时可间断雾化吸入。雾化后立即翻身拍背、吸痰，以清除呼吸道分泌物，保持导管通畅。有气管切开的患者，保护好伤口周围皮肤，使用无菌纱布保持其清洁干燥。

(3) 严格遵循无菌原则，各项操作前均应戴口罩、洗手，每位患者配备专用吸痰装置，吸痰管仅可使用一次，以防止污染和医源性肺部感染。

(4) 做好口腔、鼻腔的护理，常规用生理盐水清洗，口腔、鼻腔积留的分泌物是肺部感染的常见及直接原因。

(5) 呼吸机的消毒。长期机械通气的患者每日擦拭机器外表，每 7 天更换一次呼吸机管道。气管插管每 10～14 天更换一次。

(6) 呼吸机使用过程中要严密观察：①神志变化，若患者表现出神志不清、烦躁不安、发绀，多为缺氧、二氧化碳潴留所致；②呼吸型态，应听诊双肺呼吸音；③血压、心率是否稳定；④血气分析结果，动脉血气分析是判断肺通气和氧合情况的重要指标；⑤注意保持各管道紧密连接，无脱落、漏气。

123 什么是呼吸机相关性肺炎?

呼吸机相关性肺炎(VAP)通常是指无肺部感染的患者在气管插管或气管切开行呼吸机进行机械通气治疗持续 48 h 后发生的肺炎，是危重症患者进行机械通气支持治疗后最常见的并发症之一。VAP 的发生机制与多种因素有关，主要包括插管改变了全身防御机制、口咽部定植菌吸入、胃肠道定植菌逆行和移位及介入性操作和手污染等。VAP的发生容易造成撤机困难，延长患者住院时间，增加住院费用，严重的还会危及患者生命。一旦明确VAP后应采取积极有效的治疗措施，治疗原发病，加强患者的全身营养支持，积极矫正内环境失衡，加强机体免疫防御功能，合理选用抗生素。

124 呼吸机常见报警原因及处理的基本原则是什么?

(1) 原因分析如下。

① 呼吸机相关原因:模式、参数的设置，报警上下限的设置(表7-1)，呼吸机故障。

② 管路相关原因:气管插管移位、贴壁不畅，管路堵塞、断开。

③ 患者相关原因:烦躁、咳嗽，病情突然变化。

(2) 呼吸机报警处理的基本原则如下。

① 务必保证患者基本的通气，首先应将呼吸机与患者脱开，用气囊加压给氧，再去检查呼吸机故障问题。

② 尽量避免呼吸机相关并发症的发生。分析可能的原因，给予相应处理。

表7-1为呼吸机报警上下限的设置。

表7-1　呼吸机报警上下限的设置

	上限	下限
压力/cmH_2O	<30	PEEP－(2～40)
容量/mL	$V_{实测}$＋(200～300)	$V_{实测}$－(200～300)
呼吸频率/(次/分)	<35	6～8
每分通气量/(L/min)	$MV_{实测}$＋(2～4)	$MV_{实测}$－(2～4)
窒息通气报警/s	20～30	

125 何时撤离呼吸机?

呼吸机的撤离是患者自主呼吸恢复、逐步撤离机械通气的过程。停机前要全面评估患者的情况，以患者的撤机生理参数为参考(表7-2)，当患者自主呼吸有力、咳嗽反射好、神志清楚、循环系统稳定、胸部X线正常或较之前有明显好转、血气分析结果正常时可考虑拔管。拔管前，准备好氧气连接管或储氧面罩、吸痰管、雾化吸入装置等拔管后要用的物品，做到有备无患。

表 7-2 呼吸机撤离的生理参数

参数	参考值
自主呼吸频率	<30 次/分
每分通气量	<10 L/min
顺应性(静态)	≥30 mL/cmH_2O
无效腔气量/潮气量	<0.4
$PaCO_2$和 pH 值	$PaCO_2$达正常水平、pH 值正常
潮气量	>5 mL/kg
肺活量	>15 mL/kg
最大吸气压力	<−0.4 kPa
最大自主通气量	≥2×静态每分通气量
氧分压(氧浓度≤0.4 时)	>8.0 kPa
呼期末正压	≤0.5 kPa

126 撤离呼吸机后的健康指导有哪些?

(1) 脱机时间宜选择在白天，脱机后应经鼻导管或开放式面罩吸氧，患者取半卧位，保持呼吸道通畅，及时清理呼吸道分泌物。

(2) 撤机后呼吸机放于床旁处于备用状态，鼓励患者咳嗽咳痰，协助患者翻身、扣背，定时湿化气道，预防痰液干燥而堵塞气道。因伤口疼痛而不敢咳嗽的患者，可穿戴胸带，严重者可适量给予镇痛剂；无力咳痰者可使用人工排痰仪辅助排痰，必要时可以吸痰。

(3) 由于患者存在不同程度的喉黏膜损伤或喉痉挛，可出现短暂的语言交流障碍，可指导患者利用图片、手势等进行非语言性交流，以了解患者脱机后的主观感受。

(4) 营养护理指导方面，因长时间使用呼吸机，患者均伴有不同程度的营养不良，应及时估算患者的热能、蛋白质的需求量，并根据代谢测量值，科学调配，给予营养支持。

(5) 密切观察患者病情变化,若缺氧发作导致病情恶化,应及时再次插管。

127 什么情况下需要再次插管?

(1) 患者出现烦躁不安、发绀、呼吸频率明显增快、三凹征、鼻翼扇动明显等呼吸困难表现。

(2) 血气分析检查:$PaO_2 \leqslant 60$ mmHg(吸纯氧情况下)、$PaCO_2 \geqslant 50$ mmHg。

(3) 心率增快或减慢、血压下降或突然出现心律失常。

(4) 拔管后喉头痉挛导致通气困难。

(5) 出现低心排血量综合征者。

128 什么是无创通气?

无创通气是指无须建立人工气道而进行机械通气的呼吸支持模式,常使用无创呼吸机(图 7-46)。无创通气通过鼻罩或面罩将患者与呼吸机连接,使患者免受气管插管或气管切开之苦。无创通气操作简便,机器轻巧、携带方便。

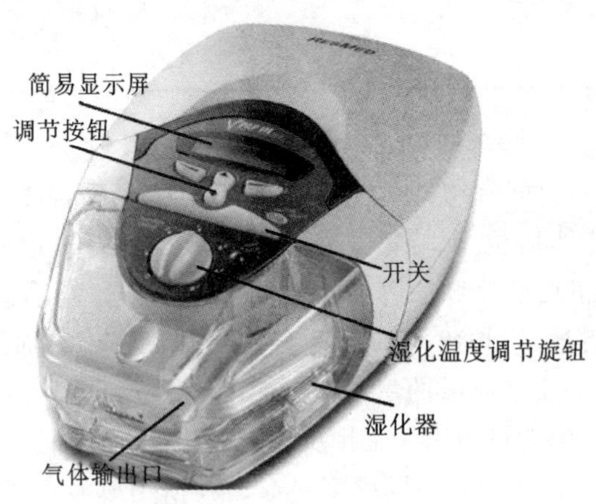

图 7-46 无创呼吸机

129 无创呼吸机的优点是什么?

(1) 减少气管插管及其合并症。

(2) 减少患者的痛苦,无创伤性,患者能正常吞咽进食、讲话,

图 7-47 为患者佩戴无创呼吸机。

(3) 无须用镇静剂。

(4) 口咽功能正常,保留了生理性咳嗽,可减少吸痰次数。

(5) 保留自主呼吸,具有加温、湿化和过滤功能。

(6) 可以使用不同的通气模式、间歇使用。

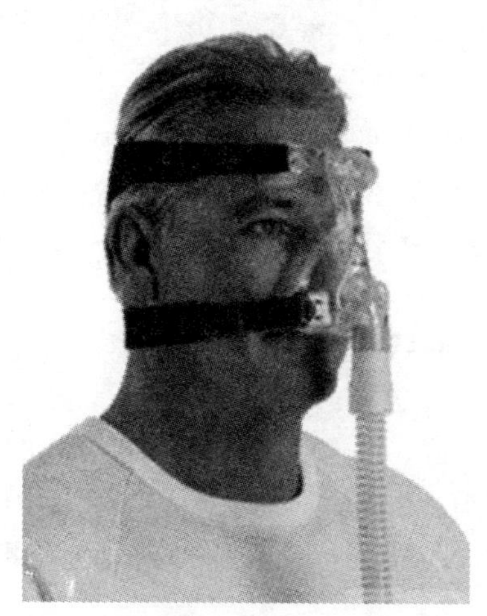

图 7-47 患者佩戴无创呼吸机

130 无创呼吸机常用参数有哪些?

(1) 潮气量(tidal volume,TV):静息状态下每次吸入或呼出的气量,正常成人一般为 400～500 mL。

(2) 补吸气(inspiratory reserve volume,IRV):平静吸气后再吸入的气量,正常成人为 1500～2000 mL。它反映肺的吸气储备功能、胸廓弹性及气道通畅情况。

(3) 功能残气量(functional residual capacity,FRC):机体平静呼气后肺内残留的气量。

(4) 每分通气量(minute ventilation,MV):为潮气量与呼吸频率(RR)的乘积。静息时,MV 为 4～8 L/min。

(5) 最大通气量(maximum minute ventilation,MMV):指在单位时间内所能呼吸的最大气量。一位健康的年轻人最大通气量可达 70～120 L/min。

(6) 肺泡通气量(alveolar ventilation,AV):每分钟吸入肺泡内的新鲜空气量。AV参与气体交换,因而又称为有效肺通气量。

131 无创呼吸机使用时的注意事项有哪些?

(1) 避免面罩周围漏气:缓解患者的紧张、焦虑情绪,确保面罩与患者面部已紧密贴合。注意患者与呼吸机的良好配合。患者要有充分的自主呼吸能力。严密观察患者,及时调节通气参数。

(2) 不良反应及其对策具体如下。

① 呼吸不同步可导致缺氧症状得不到改善,向患者解释使用无创呼吸机的目的、重要性及配合的方法。选择密封性好的面罩,避免漏气,合理地选择通气方式和参数,对多数患者可解决此问题。

② 胃胀气。一般状态差的患者,胃管引流可使胃胀气基本消失,或服用吗丁啉和热敷等。

③ 面罩压迫不适。可选择合适形状和尺寸的泡沫贴或硅胶贴保护,减轻局部压迫,头部固定带的张力要适当,间歇使用压迫通常不明显,持续使用时可预防性地在面部使用泡沫贴,减少局部皮肤破损。

④ 口咽干燥。长时间经鼻腔或口腔通气,气道干燥,可间歇饮水或加用加温湿化器,亦可连接雾化器。

⑤ 注意保持呼吸道通畅,及时清除口鼻分泌物。保持呼吸道通畅,并鼓励患者咳嗽、咳痰。当患者入睡时,可出现舌根后坠等引起上呼吸道阻塞,可取侧卧位或者抬高肩部使头后仰,以避免明显的舌根后坠,这是简单易行的办法。

132 呼吸机如何进行消毒与保养?

通常所说的呼吸机消毒,指的是对呼吸机外表和呼吸气路进行消毒。

(1) 对于长期使用呼吸机的患者,每天对呼吸机外表进行擦拭,每周更换新的呼吸机管道。

(2) 当患者停止使用呼吸机后需使用终末处理程序,此时需将呼吸机的所有连接逐一拆下,检查有无血渍等污渍,进行清洗后晾干,再消毒。常用的方法有环氧乙烷熏蒸消毒法。

(3) 厂家售后人员定期对主机进行检测与保养。

(李　宁)

十三、气管插管内吸痰的健康指导

(一) 气管插管的基础知识

133 什么是气管插管?

将一种特制的气管内导管经过声门置入气管(图 7-48)的技术称为气管插管。实施气管插管可以通畅气道、提供呼吸道吸引通道、通气供氧等。图 7-49 为特制的气管内导管,即常用的气管插管装置。

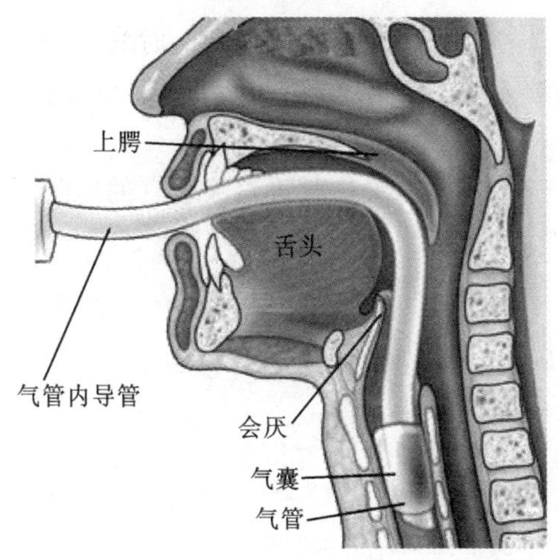

图 7-48　气管插管的位置

134 为什么要行气管插管?

气管插管(图 7-50)是建立人工气道的可靠路径,可以替代或者改善肺外呼吸功能、解决肺的通气功能障碍等问题。

(1) 任何体位下均能保持呼吸道通畅。

(2) 患者的气道保护机能丧失(如昏迷、心搏停止等):维持适当的通气量。

(3) 呼吸衰竭、呼吸肌麻痹和呼吸抑制者行机械通气,可提供

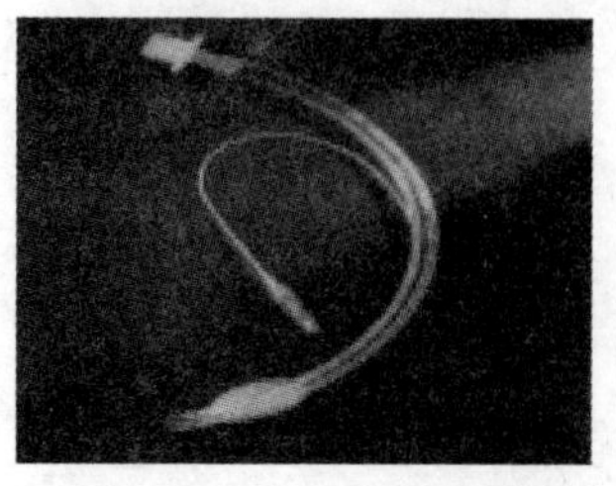

图 7-49　特制的气管内导管

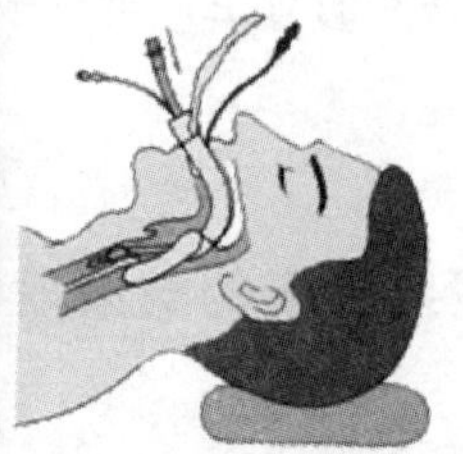

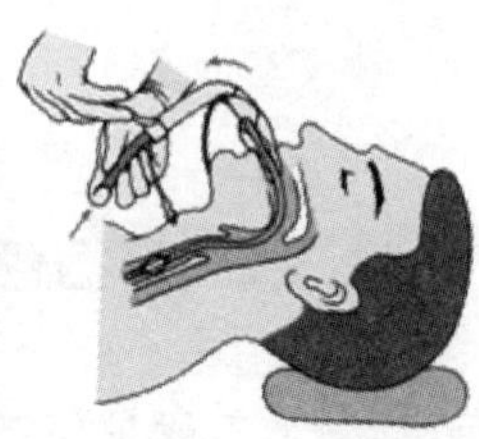

图 7-50　气管插管

足够的氧气，满足身体的基本需要。

(4) 改善通气、换气功能，使患者可以保持有效的气体交换。

(5) 降低呼吸需要做的功，降低耗氧量，达到减轻心脏负担的目的。

(6) 在实施全身麻醉或使用肌松剂的时候，特别在进行心脏手术(如体-肺转流术)时，可通过调节呼吸机的参数进而控制分流量的大小。

(7) 防止呕吐物或反流物所致误吸窒息的危险，保持呼吸道通畅，消除气管内分泌物。

(8) 便于气管内给药。

135 什么时候不能行气管插管?

(1) 喉头水肿。

(2) 急性咽喉炎。

(3) 颈椎骨折。

(4) 喉头黏膜下血肿。

(5) 出血的患者或有出血倾向者。

(二) 吸痰的基础知识

136 为什么要吸痰?

吸痰是通过负压吸引装置来清除呼吸道分泌物的过程，通过吸痰可留取痰标本进行检查。

吸痰可以减少气道阻力从而达到保持呼吸道通畅的目的，同时还可以预防肺不张等并发症。需要吸痰的对象主要是正在进行人工气道机械通气的患者。

137 什么时候要吸痰?

吸痰的时机不是固定的,主要根据操作者的观察与判断,从患者的实际情况出发。

(1) 通过听诊呼吸音,在听到肺内有痰鸣音,呼吸机的参数中气道压增高,患者出现咳嗽、血氧饱和度下降等情况时,需要及时吸痰。

(2) 变换体位、雾化治疗后、进行气管导管护理前后、更换呼吸机管道前后、调节呼吸机参数时应根据患者的情况适时吸痰。

(3) 护理过程中,也必须根据患者痰液的性质,选择合适的吸痰时机。若痰液量多、位置浅、性质稀薄,吸痰间隔时间应该缩小;反之,痰液黏稠、位置较深的情况下则应适当加强气道湿化。

138 如何给气管插管的患者吸痰?

(1) 用物准备:治疗盘内依次放有一次性吸痰管、无菌生理盐水1瓶、20 mL注射器及10 mL注射器各1个、活力碘1瓶、无菌棉签若干。

(2) 洗手、戴口罩,来到患者床边解释吸痰的目的及注意事项,向患者讲明吸痰时需要配合的相关事宜,应该如何配合咳嗽才可以快速地清除呼吸道痰液,以及在吸痰时会感受到短暂的憋气等不适情况,消除患者的恐惧感。讲解完毕后,检查吸痰装置的性能是否完好,调节到合适的负压范围,成人为300～400 mmHg、小儿小于300 mmHg,合适的负压范围除可以顺利地清除呼吸道分泌物外,同时也可以尽可能地降低肺不张、低氧血症和气管黏膜损伤的发生率。

(3) 开始吸痰前观察患者生命体征,心率、呼吸、血压平稳后方可吸痰,评估患者储氧能力,储氧能力差的患者在吸痰前给予纯氧2 min。

(4) 将治疗盘放于床单位旁的治疗桌上,检查无菌生理盐水是否过期、瓶体有无松动裂缝、无菌生理盐水中是否有沉淀。打开胶塞,标签朝手心方向握住无菌生理盐水瓶,冲瓶口后待用。

(5) 检查一次性吸痰管是否在有效期内,检查有无漏气、破损及潮湿，检查完毕后，揭开吸痰管包装，取出一次性无菌薄膜手套，连接吸引管，按下呼吸机上的吸引支持功能，揭开呼吸机管道上的吸痰通道，反折阻断吸痰管的负压，同时将吸痰管快速插入气管导管，直到有阻力感或估计吸痰管接近气管导管末端时开放负压。边吸引边向上旋转提拉吸痰管，同时鼓励患者咳嗽，安抚患者情绪，并且要密切观察患者生命体征的变化，切忌反复抽插。每次吸痰时间不超过 15 s，动作要轻柔迅速，对病情较重、储氧能力差的患者，吸痰时间更应严格控制，必要时两人共同完成操作，尽可能缩短吸痰时间，最大限度地减轻患者缺氧状况。吸痰过程中若有异常，应暂停吸痰，并连接呼吸机。分泌物黏稠的患者，可在吸痰前向气道内注入 3～5 mL 无菌生理盐水后再吸引，必要时重复 2～3 次。吸取鼻腔、口腔痰液时因易损伤鼻咽部黏膜，引起疼痛，吸痰时动作必须尽量轻柔，减少损伤。

(6) 球囊放气时，先使用一根无菌吸痰管吸引球囊上方口咽部的分泌物，然后更换另一根无菌吸痰管在球囊放气的同时吸引气管内分泌物。

(7) 吸痰完毕后应观察患者的生命体征，听诊肺部呼吸音，检查吸痰效果。记录痰液的颜色、性状和量。

139 吸痰会导致哪些并发症?

(1) 低氧血症。

产生的原因：在吸痰时停止了呼吸机的辅助通气，吸痰时的负压抽吸同时也带走了部分肺泡内的气体。吸痰前给氧不充分、吸痰管选择过粗、负压过高、吸痰时间太长、吸痰过于频繁，都容易发生低氧血症。避免这些症状的产生，可以做如下措施，如吸痰前后纯氧吸入 2 min，由两名护士配合完成吸痰等。

(2) 气道黏膜损伤：因气道黏膜很娇弱，若吸痰时吸痰管太粗、负压过高、吸痰管在某个部位停留时间过久、吸痰时未能旋转吸痰管等，均容易导致气道黏膜损伤、出血。

(3) 继发性感染：未注意手卫生、无菌观念不强等均可引发呼吸道继发性感染。

(4) 支气管痉挛：吸痰过于频繁、时间过长或湿化液温度太低等均会导致患者支气管出现痉挛。

（三）气管插管处吸痰的健康教育知识

140 气管插管的患者会有哪些不适?

（1）对气管黏膜的压迫。

（2）口唇干燥、口渴。

（3）长时间的卧床带来的浑身酸痛。

（4）患者暂时不能进行言语沟通，可能会出现发怒、不合作等情况。

（5）失眠。

141 如何减轻患者的不适感?

（1）做好患者的心理护理，及时向患者宣教气管插管的目的、意义，使患者树立战胜疾病的信心；获得家属的配合，构筑护患支持系统。

（2）对于暂时不能拔除气管插管的患者做好镇静，气管插管妥善固定，每班护士都需要定期检查牙垫和气管插管的位置，球囊的压力也必须每班测定，维持在 28～30 mmHg 较好，过小易导致滑脱，过大易导致黏膜充血，拔管后喉头水肿的危险性增加。调整呼吸机管道位置，避免牵拉，尽量减轻导管给患者带来的不适。

（3）机械通气期间，除了密切监测呼吸参数及生命体征变化外，还必须观察患者的意识、情绪、心率、血压等变化并记录，适当做心理辅导，减轻患者恐惧、焦虑等心理不适；观察呼吸参数显示有无异常、有无人机对抗等，定期进行血气分析检测等，若发现异常，应具体分析原因，及时调整。

（4）对于患者口唇干燥，应采用蘸冷开水的湿纱布覆盖于患者口唇上或者用棉签蘸温开水涂于患者的口唇及舌部，用唇膏涂于患者口唇上，均可以减轻口唇干燥引起的不适与痛苦。每天定期给气管插管的患者做口腔护理可以减轻患者口腔部的不适，同时也可以有效预防呼吸相关性肺炎。

（5）每 2 h 翻身一次，注意适当约束及使用合适的镇静剂，以减少意外脱管的发生次数。约束的患者应每 2 h 放松约束一次，观察

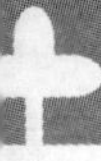

约束处皮肤的颜色，防止约束肢体麻木和损伤，并给予被动活动，预防肌肉萎缩。

(6) 护士在护理过程中要观察患者的眼神、面部表情、手势等，采用非语言技巧与患者交流。同时让患者学会应用非语言沟通方式表达其需求，以缓解焦虑、恐惧等心理反应，如彩色实物图片、写字板、词板或会话卡、统一规范的手势等。如患者眨眼表示“是”，闭眼表示“不”，手敲击床边发出的声音表示“需要帮助”等。

十四、气管切开的健康指导

(一) 气管切开的基础知识

142 气管的位置在哪里?

气管(trachea)是人体进行呼吸的主要通道，解剖结构为气管与支气管连接于喉与肺之间，属于下呼吸道，气管分为左、右主支气管(图 7-51)，具有呼吸调节、防御性咳嗽反射、清洁与免疫等生理功能。

143 气管的结构是怎样的?

气管是由一串 16～20 个马蹄形透明软骨环与膜性组织连接而构成的管腔。透明软骨位于外层和黏膜下层之间，为马蹄形的不完整环，占气管的前 2/3；后壁为无软骨的坚实膜壁，由纤维结缔组织和平滑肌构成。成人气管长度为 10～12 cm，气管腔的左右径稍大于前后径，左右径为 2～2.5 cm，前后径为 1.5～2 cm。

144 气管的作用有哪些?

(1) 它是进行气体交换的主要通道，具有调节呼吸的功能。

(2) 具有清洁、调节温度的功能：温度过高可以适当降低，温度过低可以适当升高。

(3) 具有免疫功能，包括非特异性免疫和特异性免疫两种。

(4) 防御性咳嗽。

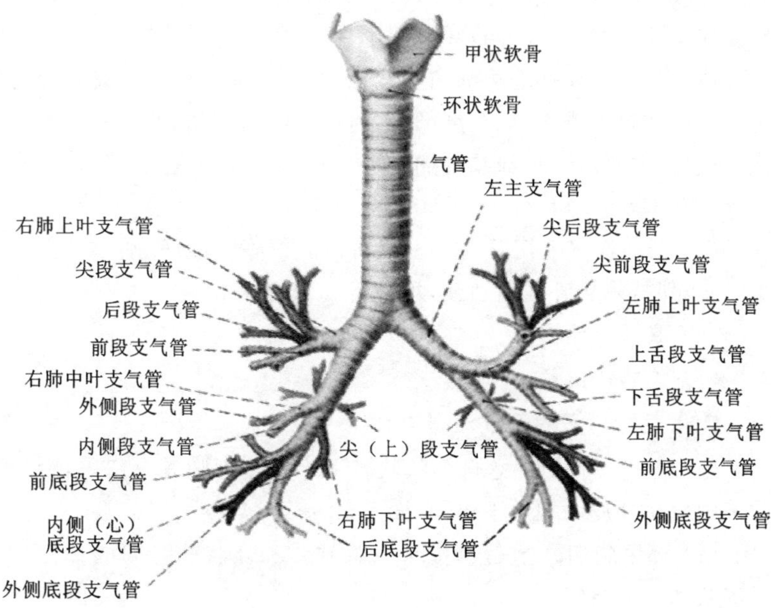

图 7-51　气管的解剖位置

145 什么是气管切开术？

气管切开术(tracheotomy)是将颈段气管切开，置入气管套管的一种手术(图 7-52)。

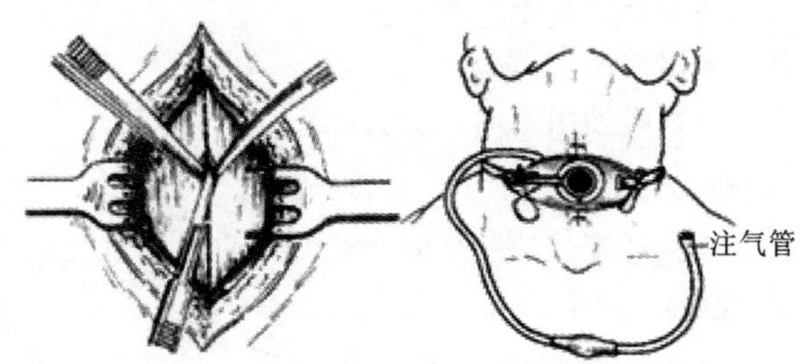

图 7-52　气管切开术

146 哪些人需要做气管切开？

(1) 喉阻塞。喉部炎症、肿瘤、外伤、异物等引起的严重喉阻塞导致呼吸困难较明显时，应及时行气管切开术。喉邻近器官组织的病变使咽腔、喉腔变窄导致呼吸困难者，亦可考虑气管切开术。

（2）下呼吸道分泌物潴留。由各种原因引起的下呼吸道分泌物潴留不能自行排出，如重度颅脑损伤、呼吸道烧伤、严重的胸部外伤、颅脑肿瘤、昏迷、神经系统病变等，为了保持呼吸道通畅，可考虑气管切开术。

（3）预防性气管切开。对于某些口腔、鼻咽、颌面、咽喉部大手术，为了保持术后呼吸道通畅，可施行气管切开术。

（4）取气管异物。

（5）颈部外伤者。

147 气管切开的部位在哪里?

（1）常规气管切开是自甲状软骨下缘至接近胸骨上窝处，沿颈前正中线切开皮肤和皮下组织(图 7-53)。

（2）环甲膜切开术是自位于甲状软骨和环状软骨间的部位切开皮肤和皮下组织。

（3）经皮气管切开术是从环状软骨下缘起垂直向下做 1 cm 长的皮肤切口。

（4）微创气管切开术是在环甲膜上刺出 1 cm 长的开口。

148 气管切开有哪些禁忌证?

（1）Ⅰ度和Ⅱ度呼吸困难者。

（2）有明显出血倾向者。

（3）呼吸道暂时性阻塞时，先行观察。

149 气管切开后有哪些注意事项?

（1）保持套管通畅：按需吸痰。术后一周内不宜更换外管，以免形成窦道，使插管困难。

（2）保持下呼吸道通畅：室内保持适当的温度和湿度，对气管切开处使用高温湿化氧疗方法。

（3）防止伤口感染：每天定期对气管切开处进行护理，定期进行细菌培养，如已发生感染，根据医嘱给予抗生素。

（4）防止外管脱出：定期检查、检测球囊压力。

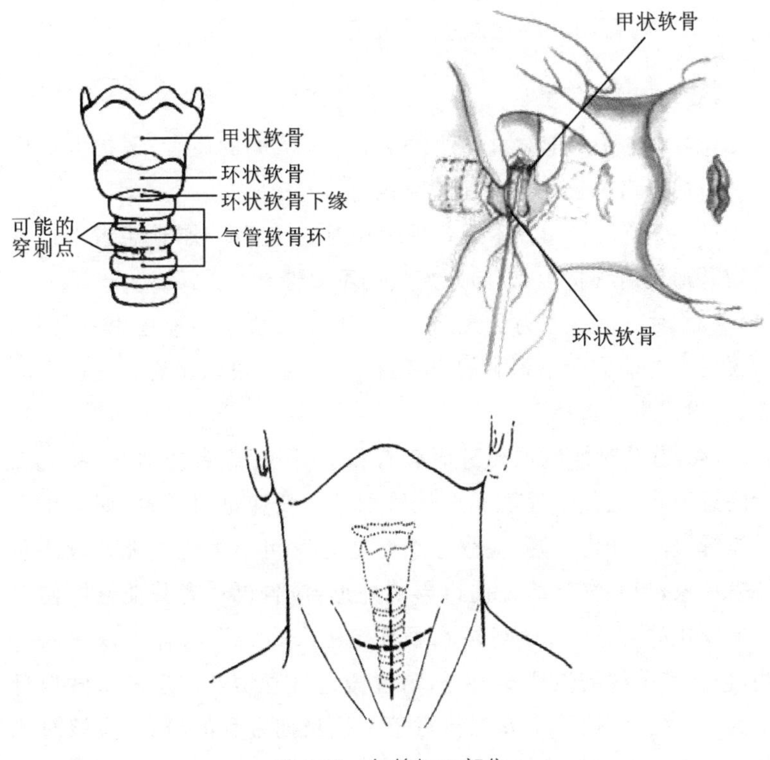

图 7-53 气管切开部位

150 气管切开术有哪些并发症?

气管切开术的并发症:①出血;②心跳、呼吸停止;③气胸和纵隔气肿;④皮下气肿;⑤出血;⑥拔管困难;⑦气管-食管瘘;⑧伤口感染;⑨插管移位;⑩吞咽障碍。

气管切开术的机械因素:①喉提升能力减弱;②气管插管套囊压迫并阻塞食管。

气管切开术的神经生理学因素:①喉的敏感性下降导致保护性反射消失;②慢性上呼吸道气体分流引起喉关闭失调,减少误吸最主要的措施是加强术后护理。

(二) 气管切开的健康教育知识

151 如何对气管切开术患者进行宣教?

(1) 对于手术前昏迷,手术后才逐渐清醒的患者,医护人员应该及时向患者补充术前健康教育内容。

(2) 介绍气管切开术后各项操作时的注意事项,让患者知道气管切开通道对维持生命、治疗疾病的重要性。

(3) 对有书写能力的患者,可以准备一块写字板让患者书写,对失去书写能力和不识字的患者,护士应准备可供患者表达诉求的图片,以供患者选择。

(4) 有针对性地进行健康教育指导:了解患者的情况,针对患者的意识状态、接受程度和对气管切开的反应进行教育,如老年人反应慢、理解能力下降,应耐心地反复讲解,年轻女性可能比较注意外表形象,担心气管切开伤口影响外形,应告诉患者其他掩饰伤口外形变化的方法,如穿高领衣服等。层次高的人内容可以深入一些,包括有关解剖生理知识等,请曾做过气管切开的患者来做现身说教,同时让家属给予安慰。对于可能长期带管的患者,应该对他们的家属进行相关的健康教育。

(5) 管道要保持通畅。

① 要有专人看护患者,观察患者呼吸的情况。如果呼吸异常,应告知医护人员进行检查处理。

② 套管口应该用双层湿纱布覆盖,避免衣物等将套管口盖住,防止异物进入套管致患者发生窒息。

③ 适时吸痰,清除套管内的分泌物,以免咳出的痰液再次吸入气管内或结痂堵塞管道。痰液黏稠不易咳出时,可给予超声雾化稀释痰液。

④ 清洗、更换内套管时注意检查内套管内有无异物,若内套管被痰痂堵塞,应及时采取措施取出痰痂或更换内套管。

(6) 妥善固定气管套管,防止意外脱出。

① 调整套管系带的松紧，松紧度以可放入两指为宜。太松时套管容易脱出，太紧易导致患者不舒适、呼吸困难、皮肤压疮等。定期检查套管系带是否松紧适宜。

② 适当束缚患者，防止患者因意识不清或不配合而自行拔出套管。

③ 搬动患者时注意保护气管套管，防止其意外脱出。

④ 如果气管套管意外脱出，家属不能自行处理，应及时告知医护人员处理。

(7) 预防感染。

① 注意观察气管切开处皮肤及分泌物的颜色、气味，有无感染、湿疹等发生。保持切口处皮肤清洁，气管切开护理为 2 次/天，每次使用 0.5％的碘伏消毒皮肤，及时清理气管切开处分泌物或痰液，如有痰液或分泌物污染时应及时更换。

② 按时翻身、叩背，防止压疮及坠积性肺炎。

③ 保持室内整洁，温度控制在 22～24 ℃，湿度在 60％～80％。

(8) 出院后对患者进行定期回访，并嘱患者定期复诊。

(孙婷婷)

十五、腹膜透析

(一) 腹膜透析的基础知识

152 腹膜是什么?

腹膜是指人体腹腔中的一层半透明状黏膜，它薄且光滑，主要由间皮细胞和少量结缔组织所构成。腹膜包覆大部分腹腔内的器官，依其覆盖的部位不同可分为壁腹膜和脏腹膜，图 7-54 为腹膜的位置。

腹膜具有生物半透膜特性，有良好的弥散、超滤、分泌、吸收等功能，对人体来说就像一个“筛子”，能够过滤并清除掉多余的水和对人体有害的物质。

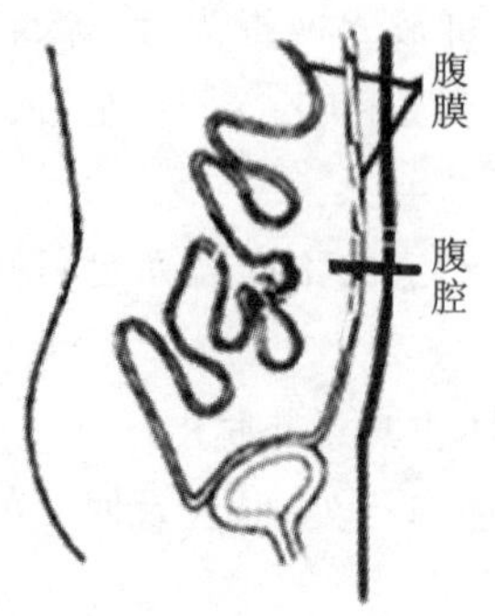

图 7-54　腹膜的位置

153 什么是腹膜透析?

外科医生在患者的腹部插入一根腹膜透析管,通过这根特殊的管道,将一种称为腹膜透析液的特殊液体灌注入腹腔。腹膜透析液滞留于腹腔的过程中,人体血液里的代谢废物和多余水分被过滤清除,透析液滞留一定时间后,再排出体外,如此周而复始(图 7-55)。

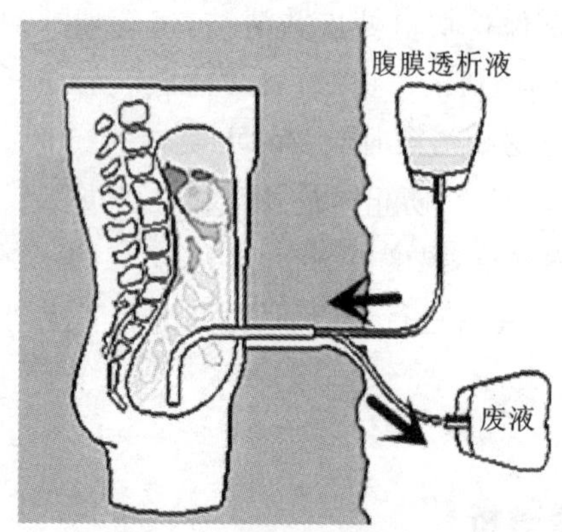

图 7-55　腹膜透析示意图

154 腹膜透析的基本原理是什么?

腹膜透析有三个基本原理:弥散、对流和超滤。

小分子物质依靠腹膜的弥散作用从毛细血管进入腹膜间质,然后进入腹膜透析液中。

腹膜透析液中的葡萄糖依靠弥散的作用由腹腔进入腹膜间质,与弥散出来的小分子物质汇合,腹膜间质晶体渗透压升高,对毛细血管中的水分产生超滤作用,进而对毛细血管中的中分子、大分子物质产生对流作用。

随着中分子、大分子进入间质,间质胶体渗透压升高,水分进一步被超滤出来，中分子、大分子也通过弥散和对流等作用被排出来，从而达到清除多余水分、代谢产物和毒素的作用。

155 腹膜透析的优点有哪些？

（1）腹膜透析在任何清洁的场所都可以进行，不需要往返于医院，不影响患者的生活和出行。

（2）它是一种真正安全、简单、便捷，不依赖机器的操作。

（3）费用较血液透析便宜。

（4）应用自身腹膜进行连续性的肾脏替代治疗时，无血流动力学的损伤和影响。

（5）对饮食的限制较小。

156 腹膜透析适用于哪些患者？

腹膜透析治疗适用于：绝大部分尿毒症、急性或慢性肾功能衰竭、急性药物或毒物中毒、充血性心功能衰竭、急性胰腺炎等患者。

157 腹膜透析的禁忌证有哪些？

腹膜透析治疗的禁忌证：慢性或反复发作的腹膜炎、腹腔内肿瘤发生广泛的腹膜转移、严重的皮肤病导致的腹壁感染或大面积烧伤。

158 腹膜透析治疗都有哪些治疗模式？

根据患者的尿素及肌酐清除率、腹膜特点、营养状况等选择不同的腹膜透析治疗方式，常用的治疗模式有以下几种：持续非卧床腹膜透析（CAPD）、间歇性腹膜透析（IPD）、夜间间歇性腹膜透析（NIPD）、持续循环腹膜透析（CCPD）、潮式腹膜透析（TPD）。

159 腹膜透析置管前患者需要做哪些准备工作？

（1）常规进行皮肤准备。

（2）抽血检查患者血生化常规、凝血四项，了解有无凝血功能异常等情况。

（3）肠道准备：患者可以自行解大便，便秘者给予灌肠，同时排空膀胱。

160 维持性腹膜透析置管的位置在什么地方？

维持性腹膜透析导管植入的起点为耻骨联合上缘，向上垂直9～13 cm，于腹部正中线交叉点的左侧或右侧旁开 2 cm 做正中切口(图 7-56)。

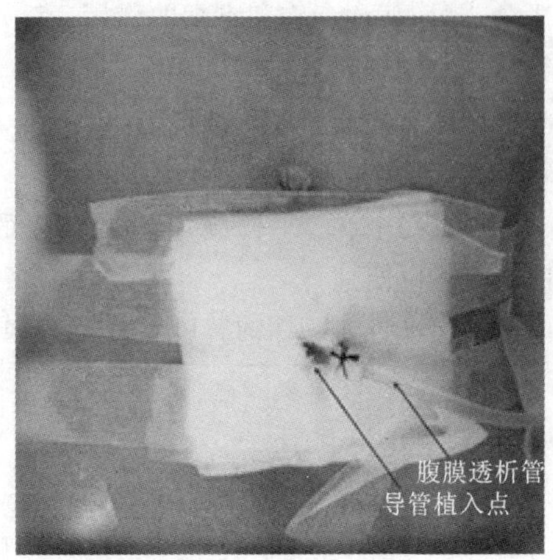

图 7-56 维持性腹膜透析置管的位置

161 什么是腹膜透析液?

腹膜透析液是由特殊缓冲液、各种人体所必需的电解质、特殊渗透剂所组成的一种液体。临床上常用的腹膜透析液种类有葡萄糖、氨基酸和艾考糊精腹膜透析液三种。

腹膜透析液使用时最佳温度在 37 ℃左右,温度过低容易导致患者出现寒战、腹痛等不适;温度过高容易导致患者腹痛不适、全身烘热感,严重时可出现无菌腹膜炎而影响腹膜透析的效果。腹膜透析液的加热采用干热加温法,如微波炉、电热毯、温箱等加热方式。

(二) 腹膜透析操作相关知识

162 如何更换腹膜透析液袋?

(1) 环境准备:环境中光线充足、明亮、清洁、干燥、避风,暂时关闭门窗、风扇,操作台面干净。用于腹膜透析操作的房室应每天开窗通风 2～3 次,定期行紫外线空气消毒。操作前 30 min 停止人员的来往和走动,避免尘土飞扬。

如需长期在家中做腹膜透析,则家中不要养宠物。

(2) 物品准备:体重秤、血压计、专用秤(用来称食物和透出液）、盆或桶（盛放废液袋）、夹子 2 个、碘伏帽、专用挂钩。

（3）具体步骤如下。

① 准备工作：做好操作台面的清洁，准备好换液操作中所要用到的物品，将新的透析液袋加温至 37 ℃备用，对光检查腹膜透析液袋有无浑浊、包装是否完好、是否在有效期内等。撕开腹膜透析液商品外包装，将管路整理好备用。

② 紧密连接“Y”形管主管与腹膜透析导管短管接口处（图 7-57(a)）。

③ 打开外接短管上的旋钮开关，让患者腹腔内的液体进入引流袋（图 7-57(b)）。

④ 关闭外接短管上的旋钮，将与新的透析液相连的“Y”形管分支上的管夹打开，进行时间为 5 s，冲洗液量为 30～50 mL，在灌入前冲洗。

⑤ 向腹腔灌注新的腹膜透析液（图 7-57(c)）。

⑥ 分离：检查碘伏帽的质量及失效期，撕开外包装并不要污染碘伏帽，一定要保证碘伏帽的无菌状态。分离“Y”形管主管末端接头与腹膜透析导管短管接口处，迅速将碘伏帽紧密拧在延伸管接头上，此步骤中需始终保持碘伏帽及腹膜透析导管短管接口处的无菌状态（图 7-57(d)）。

⑦ 观察、记录及处理用物：将引流袋内的液体进行称重，并排入排污管道，同时观察引流液的性质。将引流袋内液体的性质及量记录在腹膜透析记录本上。

（4）注意事项如下。

① 做好准备工作。

② 做好手卫生，避免细菌感染。选用含杀菌剂的洗手液进行七步洗手法，保持双手的清洁。当医护人员的双手不再清洁时，必须重新洗手。

③ 严格无菌操作。戴上口罩，然后进行腹膜透析液袋的更换操作，防止细菌经过空气和手造成管路及接头的污染。需要时刻保持无菌状态的有双联系统接头、腹膜透析导管连接短管接头、碘伏帽的内部（图 7-58）。一旦这些无菌的接头处被不小心污染，需及时

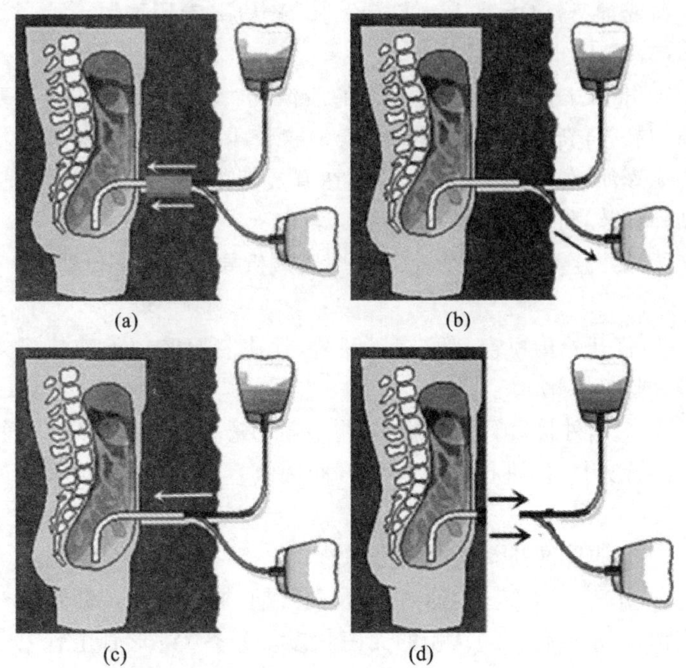

图 7-57 腹膜透析液袋更换的具体步骤

(a)连接;(b)引流;(c)灌注;(d)分离

更换新的。

④ 做好腹膜透析导管出口处的皮肤消毒,每天或隔天一次。

⑤ 做好腹膜透析记录。

163 如何解决腹膜透析液进入或排出腹腔不顺畅的情况?

腹膜透析液进入或排出腹腔不顺畅的原因主要有夹子和旋钮没有完全打开、管路扭曲或压折、管路里有大量沉淀物堵塞管道、患者便秘等,处理和解决的方法主要包括以下几点。

(1) 重新检查并确保夹子和旋钮的完全打开状态。

(2) 检查管路是否有扭曲或压折。

(3) 改变体位或取卧位。

(4) 便秘也会引起引流不畅。有严重便秘者可在医护人员的指导下口服适量缓泻剂。

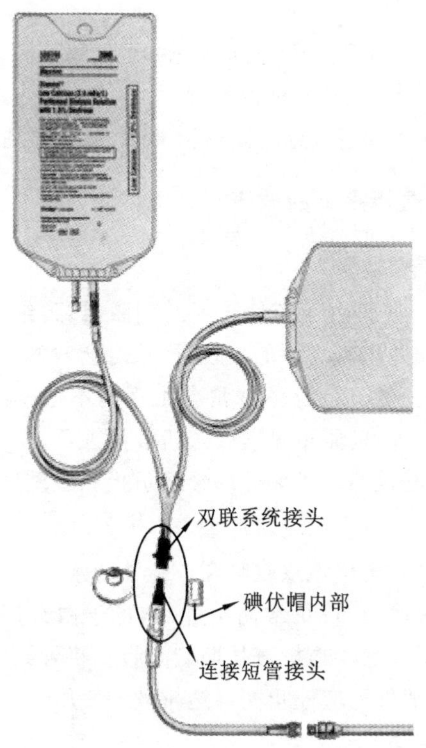

图 7-58　透析用品无菌部分

(5) 检查管路里引流液体的性质。出现大量沉淀物(如纤维条索等)会影响引流速度或造成管路的堵塞,应去医院及时处理。

164 腹膜透析液双联系统末端接头、透析导管短管接头在换液操作中污染了怎么办?

(1) 腹膜透析液上的双联系统末端接头出现污染后,不能继续使用,必须更换新的。

(2) 腹膜透析导管连接短管的末端接头处出现污染后,关闭连接短管上的开关,先用新的碘伏帽连接接口处,到医院重新更换新的短管。

165 粉红色的腹膜透析液正常吗?

(1) 女性月经期或做重体力活后可出现粉红色的腹膜透析液,

不需要处理。

（2）排除任何导致腹膜透析液呈粉红色的原因，腹膜透析液出现粉红色1天以上，应及时就诊处理。

（3）出现红色或暗红色腹膜透析液时，需立即到医院处理。

（三）腹膜透析患者的健康指导

166 什么是腹膜炎？

腹膜炎是指腹膜由于各种原因的刺激，导致细菌进入腹腔，引起了腹膜的感染并出现炎症的表现，严重时会对机体造成严重的不良后果。发生腹膜炎后，身体常常会出现的不适感有自觉发热、腹部持续性疼痛感等；肉眼可见腹膜透析液浑浊不清，呈淘米水样等。此外，给患者家庭也增加了额外的经济负担和心理压力。

167 体内液体过多出现水肿该怎么办？

饮水量过多者会出现双眼睑和双下肢的水肿，应减少水和含水过多食物的摄入；饮水量正常而水肿者，可于白天短期应用高渗透析液来增加超滤。高渗透析液长期刺激腹膜将导致腹膜增厚，透析效果差，待水肿消失后应停止高渗透析液的使用。

168 皮肤瘙痒怎么办？

（1）到医院检测血磷指标，必要时可在医生的指导下口服磷结合剂。

（2）到医院检测尿素清除指数和肌酐清除率等指标，及时调整腹膜透析处方。

（3）不要长时间洗热水澡，不要使用含酒精的护肤品。

169 全身无力怎么办？

（1）检查血钾水平，在医生的指导下补钾或调整透析处方。

（2）检查尿素清除指数和肌酐清除率等，调整透析处方。

（3）合理饮食。

（4）根据需要可选择含氨基酸的腹膜透析液。

170 腹膜透析效果的好坏有什么表现？

腹膜透析效果的好坏是对腹膜透析充分性的一种评价。当患者透析充分时，机体能有效地清除代谢废物、多余的水分和毒素，患者会感觉精力充沛、食欲好、睡眠好，这就是腹膜透析效果好的一种表现；相反，如果患者的腹膜透析不充分，患者会感到食欲不好、体力差、全身水肿不适等症状，应及时查找原因，并在医护人员的指导下积极调整腹膜透析处方，尽早改善症状。

171 腹膜透析液应该如何保存？

(1) 选择干燥、干净、通风、避免阳光照射的环境存放腹膜透析液。

(2) 腹膜透析液集中后放置于固定的地方。

(3) 按照失效期，将腹膜透析液有序地进行放置，将失效期较近的腹膜透析液放置在最前面优先使用。

(4) 包装完整的腹膜透析液与用过的腹膜透析液或空袋应分别放置、有效区分。

172 腹膜透析患者适合多摄取的食物有哪些？

(1) 低磷食物：茭白、冬瓜、番茄等。

(2) 低钠饮食：每天摄入的食盐量少于 5 g。

(3) 低钾食品：苹果、南瓜、胡萝卜等。

(4) 优质动物蛋白：适当摄取优质动物蛋白，如鸡肉、鱼肉、牛奶等。

173 腹膜透析患者应该避免摄取的食物有哪些？

(1) 高磷食物：如动物内脏、干果及硬壳坚果、各种海产品、黄豆类等，当患者血液中血磷增高时会出现皮肤瘙痒、骨质疏松等表现。

(2) 高钠食物：含钠盐较多的食物（如梅菜、咸菜等）、腌制食品（如腊肉、腊鱼、火腿等）、凉果（如话梅、加应子、盐炒硬壳坚果等），当患者血钠水平增高时会加重体内的水钠潴留，出现体重增加、血压升高。

(3) 含钾高的食物：如橘子、香蕉、柚子、黄豆等。

174 腹膜透析患者能够进行的运动有哪些？

能够进行的运动主要是一些轻体力劳动及运动，如散步、打太极拳、跳舞等。不要做增高腹压的运动，如举重、提重物等。腹膜透析患者运动前应该检查管道是否处于关闭状态，管道是否妥善固定，然后再进行运动。

175 腹膜透析患者可以短期外出旅游吗？

在病情允许的前提下，通过调整腹膜透析的方案和时间，腹膜透析患者是完全可以外出或进行短期旅游的。如果外出时间较短，可以在外出的前一天透析充分（多透析 2～3 袋），第二天一早进水 500～1000 mL 后即可外出，当天回来后再透析 2 袋。

十六、持续肾脏替代治疗

（一）肾脏疾病的基础知识

176 肾脏的位置在哪里？

人体的肾脏为成对的质地柔软光滑的实质性器官，位于腹膜后脊柱的两旁，紧贴腹后壁。肾脏出现病变时，叩诊或触压肾区（肋脊角）（图 7-59）会出现疼痛感。

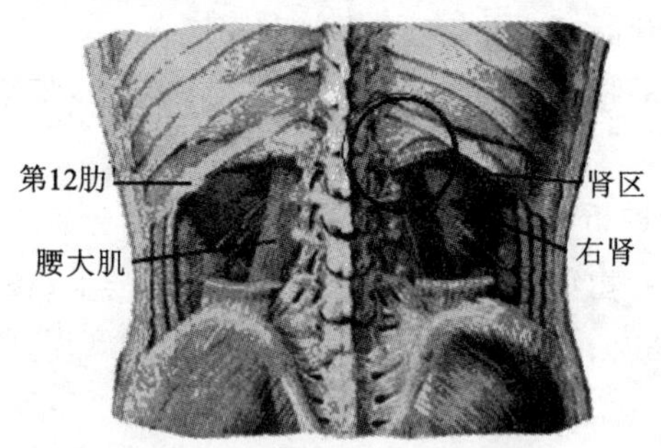

图 7-59　肾区（肋脊角）的位置

177 肾脏的主要功能有哪些？

（1）生成尿液。

（2）排出能够溶于水的代谢产物和毒素，从而达到使机体血液净化的作用。

（3）保持人体内环境，水、电解质的平衡及稳定。

（4）维持机体血压的稳定。

(5) 刺激骨髓造血、维持骨骼的强壮。

(6) 其他:肾脏还是许多内分泌激素进行降解的场所,如胰岛素、胃肠激素等。

178 早期肾功能不全的临床表现有哪些?

早期肾功能不全的临床表现具体如下。

(1) 容易疲倦、乏力:由于现代人的工作、生活中压力源过多,这一类表现往往很容易被患者忽视。

(2) 尿量的变化:正常成人每天排泄的尿量为 1000～2000 mL。尿量的突然增多或减少,都应该引起警惕。这主要是由于人体肾脏中肾小球的滤过功能在逐渐下降,导致人体血液中所能清除的代谢产物和毒素在渐渐减少的缘故。

(3) 食欲减退:当肾脏功能受损时,不能被清除的代谢产物和毒素在体内蓄积影响胃肠功能,出现食欲减退的表现,部分严重的患者会出现恶心、呕吐、腹部不适等症状。

(4) 水肿:眼睑及足踝部的水肿往往表现比较明显,常常于劳累后加重,休息后可缓解,此时的肾脏已经不能很好地清除机体内多余的水分了。当人体出现全身水肿时病情已较为严重了。

(5) 疼痛:患者自觉肾区不适,可有隐痛感,早期往往被忽视。

(6) 高血压:当机体出现肾功能受损时,其排钠、排水的能力下降,分泌重要激素来调节血压的功能也会受到影响,随着病程的进展会出现眼花、耳鸣等不适。由于大部分的高血压患者早已经可以耐受高血压所产生的不适,高血压不能引起他们的重视和警惕!

179 引起慢性肾衰竭的常见病因有哪些?

慢性肾衰竭是多种病因导致肾脏功能出现进行性、缓慢的功能损害的临床综合征。常见的病因主要有以下方面。

(1) 慢性肾小球疾病。

(2) 代谢异常疾病所导致的肾脏损害:如糖尿病肾病、淀粉样变性肾病等。

(3) 高血压肾病:因原发性高血压导致肾脏小动脉的硬化而出现的肾脏血管病变。

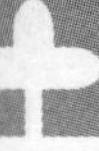

（4）遗传性肾病。

（5）梗阻性肾病：如肾脏、输尿管的结石梗阻所引起的肾衰竭。

（6）全身系统性疾病：如狼疮性肾炎、过敏性紫癜性肾炎等。

（7）中毒性肾病：药物或重金属等各种原因导致中毒后所引起的肾衰竭。

180 评价人体肾功能好坏的指标有哪些？

评价人体肾功能好坏的主要指标：①反映肾小球滤过功能的指标，主要检测肾小球滤过率（GFR）、血清尿素氮浓度（BUN）、血清肌酐浓度（Cr）；②反映肾小管浓缩功能的指标，主要检测尿比重、尿酚红排泄试验、尿渗透压。

181 心血管外科围手术期肾功能减退或肾衰竭的常见原因有哪些？

心血管外科围手术期肾功能减退或肾衰竭的常见原因主要有以下方面。

（1）心力衰竭：患者出现心力衰竭时，组织间质出现水肿，体循环静脉压升高，导致肾小球滤过功能下降，表现为尿量减少，严重的水钠潴留。

（2）低心排血量综合征：当患者出现低心排血量综合征时，表现为低血容量、心功能不全，长时间的低血压会导致肾缺血和肾功能不全。

（3）体外循环对肾脏的影响：由于体外循环时选用的深低温、血液低流量、控制性低灌注动脉血压，非常容易造成患者肾脏血流灌注低，导致肾脏缺血缺氧而出现急性肾功能不全表现。体外循环持续的时间越长，急性肾功能不全的表现越明显。体外循环中的气栓、微栓可能造成肾毛细血管栓塞，导致肾脏缺血缺氧、肾功能不全等改变。

（4）术前已有肾血管病变、先天性肾功能及结构异常的患者，手术以后更会出现肾功能减退，甚至肾衰竭。

处理方法主要包括监测肾功能的相关指标，密切注意病情进展；在维持血压稳定的前提下，限制液体入量；维持内环境中电解质的稳定，警惕高血钾的发生；纠正充血性心力衰竭；纠正酸中毒和控制尿毒症；需要抗感染治疗时选用肾毒性小的药物；适时给予腹膜透析或血液透析。

(二) 持续肾脏替代治疗的基础知识

182 什么是持续肾脏替代治疗?

持续肾脏替代治疗(continuous renal replacement therapy, CRRT),该技术主要是模拟人体肾脏中肾小球的滤过原理,采取较为连续、平稳的方式,逐步将机体内过多的水分、代谢产物、毒素、炎症因子等溶质清除到体外的各种血液净化技术的总称。

持续肾脏替代治疗的优点:对血液循环的影响小;高效的溶质清除率;持续调节水、电解质平衡;能起到有效清除多余水分、炎症因子和溶质的作用;对患者进行水、电解质和营养物质的补充。

183 持续肾脏替代治疗的原理是什么?

持续肾脏替代治疗是利用半透膜的原理,把患者的动脉血或静脉血通过中心静脉导管引至体外到达血液透析器半透膜,通过半透膜的过滤功能达到清除多余水分和溶质的作用。

持续肾脏替代治疗的基本原理主要有以下方面。

(1) 超滤作用:主要用于水的清除。CRRT 机器中废液泵产生负压,血泵对膜产生正压,正压和负压联合作用下形成跨膜压力(TMP),使血液中的水穿过血液透析器半透膜到达废液袋(图 7-60)。

(2) 弥散作用:依靠血液滤过器半透膜两侧存在的浓度梯度差,清除小分子物质(如氯化钠、尿素、磷酸、肌酐、尿酸、葡萄糖等)(图 7-61)。

(3) 对流作用:依靠血液滤过器半透膜两侧的压力梯度,清除中分子物质(如多肽、微球蛋白、肝素、肌球蛋白、白介素 1、蛋白酶、肿瘤坏死因子等)(图 7-62)。

(4) 吸附作用:依靠半透膜材料自身所特有的吸附特性(亲水及疏水性、膜孔亚结构等)将溶质固定于半透膜上,清除大分子物质(如血红蛋白、凝血酶原、纤维蛋白原等)。不同的血液透析膜,其吸附能力也大不同(图 7-63)。

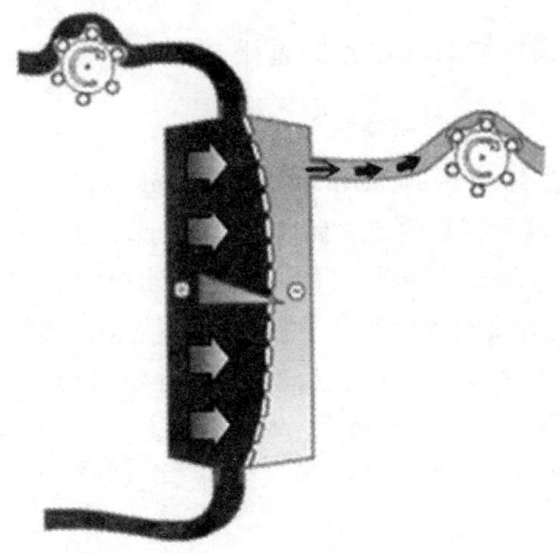

图 7-60　超滤作用

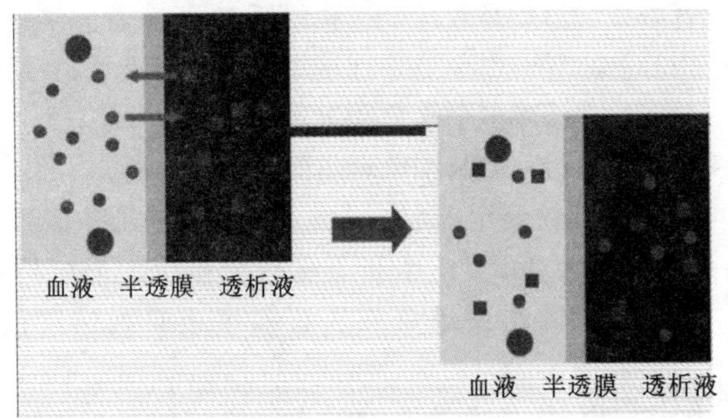

图 7-61　弥散作用

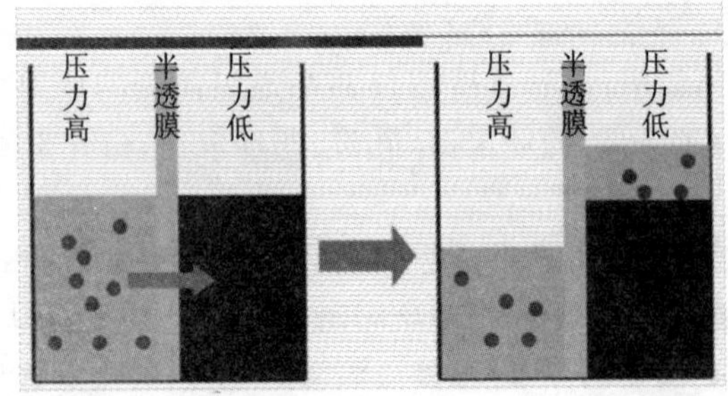

图 7-62　对流作用

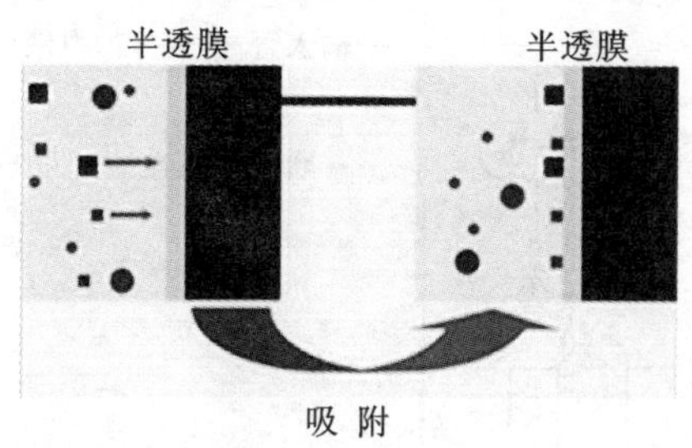

图 7-63　吸附作用

184 心血管外科手术后哪些情况需要进行持续肾脏替代治疗?

心血管外科手术后,患者有以下情况时需要及时给予 CRRT 治疗。

(1) 急性肾衰竭出现少尿或无尿症状。

(2) 血清钾含量持续升高,大于 5.5 mmol/L。

(3) 血清尿素氮含量升高,大于 20 mg/100 mL。

(4) 术前已有肾功能不全、手术后无尿的患者。

185 持续肾脏替代治疗临床常用的治疗模式有哪些?

(1) 缓慢连续性超滤(SCUF):通过对流来清除一定的溶质(图 7-64)。

(2) 连续性动脉-静脉血液滤过(CAVH):对溶质的清除能力有限,最大超滤量仅为每天 12～18 L。

(3) 连续性静脉-静脉血液滤过(CVVH):主要通过对流来清除体内大、中、小分子物质(图 7-65)。

(4) 连续性静脉-静脉血液透析(CVVHD):主要用于小分子物质的清除(图 7-66)。

(5) 连续性静脉-静脉血液透析滤过(CVVHDF):能较好地清除溶质、氮质类(图 7-67、图 7-68)。

(6) 高容量血液滤过(HVHF):需要使用高通量的血液透析滤器,每天的置换液量大于 50 L,进行连续性静脉到静脉的血液滤过。主要用于败血症、休克等危重症患者,改善酸中毒,重建机体内环境。

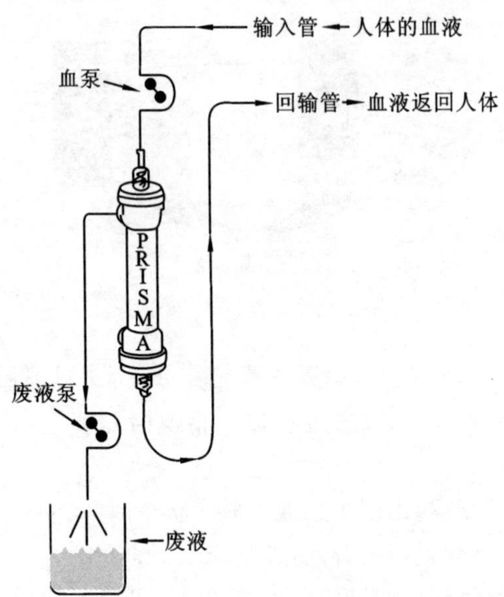

图 7-64　缓慢连续性超滤(SCUF)示意图

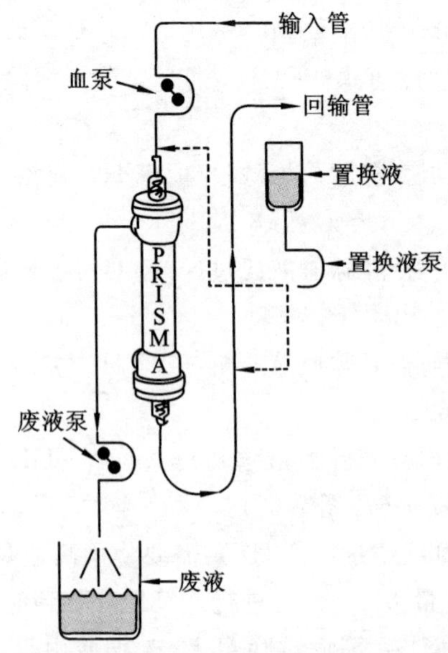

图 7-65　连续性静脉-静脉血液滤过(CVVH)示意图

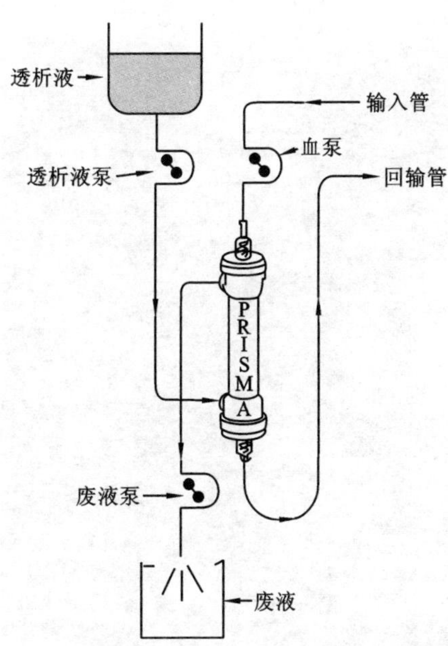

图 7-66　连续性静脉-静脉血液透析(CVVHD)示意图

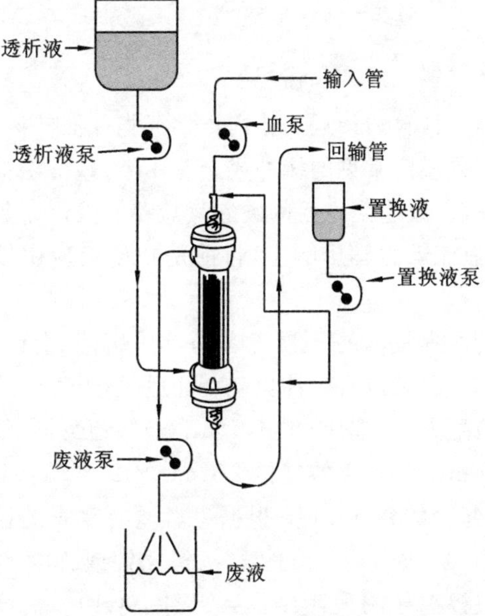

图 7-67　连续性静脉-静脉血液透析滤过(CVVHDF)示意图

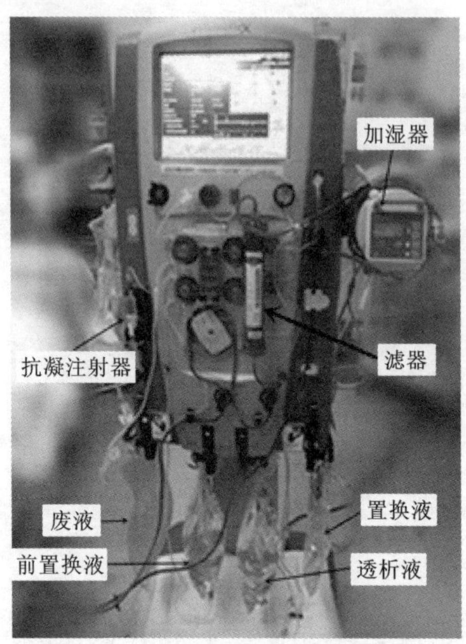

图 7-68　连续性静脉-静脉血液透析滤过(CVVHDF)

186 什么是置换液？如何配制？

置换液是一种较为接近人体内正常细胞外液的液体，拥有特殊的缓冲成分。置换液常见的缓冲成分有 4 类：碳酸氢盐、乳酸盐、醋酸盐、枸橼酸盐。改进配方后的碳酸氢盐置换液由于具有较好的生物相容性，对血流动力学影响小，目前是临床上应用较为广泛的一种置换液。

置换液的配制是根据不同患者的具体病情、生化指标、血液中电解质及酸碱状况来进行个性化配制并适时给予配方的调整。

置换液的配方：生理盐水 3000 mL＋5％葡萄糖 250 mL＋灭菌注射用水 750 mL＋5％碳酸氢钠 250 mL＋25％硫酸镁注射液 3.2 mL＋10％葡萄糖酸钙 40 mL，根据患者适时复查的血清钾和血清钠的实际数值，加入合适剂量的 10％氯化钾或 10％氯化钠。由于钙离子和碳酸根离子易发生结晶，故医院将 10％葡萄糖酸钙注射液由中心静脉单独泵入，并根据血钙情况调整用量。

187 持续肾脏替代治疗操作中的常见并发症该如何处理?

(1) 血压下降:多发生于血液透析刚开始的时候,在整个治疗操作过程中也有可能出现。其常见的原因主要包括设置的超滤速度过快或过早,液体清除的速度超过了细胞外液移动至血管内的速度,引起血压下降;患者自身的心脏疾病所引起的心肌收缩力下降、心脏射血量减少等所表现出的血压下降。

处理:①血压下降但无特殊症状或症状较轻者,减少血流速率及超滤量;血压恢复正常且稳定后,需要将患者进行血液透析的血流速率及每小时超滤量再次进行适时调整。②血压下降且症状严重者,应立即通知医生,暂停血液透析治疗,快速静脉输注晶体和胶体溶液,给予氧气吸入及头低足高位,症状仍然不能缓解者停止血液透析治疗;出现意识丧失、休克症状者,需将患者的头偏向一侧,确保呼吸道的通畅,积极配合医生进行抢救、血液检查和对症处理。

(2) 体温低:在连续 24 h 的肾脏替代治疗进行的过程中,每日所使用的置换液量高达几十升,血液在体外循环过程中热能丢失较大。如果遇到天气寒冷、室温低、血液加温器故障不能加温工作时,就会出现体温低于正常值的现象。

处理:①保证血液加温器的正常工作状态;②定时监测体温,发现体温低时,加盖厚的棉被保暖,必要时使用电热毯,注意防止烫伤;③使用空调调节合适的室温。

(3) 出血:严重出血时,留置的胃管内可引流出大量咖啡渣样液体,部分患者会出现便血等。其产生的原因主要为患者凝血功能障碍、肝功能异常、血小板计数减少、抗凝药物的个体差异反应等。

处理:①注意监测患者的血压和心率,警惕出血等临床表现。②对于有凝血功能障碍或有出血倾向的患者,按照医生的处方给予个体化封管处理。③一旦出现出血的表现,立即减慢血流速率及超滤量或暂停透析治疗,立即通知医生,遵医嘱补充生理盐水或代血浆;急诊复查血生化常规、凝血全套和肝功能;必要时输注血制品,给予相应的对症处理。④密切观察病情变化。⑤做好患者及家属的安抚工作。

(4) 血栓及管路凝血:其产生的原因主要有抗凝药物剂量不

足、无肝素透析治疗、血管通路不畅、未能及时处理血透报警而导致血泵过久停止转动、患者自身机体处于高凝状态等。

处理:①及时处理血透报警,保证血泵的持续运转;②维持血液透析导管内血液路径的通畅,避免透析导管的受压;③下机时严格按照患者所使用的血液透析导管所规定的管腔容积进行肝素液封管;④某些特殊疾病患者行血液透析治疗禁止使用肝素抗凝时,为防止血液透析管路的凝血,应每小时使用生理盐水100～200 mL对透析器及管路冲洗一次;⑤必要时更换新的血液透析导管。

(5) 首次使用综合征:多见于第一次进行血液透析治疗的患者,主要是指患者在首次使用新的透析器时所发生的一类过敏反应症状,一般根据发生症状的时间和表现分为A型和B型两型。在进行透析治疗开始的30 min以内出现的呼吸费力、体温上升、皮肤红色丘疹等过敏症状称为A型;在进行透析治疗开始的1 h内出现的胸或背部的不适伴疼痛症状称为B型。

处理:①选用的透析器需具有良好的生物相容性;②在应用新的透析器前,预先用0.9%生理盐水进行足够的冲洗;③出现首次使用综合征后,应密切观察患者血压、心率及病情的变化;④出现A型透析器反应者,立即停止血液透析治疗,禁止回输血液,遵照医嘱给予盐酸肾上腺素、抗组胺药及激素等药物,根据症状给予相应对症处理;⑤出现B型透析器反应者,暂停血液透析治疗,给予氧气吸入,减慢血流速率、超滤量等,待症状缓解后可恢复正常的血液透析治疗;⑥安慰患者及家属。

(6) 心力衰竭:血液透析患者在治疗过程中突然出现呼吸急促、胸闷、大汗、心率增快、咳嗽(粉红色泡沫样痰)等,提示有心力衰竭的发生,需立即处理。其产生的原因主要包括静脉输注液体或血制品的速度太快;血液透析治疗结束时回输血液速度过快;患者自身病情发生了变化,出现了突发的急性心肌梗死或出血性心包填塞;高血压患者、扩张型心肌病患者、心功能不全的患者、贫血或严重水肿的患者在出现寒战、高热等透析反应时可诱发心力衰竭。

处理:①立即减慢输液或输血速度;②采取半卧位或端坐卧位;③给予氧气吸入;④遵照医嘱选择单纯超滤治疗模式,帮助患者排除身体内多余的水分;⑤严密观察病情变化,给予对症处理;⑥安慰患者;⑦对于心功能较差的患者,血液透析结束下机时应选用手动回输血液的模式,缓慢回输血液。

(7) 感染:原因有血液透析治疗无菌操作不严格,中心静脉导管留置时间过久,管道连接接口处、取样处、外露口被污染以及患者自身免疫力下降等。

处理:①严格无菌操作;②做好血液透析留置导管的日常维护,发现异常时及时与医生联系或就诊;③定时测量体温,发现感染时应报告医生,根据医嘱进行血常规、血培养的检查,必要时给予抗生素治疗,同时做好其他相关的对症处理。

(8) 营养失衡。

处理:①做好血液透析患者营养相关知识的宣教工作;②补充适量的维生素、微量元素及矿物质;③每天摄取优质蛋白质1.2 g/kg;④必要时采用胃肠外营养支持的辅助治疗措施。

(三) 持续肾脏替代治疗患者的健康指导

188 血液透析导管的维护需注意哪些事项?

(1) 预防感染:保持血液透析导管伤口处敷料的干燥与清洁;保留血液透析导管的患者在暂时不进行血液透析时,必须保持肝素锁和导管夹的关闭状态,避免到人群密集的场所;不宜游泳,洗澡时应用防水敷料覆盖,保护血液透析导管置管处不被淋湿,一旦出现潮湿或被污染时应立即进行消毒更换;血液透析导管周围皮肤出现发红、发热、肿胀伴疼痛等感染现象时及时到医院就诊。

(2) 预防血液透析导管堵管:血液透析治疗结束下机时确保规范的肝素液正压封管操作;血液透析导管禁止用于抽血、输液和输血等;日常生活或休息时不要让血液透析导管发生受压事件;不要参加剧烈活动或运动。

(3) 预防血液透析导管脱出:患者应该选择宽松的开衫衣物;日常生活起居应避免血液透析导管的牵拉导致导管的移位脱出;妥善固定好血液透析导管;发生血液透析导管脱出时,保持冷静,立即压迫血液透析导管穿刺点进行止血,同时尽快与患者的血液透析主

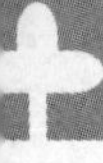

管医生取得联系并及时就诊。

189 血液透析时口服用药方面应注意哪些事项?

(1) 口服用药方面应注意选用温水送服为佳,不要用饮料或茶水来代替,以免影响疗效。

(2) 降压药:透析过程中反复出现血压下降的高血压患者,在透析前停用 1 次降压药,并告知医生,在上机后由医生根据实际血压情况决定是否需要进行降压药的补服。

(3) 铁剂:在饭后使用吸管服用,避免与碳酸氢钠、钙片等同时服用。

(4) 钙剂:服用最佳时间为餐前或餐后 2 h,且需要定期到医院复查血液中钙的浓度。

190 血液透析时饮食方面应注意哪些事项?

(1) 控制水分的摄入:患者于每日清晨起床后立即测量体重,以每天体重增加小于 1 kg 为佳。无尿时应减少钠和水的摄入量,选择清淡饮食,忌过咸口味。日常生活中选用有刻度的水杯喝水,口渴难受时可以使用温水漱口来缓解不适。

(2) 合理摄入蛋白质:以摄取优质蛋白质为佳。

(3) 低磷饮食:血液透析患者常常会出现低血钙、高血磷的情况,患者会出现皮肤瘙痒和骨骼病变等表现,应合理补充钙剂,避免高磷食物(如松子、芝麻酱、虾皮、南瓜子等)的摄入。

(4) 低钠饮食:患有高血压的肾病患者出现水肿时应严格限制高钠食物的摄入,如酱油、味精、咸菜、火腿、罐头、紫菜、海带等,每天食盐用量为 2～3 g。

(5) 低钾饮食:无尿者应避免食用的高钾食物有各种豆类、木耳、动物内脏、紫菜等。

(圣　利)

十七、右心导管检查

191 什么是右心导管检查?

右心导管检查是指利用导管经周围静脉(如股静脉)送入上腔

静脉、下腔静脉、右心房、右心室、肺动脉及相对应的分支，通过对导管内注入对比剂进行上下腔静脉、右心房、右心室或肺动脉造影。目前，此项检查已被广泛用在诊断房间隔和室间隔缺损、动脉导管未闭、法洛四联症等先天性心脏病，评估右心、肺动脉压力，以指导手术方式（图 7-69）。

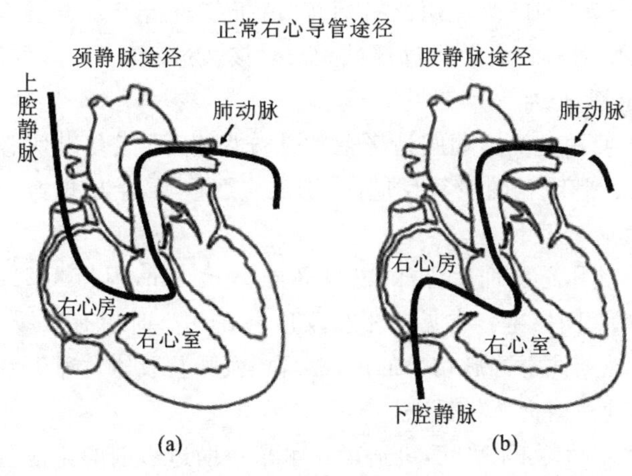

图 7-69　右心导管检查

192 右心导管检查前要做哪些准备？

患者接受手术前，护士应对患者的上肢或腹股沟部需要穿刺或切开皮肤进行清洁消毒，适当备皮，告知患者及家属按预约时间到指定地点等待手术安排。儿童患者需在全麻环境下做检查，术前要求患者家属对患儿禁食、禁水 4 h 以上。

193 右心导管检查的操作过程是怎样的？

右心导管检查常采用经皮穿刺股静脉或肘正中静脉放置一根细导管，然后送至右心房、右心室、肺动脉直至肺小动脉末梢，使之连成通道。再通过借助胸部 X 线影像设备进行以下操作。

（1）通过心脏及大血管各部位（依次为左右心房、左右心室、上下腔静脉、肺动脉等）进行压力监测，同时采血进行血氧含量的测定，通过这些数据，可以做出判断，是否有分流存在，以及分流的方向、水平和流量大小。

（2）采用先进的放射图像造影技术，对心脏大血管进行造影剂注入，利用实时影像输出，可以动态查看心脏各心房、各心室、心脏大血管腔内及瓣膜的情况（如位置、缺损、狭窄等）。这也是目前解决先天性心脏病畸形的有效手段。

194 右心导管检查术后应注意哪些事项？

（1）造影剂广泛使用泛影葡胺，由于该药属于离子型单体碘，因此，在使用前必须做碘过敏试验。对该药过敏的患者，可使用非离子型造影剂（如三碘三酰苯）。

（2）使用过泛影葡胺造影剂的部分患者，可能会出现恶心、呕吐、流涎、荨麻疹、眩晕等反应，个别反应严重者，会出现血压下降、休克等重度不良反应。

（3）使用造影剂后，需留置观察至少 30 min，因为 90％的不良反应在此期间发生。常见的不良反应会在几小时后有所缓解并好转，但仍然要注意静脉切口的出（渗）血、血肿及肢体发凉等情况，如有不适，应及时向医生反映。

（4）术后，如无呕吐，可适量饮水来帮助造影剂的排泄，4～6 h 后可以进食。切口的负压袋应加压 6 h、卧床 24 h，防止血管伤口破裂。如需导尿的患者要及时给予导尿，避免引起患者太大的情绪波动。如有切口缝合线，术后 7 天拆线。

十八、冠状动脉造影

195 什么是冠状动脉造影？

冠状动脉是供应心脏血液的动脉，起于主动脉，分为左、右两支，贴附在心脏表面。由于血管与血液的不透光性，因此发生在血管内壁的斑块和狭窄是无法通过普通 X 线影像系统被识别出的。目前，只能通过血管造影才能发现这些病变，而冠状动脉造影（图 7-70）则是使冠状动脉呈现实时动态图像的唯一方法。

196 冠状动脉造影前该做哪些准备？

术前 1 天通知家属协助患者沐浴并遵医嘱给予碘过敏试验，患者应取下手镯、手表，交给家属妥善保管。必要时双侧腹股沟备皮

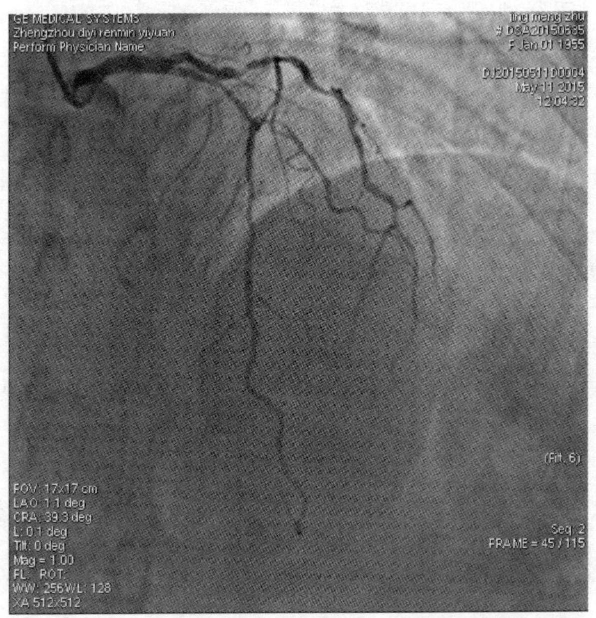

图 7-70　冠状动脉造影

（根据医嘱）。为患者更换床单、被套、病号服。术前嘱患者排空膀胱。

197 冠状动脉造影是怎么做的？

冠状动脉造影是诊断冠心病的一种常见方法，它通过向冠状动脉注入造影剂，利用血管造影机，能直接观察到冠状动脉的形态。首先，经桡动脉或股动脉，利用导管插入方法，送至升主动脉，再从左（或右）冠状动脉口插入，最后，注入造影剂使冠状动脉呈现影像。该影像可以准确显示冠状动脉的堵塞情况。

198 冠状动脉造影后的注意事项有哪些？

（1）压迫止血：由于手术切口常见于桡动脉，一般情况下，由护士通过用食指、中指判断患者桡动脉搏动，观察穿刺部位肢体的温度、颜色及肿胀程度，听取患者主诉有无疼痛感。切口用弹力加压绷带包扎，按医嘱压迫止血 8～12 h。在患者患肢制动期 12 h 内，应注意进行肢体按摩，指导患者做肌肉收缩运动。切口部位加压包

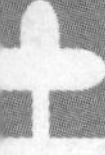

扎切忌过于紧绷，避免压迫静脉。

(2) 鼓励饮水：患者应在术后 6～8 h 根据心功能情况进行饮水(1000～2000 mL)，便于体内造影剂的排泄，减少造影剂对人体的影响，以保护肾功能。要做好对尿量的记录。

(3) 术后严密观察生命体征的变化：若患者出现胸闷、胸痛、出汗、心悸等症状，应遵医嘱给予吸氧和心电监护以及使用扩管药，如硝酸甘油的舌下含服或者静脉泵入。

(4) 给予安静、舒适的环境。

(5) 术后指导：患者在更换敷料后，要保持 72 h 内切口包扎部位清洁、干燥，如患肢感觉异常、切口部位出血，要及时告知医护人员。

(戴晓鸥)

十九、静脉补钾

199 钾是什么?

钾在人体内的诸多元素中含量居第三位，比钠的含量高 2 倍。正常人体中钾的含量为 140～150 g，约 98%的钾存在于细胞内液中，钾是细胞内液中的主要阳离子，浓度约为 140 mmol/L。血清钾的正常浓度范围为 3.5～5.5 mmol/L。

中国营养学会提出，在日常生活中，人们每天在食物中摄取钾的安全和适宜的用量如下：从出生到 6 个月每人每天为 350～925 mg，1 岁以内的婴儿为 425～1275 mg，1～3 岁的婴幼儿为 550～1650 mg，4～7 岁的儿童为 775～2325 mg，7～11 岁的儿童为 1000～3000 mg，11 岁以上的青少年(少年食品)为 1525～4575 mg，成年男女为 1875～5625 mg。

200 钾对人体起什么作用?

(1) 维持蛋白质和碳水化合物的正常代谢。

(2) 维持细胞内的正常渗透压。

(3) 维持神经肌肉的正常功能和应激反应。

(4) 维持心肌功能。

(5) 维持细胞内外离子平衡和酸碱平衡。

(6) 降低血压。

201 钾失调对人体有哪些危害?

(1) 缺乏的危害:人体中钾的含量减少容易引起低钾血症,可在心血管系统、泌尿系统、消化系统、中枢神经系统发生病理性或功能性的改变。主要表现为自感乏力或瘫痪、横纹肌溶解症及肾功能不全等。心脏方面表现为心肌的异位起搏点自律性升高、兴奋性升高和传导性降低。

(2) 过量的危害:若血液中钾的含量过高容易引起高钾血症,主要表现为四肢感觉无力、手足感觉异常、迟缓性麻痹等症状。心脏方面表现为心率减慢、心音减弱,出现心律失常,严重时心肌兴奋性降低甚至消失,可出现心搏骤停,有生命危险。

202 高钾血症该如何处理?

钾在血液中的浓度高于 5.5 mmol/L 时表示有高钾血症。临床表现如下。

(1) 神志模糊、四肢感觉乏力、手足感觉异常。

(2) 微循环障碍表现。

(3) 心率减慢或出现心律不齐,可致心搏骤停。

(4) 心电图改变:早期出现 T 波高尖,Q-T 间期延长,随后出现 QRS 波群增宽,P-R 间期缩短。

处理的方法具体如下。

(1) 10%葡萄糖酸钙 10~20 mL 缓慢静脉注射,可重复使用,或将 30~40 mL 10%葡萄糖酸钙加入液体中静脉滴注。因为钙与钾有拮抗作用,可以缓解钾对心肌细胞的毒性作用。

(2) 使用 5%碳酸氢钠溶液或乳酸钠溶液静脉滴注,5%碳酸氢钠溶液或乳酸钠溶液属于高渗碱性钠盐,可以补充血容量,用来稀释血清钾浓度,从而使钾离子移入细胞内,纠正酸中毒来降低血钾浓度。同时输入的钠,对钾也有对抗作用。

(3) 运用高糖胰岛素泵入(4 g 葡萄糖加 1 U 常规胰岛素),当葡萄糖合成糖原时,可以将钾转入细胞内。

(4) 静脉注射阿托品,对心脏传导阻滞可以起一定作用。

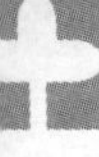

(5) 透析疗法:有腹膜透析和血液透析。当严重高钾血症并伴有肾功能不全,对上述治疗反应不佳时可采用。

(6) 使用排钾利尿剂。

203 低钾血症该如何处理?

血钾浓度低于 3.5 mmol/L 时表示有低钾血症。临床表现如下。

(1) 四肢肌肉痿软无力,当呼吸肌受累时,可出现呼吸困难甚至窒息。

(2) 食欲不振、恶心和腹胀、便秘、肠蠕动减弱或消失。

(3) 心脏方面表现为房室传导阻滞和心律失常。

(4) 低钾性碱中毒。

处理的方法具体如下。

(1) 病因治疗:去除造成低钾血症的原因,如止吐、止泻;病情允许时尽快恢复饮食。

(2) 补钾原则:①口服补钾:首选和最安全的补钾方式,如 10% 氯化钾或枸橼酸钾;②静脉补钾。

204 钾的食物来源有哪些?

人们可以从食物中摄取钾,约有 90% 的摄入钾可被吸收。吸收作用多在小肠内进行。肾脏是维持钾离子平衡的主要调节器官,当摄入钾的含量波动较大时,血浆钾的浓度仍可保持在一定的稳定水平。

含钾丰富的食物有土豆、大豆、脱水水果、向日葵籽;良好来源有坚果、猪肉、牛肉、梨子、禽类、沙丁鱼;一般来源有蛋、奶、果汁、面包、谷物、贝壳类、全麦粉、奶酪;微量来源有蜂蜜、米饭、面粉和糖。

钾是所有机体细胞的基本物质,广泛存在于各种食物中。脂肪含量高的组织含钾较低,而动物组织中钾的浓度相对稳定。在食物加工中虽然添加了一些钾元素,但在加工过程却增加了钠而减少了钾,所以,那些没有经过加工的食物含钾较多,如土豆、菠菜、蘑菇、紫菜、海带、花生、豆类粗粮、瘦猪肉、香蕉、橘子、橙子、甜瓜等。

205 静脉补钾有哪些注意事项?

（1）尿量须每日大于 500 mL 或 40 mL/h。

（2）补钾的剂量不宜过多，每天补钾 40～80 mmol 不等，需补充 10%氯化钾 3～6 g。

（3）补钾的浓度不宜超过 0.3%，严禁静脉推注以免导致心搏骤停。

（4）静脉补钾的速度不宜超过 40 mmol/h。

（5）大剂量静脉补钾时，需对患者给予心电监护，若心电图出现高钾血症变化时，应立即告知医生并采取相应措施。

（6）应选择较为粗大的血管，不适合在同一条静脉内进行反复穿刺。因为钾盐刺激性较强，容易使较小的浅表静脉血管平滑肌痉挛。

206 如何使用微量注射泵泵入高浓度氯化钾?

（1）应尽量选择中心静脉进行穿刺，从而避免高浓度氯化钾对血管刺激造成疼痛以及静脉痉挛或导致血栓的形成。

（2）应单独选择一条静脉通路，忌与其他药物通过三通管输入静脉，以免由于其他药物输入过快而造成血管损伤。

（3）在调整微量注射泵速度前，应先将微量泵的开关暂停，以防止短时间内大量钾进入体内。

（4）泵入速度不宜超过 40 mmol/h。

（5）泵入浓度不宜超过 0.3%，严重缺钾并大剂量补钾时应严密监测电解质，至少每小时一次。

（6）血钾纠正后，根据是总体缺钾还是异常分配两种情况，实时决定是否立即终止补高浓度氯化钾，以防止高钾血症；若是绝对缺钾，则应继续泵入钾，因为要达到血钾内外平衡至少要 15 h，患病时更长，甚至要一周时间才能达到内外平衡。

207 为什么静脉补钾会如此痛?

高浓度的氯化钾输入血管后，可以引起相关介质如 5-羟色胺、肾上腺素等物质不同程度的升高，从而诱发疼痛，同时高浓度的氯化钾会刺激血管痉挛收缩，出现血流速度减慢，细胞外钾离子和局

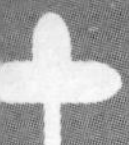

部的钾离子的浓度升高，加剧了疼痛的发生。另外，血管直径、补钾的浓度、选择的置管部位以及输液的速度等都是影响疼痛的因素，同时针头的大小也对疼痛有一定的影响。

缓解疼痛的方法如下。

(1) 尽量选择中心静脉或较为粗大的外周静脉，如深静脉、颈外静脉、肘正中静脉等，或减慢输液速度，都可以使疼痛缓解。

(2) 使用精密过滤输液器也会对静脉疼痛起到明显减轻的作用。因为精密过滤输液器可以去除微粒和碎屑，从而减轻高浓度氯化钾对血管的刺激。

(3) 临床上常常使用局部热敷的方法来减轻静脉补钾带来的疼痛，因为温热刺激可以扩张人的表皮毛细血管，从而减轻血管痉挛，降低静脉补钾所引起的疼痛。

208 静脉补钾时，高浓度氯化钾发生外渗如何处理?

(1) 50%硫酸镁湿敷。

方法：将 50%硫酸镁浸湿纱布直接敷于患处，用保鲜膜将其覆盖，白天 2～3 h 更换 1 次，晚上 4～6 h 更换 1 次。

原理：利用其高渗作用从而促进局部水肿消退、缓解疼痛。

(2) 土豆片敷。

方法：将新鲜的土豆切成 2～3 mm 厚的圆片敷于红肿处(覆盖面积应稍大于红肿部位 1～2 cm)，每 2 h 更换 1 次，直到肿胀消退，患肢应抬高。

原理：土豆内含有茄碱，有抗真菌和兴奋平滑肌的作用，并且含有丰富的维生素 B_1 和维生素 B_2，可保护皮肤免受炎症侵害，起到抗神经炎和维持神经系统功能的作用。

(3) 凝胶外敷。

方法：用凝胶每 2 h 外敷于输液疼痛部位 1 次，应避开穿刺点。

原理：具有消炎、镇痛的作用，运用到局部时可穿透皮肤进入炎症区域，起到消炎止痛的作用。有抗组织水肿、减少毛细血管通透性和促进血液循环的作用，能够减少钾离子对血管壁的刺激，从而减轻疼痛。

二十、动态血糖监测

动态血糖监测系统(CGMS)是糖尿病监测领域的新突破,俗称血糖 Holter,可以详尽了解患者一天血糖波动的情况和发展趋势,发现未知的高血糖和低血糖,从而更好地调整和优化治疗方案。

209 血糖监测的常规检测项目有哪些?

(1) 糖化血红蛋白:糖尿病控制好坏的金标准,其缺点是它反映问题的滞后性。

(2) 静脉血糖:医院的静脉抽血检查。

(3) 指端毛细血管血糖:常见的家用血糖仪检测。

(4) 果糖胺:其是血浆中的蛋白质在葡萄糖非酶糖化过程中形成的一种物质,它的浓度与血糖成正比,并保持相对稳定,半衰期为 17 天,所以果糖胺可以反映糖尿病患者检测前 1～3 周内的平均血糖水平。正常的血清果糖胺水平为 1.64～2.64 mmol/L。

(5) 动态血糖图。

图 7-71 为糖尿病治疗管理技术的发展。

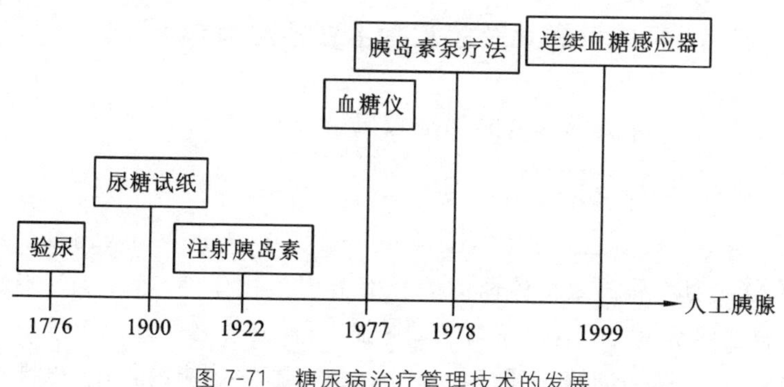

图 7-71　糖尿病治疗管理技术的发展

210 什么是动态血糖监测?

动态血糖监测是指给患者随身携带一个血糖传感器,一般在手臂或腹部上安装,通过传感器的生物芯片,记录患者在 72 h 内不同生活行为下的详细血糖情况,一般每 10 s 采集一次信号,每5 min记录 1 次血糖值,一天记录 288 个血糖值,最后通过电脑专用数据分析软件读取记录在芯片上的数值并绘制出患者的准确、精细、全面的血糖曲线图谱。同时标记饮食、用药、运动等事件的时间，通过血糖曲线图谱的分析，从而对患者进行精准的用药调整，以便达到最好的全天血糖控制结果。

CGMS 可以捕捉到通过多次末梢血糖检测都无法发现的餐后血糖的峰值、高血糖和低血糖持续时间，这为临床医生替患者选择药物、判断疗效、制订合理的饮食结构提供了最科学的依据。CGMS 可以指导胰岛素泵的合理分段、调节剂量，从而达到严格控制血糖并且避免血糖大幅度波动的目的，使血糖控制接近生理水平，从而有效防止或延缓并发症发生。

传统的方法只能反映一天当中几个时间点的血糖，存在一定的片面性，并且瞬间血糖值容易受到饮食、药物、运动、情绪波动等许多因素的影响，无法反映患者全面的血糖状况，也很难发现无症状的高血糖和低血糖。CGMS 恰好填补了这方面的欠缺。

（周　杨）

二十一、体外膜肺氧合围手术期康复指导

（一）体外膜肺氧合的基础知识

211 什么是体外膜肺氧合?

体外膜肺氧合（extracorporeal membrane oxygenation，ECMO）是指将患者机体内的静脉血液引出机体外，通过体外膜肺氧合器将其氧合成含氧丰富的动脉血，再注到患者的动脉系统或者静脉系统，从而能够起到替代部分心脏和肺的功能的作用，以维持机体各脏器以及组织所需要的经氧合后的动脉血，是一种对场地的要求不仅仅依赖于手术室的体外循环技术。

体外膜肺氧合器（图 7-72）的基本结构有动力泵、各种连接管、氧合器以及体外监测系统等，其中动力泵（图 7-73）可起到临时心脏的作用，氧合器（图 7-74）相当于人工肺。

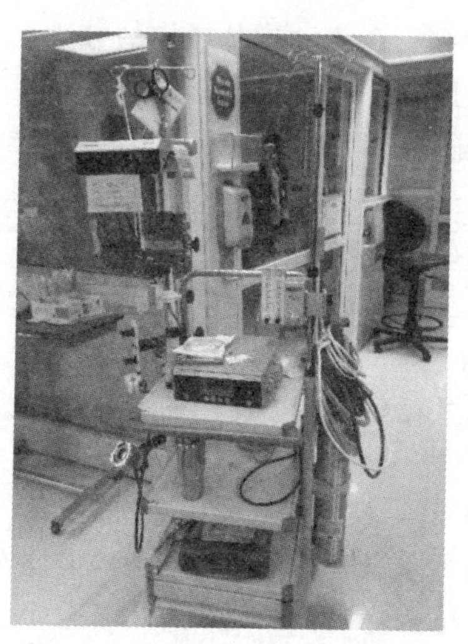

图 7-72　体外膜肺氧合器

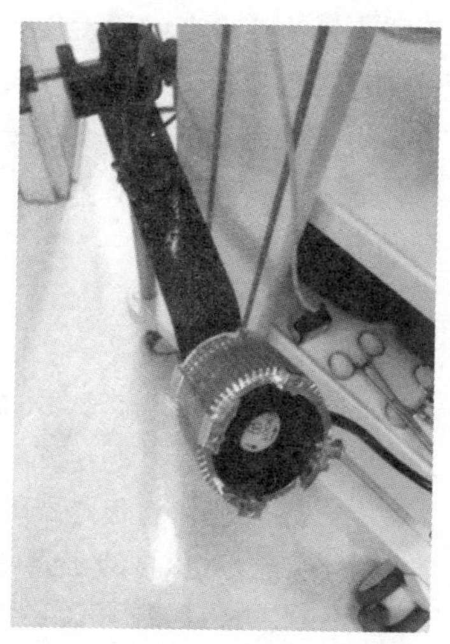

图 7-73　动力泵

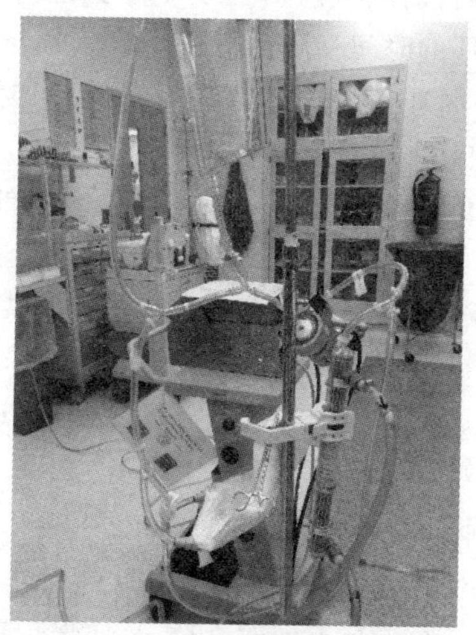

图 7-74　氧合器

212 为什么要进行体外膜肺氧合?

必要时进行体外膜肺氧合，患者机体的氧供可以不再依赖于机体本身肺泡进行气体交换，而可以改善组织的缺氧状态，ECMO 并

不能直接治疗患者的原发性疾病，它是一种生命支持治疗的方法，目的是为患者的临床治疗争取更多的时间和机会，当其他治疗方法效果不佳且患者的肺脏有恢复的可能性的前提下进行应用。体外膜肺氧合也存在并发症，但随着现代医疗技术的发展，将会有越来越好的疗效。

213 ECMO与传统体外循环的区别有哪些？

(1) 传统体外循环是以储血瓶作为排气装置的，相对来说是开放式的管路，体外膜肺氧合不需要体外循环过程中使用的储血瓶装置，管路是密封的。

(2) 体外膜肺氧合器采用的是肝素涂层的材质，在密闭系统的管路中没有相对静止的血液，应用时要求患者的激活全血凝固时间(ACT)维持在120～180 s，传统体外循环则需要达到ACT大于480 s。

(3) ECMO维持时间可以达到1～2周，也有超过100天的报道，而传统体外循环的时间一般是不超过8 h的。

(4) 传统体外循环需要进行开胸手术，手术时间比较长、要求高，而ECMO多数是无须进行开胸手术的，其操作相对简便、快速。

因此，体外膜肺氧合技术是可以走出手术室的生命支持技术。同时对于有出血倾向的患者来说，其对ACT的要求不高，可以减少出血等并发症的发生，显得更有意义。它可以提供较长时间的生命支持，为受损器官提供了足够的恢复时间，提高了治愈率。相对简便、快速的操作方法可在较快的速度下建立循环，这些使ECMO广泛应用于临床急救。

214 体外膜肺氧合有哪些适应证？

(1) 心搏骤停。紧急应用体外膜肺氧合支持可以在最短的时间内为患者提供呼吸、循环方面的支持，从而保护机体的重要脏器。

(2) 急性严重的心力衰竭。心力衰竭会减少患者重要脏器的血氧供应，使患者随时可能发生心搏骤停。此时应用ECMO可改善组织器官以及心脏本身的血氧供应，降低心搏骤停的风险。如心脏移植、肺移植术后进行机械循环支持或替代传统体外循环、重症暴发性心肌炎、心脏疾病术后、急性心肌梗死等。

（3）急性严重的呼吸衰竭。如感染、吸入大量有毒气体、肺挫伤等，此时应尽快稳定生命支持系统，缩短重要脏器的缺氧时间。呼吸衰竭是实施ECMO支持最早而且成功率很高的病种。此时呼吸机的治疗参数可调节在氧浓度≤60%、气道压≤40 cmH_2O 的安全范围内。

（4）严重威胁患者呼吸及循环功能的疾病。

215 体外膜肺氧合的插管方式有哪些？

（1）动脉-静脉的插管方式：指将患者体内的静脉血由静脉系统引出，在体外经膜肺氧合，然后通过动脉插管再注到患者的动脉系统，这种方式可使患者机体维持较高的血氧分压，为患者提供足够的氧供和有效的循环支持，因此，动脉-静脉转流是可以同时支持心脏和肺功能的转流方式，此方式一般适合于心力衰竭、肺衰竭以及有心搏骤停风险的患者。常用的插管途径有三种：①股静脉-股动脉；②颈内静脉-颈总动脉；③中心插管，即右心房-升主动脉。

（2）静脉-静脉的插管方式：指将患者的静脉血由静脉系统引出，通过氧合器氧合，排出二氧化碳，再泵入患者的另一支静脉，此方式可为低氧的血液提供氧合，患者的呼吸机参数设为可接受的最低范围，以减少呼吸机对患者造成肺损伤，适用于单纯肺功能受损、无心力衰竭危险的病例。常用的插管途径有两种：①股静脉-右颈内静脉；②由一根双腔管从患者的右颈内静脉到达右心房，实现一进一出双腔血流。

（二）体外膜肺氧合的术后健康教育知识

216 体外膜肺氧合术后有哪些常见并发症？

（1）出血：最常见的并发症，观察出血的性质、量、色，可适当输注新鲜冰冻血浆、血小板，必要时外科止血。

（2）溶血：体外膜肺氧合器的管路可能会对机体的红细胞产生一定机械性的破坏，当血泵辅助的流量偏高或血栓形成都可能加重溶血的发生，严重的溶血会引发DIC以及肾衰竭，甚至会导致患者的死亡。

（3）血栓形成：每天常规检查患者的凝血功能、血红蛋白、血小

板、红细胞比容等，从而及时调整抗凝药物的用量，维持机体的ACT在160～200 s，血红蛋白在100 g/L以上。

(4) 低血压。

常由以下原因引起：①血管舒张药的应用；②体外循环导致机体的体循环血管阻力降低；③有效循环血容量不足。及时查找原因，并纠正，将患者的收缩压维持在70～100 mmHg。

(5) 感染：严格无菌操作，定期进行血培养、药敏试验，必要时有针对性地进行抗感染治疗。

217 体外膜肺氧合有哪些护理要点？

(1) 血压：血压勿过高，将平均动脉压维持在60～70 mmHg，保证脏器灌注压，同时减少心肺的负荷。随着心肺功能的恢复，血管活性药物用量可以逐渐减少，并逐渐减少ECMO的辅助流量。

(2) 心率：严密观察有无心律失常，及时纠正，将心率控制在60～100次/分，过快时应查找原因，适当输液，控制体温，必要时可用可达龙控制心率。心率过慢时可遵医嘱适当使用异丙肾上腺素、阿托品，必要时使用心脏起搏器。

(3) 体温：做好体温的管理。

① 由ECMO水箱控制温度，体温维持在36 ℃左右。

② 注意外周末梢循环温度。

③ 观察患者股动静脉插管侧肢体的温度。

(4) 呼吸：做好呼吸道的管理。

① 肺出血患者不要频繁吸引，适当增加呼气末正压通气。

② 每2～3 h翻身、拍背、吸痰一次。

③ 必要时给予纤支镜吸痰。

④ 气道反应明显者适当镇静。

(5) 抗凝。

① 使用肝素泵抗凝，监测ACT，维持在160～180 s，不稳定时每1～2 h测一次，稳定后每4 h测一次。

② 因凝血物质不断消耗，每日应检查血常规、血红蛋白。

(6) 保持内环境稳定。

① 保持出入液量平衡。

② 注意观察尿量以及尿的颜色。

③ 保持酸碱平衡。

④ 血气分析、电解质，与常规心脏手术术后标准一致，早期每1～2 h测一次，稳定后可以4～6 h测一次。

⑤ 重视乳酸浓度变化。

218 体外膜肺氧合术后用药有哪些注意事项?

(1) 严格无菌操作，预防感染。

(2) 防止气体进入。

(3) 少用脂肪乳剂，以免减少膜肺的使用时限。

219 体外膜肺氧合术后患者对体位与活动有哪些要求?

ECMO术后的患者，如为股动静脉或中心静脉插管，则应卧床休息，适当摇高床头，适当床上活动，防止管道的滑脱、扭曲和打折；如为颈动静脉插管，在病情允许及有充分的人力资源协助的情况下，可适当下床活动，以促进患者的恢复。

220 体外膜肺氧合撤离的指征有哪些?

(1) 心功能恢复：①泵流量＜心输出量的10%；②平均动脉压脉压上升；③心电图恢复正常；④血氧饱和度上升。

(2) 肺部病变恢复：①胸部X线显示肺野清晰；②肺顺应性改善；③气道峰值压力下降。

221 体外膜肺氧合器从患者身上撤离时管路里的血会浪费掉吗?

不会，体外膜肺氧合器撤离时，会先将管路里的血回输到体内。

二十二、体外循环围手术期的康复指导

(一) 体外循环的基础知识

222 什么是体外循环?

体外循环(cardiopulmonary bypass，CPB)是指利用特殊的人工装置将机体回心的静脉血引流到体外，通过人工的方法完成气体交换过程，通过温度调节和过滤，再回输到机体的动脉系统，是一项基

础生命支持技术。

223 体外循环装置由哪些部分构成?

体外循环装置是由血泵、滤器、氧合器、变温器、连接管道、电子仪器等组成。

224 体外循环是如何实施的?

(1) 转流前准备工作及管路的连接。转流前仔细检查仪器设备,确保处于功能状态,物品严格消毒,在无菌操作条件下连接各管道。

(2) 预充和血液稀释。

(3) 体外循环患者生理指标监测。需要监测患者的动脉压、中心静脉压、血气分析结果、心电图、鼻咽和直肠的温度、全血活化凝固时间等。

(4) 抗凝。体外循环中需要使用大剂量肝素进行抗凝,为了防止使用的肝素剂量过大或者抗凝不足的情况,应密切监测患者的全血活化凝固时间,保持在 480～600 s。

(5) 心肌保护。体外循环过程中重点做好心肌保护工作,减轻心肌缺血缺氧以及再灌注损伤,这是关系手术成败以及患者预后的关键。

(二) 体外循环术后健康教育知识

225 体外循环术后的并发症有哪些?

(1) 出血。

出血的原因主要有以下方面。

① 外科出血。如吻合口、软组织缝合处、表皮缝合处等均是容易出血的部位。

② 过量鱼精蛋白的作用。

③ 肝素中和不足或“肝素反跳”。

④ 血小板功能障碍、血小板减少症。

⑤ 凝血因子缺乏。

⑥ 纤维蛋白溶解作用。

⑦ 其他因素：高龄、女性或体表面积小者、术前贫血、重度心脏病（休克、左心室功能低下）或合并其他疾病（肝肾功能不全、糖尿病、周围血管病）、凝血功能异常、术前药物如大剂量的阿司匹林、氯吡格雷等。

出血的处理方法具体如下。

① 适量输注新鲜全血、血小板、冰冻血浆等。

② 遵医嘱给予鱼精蛋白中和肝素及其他止血药物。

③ 若出血较多，在动态观察中没有减少趋势或出现心包压塞、填塞现象时，尽早开胸探查。

（2）低心排血量综合征。

发生低心排血量综合征时，患者可出现以下情况：①患者烦躁不安、神志淡漠；②患者出现尿少，成人尿量少于 30 mL/h；③皮肤湿冷，甲床有发绀；④触摸患者周围脉搏感觉细速；⑤患者出现进行性低氧血症；⑥血压偏低；⑦心排血指数<2.5 L/(min · m^2)。

低心排血量综合征的处理方法具体如下。

① 控制液体的容量及滴速，尽可能用输液泵来控制容量与滴速。

② 适当使用正性肌力药物来增强心肌收缩力。

③ 应用血管扩张药来改善心脏功能，从而减轻心脏的负荷。

④ 当患者的胸管引流量持续偏多、突然减少、中心静脉压进行性升高，出现颈静脉怒张、血压进行性下降时，应警惕心包压塞，而心包压塞一旦确诊，应紧急开胸手术，清除血凝块、积血，并进行彻底止血，有胸腔或腹腔积液者，应及时报告医生，进行穿刺抽液或放置引流管引流。

（3）心律失常：体外循环术因血液被稀释，容易造成电解质紊乱、低钾等导致患者心律失常，因此，应预防及纠正电解质紊乱。勤查血气，根据患者的血气分析结果及尿量来补充电解质，注意当患者尿量少、循环不稳定时应谨慎补钾，防止因血钾水平过高引起患者心律失常甚至发生心搏骤停。

（4）酸碱平衡失衡：代谢性酸中毒较常见，根据血气分析结果及时进行调整。

部分患者因心功能不全，术前开始服用利尿剂，使体内的血清钾一直处于偏低水平，患者术后容易出现的最严重的电解质紊乱是低钾，为了预防术后低血钾，应从术前开始补钾，保持钾的平衡，术后及时查血气了解电解质的水平，以便及时补充电解质，纠正电解质的失衡。

术后低钙可导致心肌功能不全，若输注库存血量较大时应适当补钙。

(5) 感染：术前2～3日开始预防性使用抗生素，手术当日适量用药，保证术中有一定的血药浓度。严格无菌操作，根据病情尽早拔除不必要的管道，防止发生导管相关的感染。

226 体外循环术后的观察要点有哪些?

(1) 循环系统：患者术毕返回监护病房，尽快进行心电监护，监测有创动脉压、血氧饱和度、中心静脉压等，及时了解患者的心率、心律、血压、心肌收缩力、心肌的氧供情况和容量负荷情况。为达到较满意的心输出量，心率应维持在适当范围，心率偏慢者可使用临时起搏器辅助或加用异丙肾上腺素，随时观察和监测、处理室性心律失常，维持循环的稳定。

(2) 呼吸系统：术后使用呼吸机辅助呼吸期间，责任护士应定期检查气管插管的深度、位置，为防止患者因烦躁或意识不清状态下误将气管插管拔出，必要时可使用镇静剂，定时查血气，根据血气分析结果和患者的病情来调整呼吸机的参数，听诊肺部呼吸音，必要时吸痰，以保持呼吸道通畅。拔除气管插管后应协助患者翻身拍背，鼓励咳嗽咳痰，观察有无声音嘶哑、喉头水肿等并发症的发生。

(3) 引流液的观察：术后妥善固定各引流管，防止引流管滑脱，保持心包、纵隔引流管的通畅，同时注意观察引流液的颜色、性质和量等，定时挤压各引流管，当引流液持续过多、颜色深时，应及时报告医生处理，当引流液突然减少或没有，患者出现血压低、心率快、静脉压上升等情况时应警惕心包压塞，及时报告医生处理。

(4) 肾功能：应密切观察每小时的尿量，同时应观察尿液的颜色和比重，有无血红蛋白尿，防止因肾小管堵塞而引起患者肾衰竭。

(5) 消化系统：早期预防性使用 H_2 受体拮抗剂和质子泵抑制

剂，保护胃肠道黏膜，早期提供肠内营养，促进患者胃肠道功能的恢复，防止消化道出血。呼吸机辅助呼吸期间可给予鼻胃管注入营养液，从少量开始，逐步增加至全量。

227 体外循环术后如何进行活动与休息的指导？

患者术毕回到重症监护病房，可适当抬高床头，全麻清醒后指导患者适当活动肢体，拔除气管插管后，取半坐卧位。鼓励患者逐步增加活动幅度、活动量，循序渐进，活动以不引起心慌、气促为宜。

二十三、机械辅助循环围手术期康复指导

（一）心室辅助装置的基础知识

228 什么是机械辅助循环？

对于终末期心脏病，传统医学大多数依靠药物治疗。机械辅助循环通过挤压法、反搏法、转流法及替换法等方法来治疗急、慢性循环衰竭，是现代医学治疗终末期心脏病的主要手段之一。

229 机械辅助循环的作用有哪些？

制造一个能暂时辅助或永久替代原来天然心脏的全人工心脏，安置一个能维持辅助原来天然心脏的循环辅助装置直到心脏康复或移植。

①心脏移植前的过渡性治疗；②心肌恢复的过渡性治疗；③移植替代治疗；④临时辅助过渡到长期辅助的治疗。

230 机械辅助循环如何分类？

（1）心室辅助装置。

根据安置方法的不同分为置入型、非置入型。根据血流搏出方式分为搏动泵、非搏动泵。

根据时间分为：①短期辅助，数天至数周；②中期辅助，数周至数月；③长期辅助，数月至数年。

一般来说，非置入型装置适用于为患者提供短期的心室辅助治疗，而置入型的装置适用于为患者提供中长期心室辅助治疗。

（2）全人工心脏（TAH）。

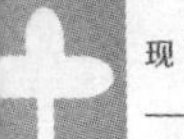

按运行原理分为移置式、液力式和混合式按驱动方式分为启动型、电动型;按其不同能量转换分为电机械型、电磁型、电压型。

231 什么是心室辅助装置?

心室辅助装置(ventricular assist device,VAD)是指一种将机体的血液从静脉系统或者心脏引出后直接泵入动脉系统,从而达到部分或完全代替心室做功的一种人工机械装置。

232 常用的心室辅助装置有哪些?

(1) Impella Recover Pump:Impella Recover Pump(图 7-75)是目前世界上最小的轴流泵,轴叶轮直径仅为 6.4 mm,其辅助的流量可达到 5～6 L/min,用于左心辅助时通过主动脉瓣插入左心室来完成泵血功能。用于右心室辅助时直接插入右心房并通过人工血管与肺动脉相连,是一种暂时性的可植入式的轴流 VAD,可用于左心、右心以及双心室的辅助治疗。可以被完全植入体内,只有一根 3 mm 长的驱动导线与其相连,因此,感染的风险大大降低,与血液接触面少,抗凝剂量小。既可通过开胸方法由升主动脉或肺动脉植入到心室,也可通过介入方法由股动/静脉植入到心室。

(2) Heart Mate Ⅱ:Heart Mate Ⅱ(图 7-76)是一种高速轴流泵,重约 370 g,流量可达 10 L/min。泵体位于左心室心尖部,由一根人工管道将血液由左心室直接引入主动脉,人工管道一端位于左心室心尖部,另一端与主动脉根部吻合(图 7-77),需在手术室全麻体外循环下进行,控制系统由一根驱动导线由胸腹部皮下引出,连接体外驱动装置及监测系统(图 7-78),外接系统包括监测装置、电源装置及驱动装置,驱动装置可显示主要参数,不可调节,有 6 块备用电池(图 7-79),当患者病情基本稳定,回家调养等待心脏移植时,可去掉监测装置,可随身携带便携式监测装置、移动电源和驱动装置,6 块备用电池可提供外出活动使用。

(3) Heart Ware:Heart Ware(图 7-80)的工作原理与 Heart Mate Ⅱ类似,是一种涡流泵,由泵(图 7-81)、连接线(图 7-82)、驱动装置(图 7-83)、调节及监测装置(图 7-84)组成,泵体可位于心尖部,也可位于左心室侧壁,人工管道一端位于左心室,另一端与主动脉根部吻合(图 7-85)。

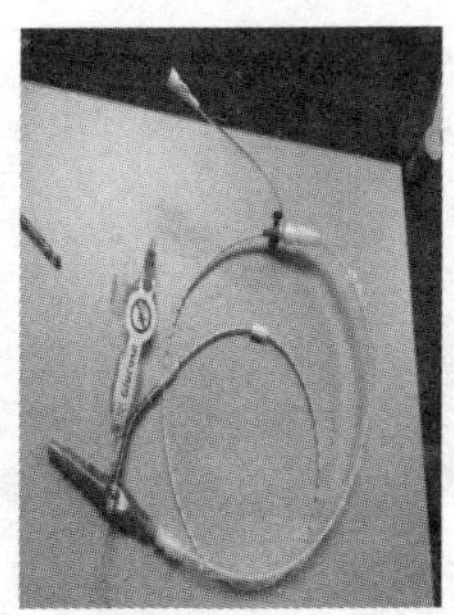
图 7-75 Impella Recover Pump

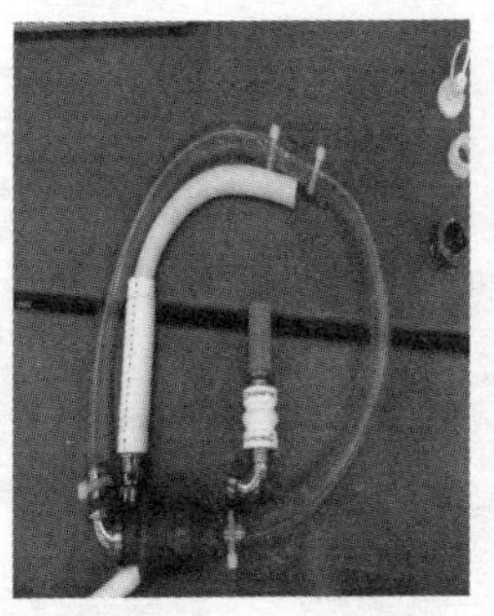
图 7-76 Heart Mate Ⅱ

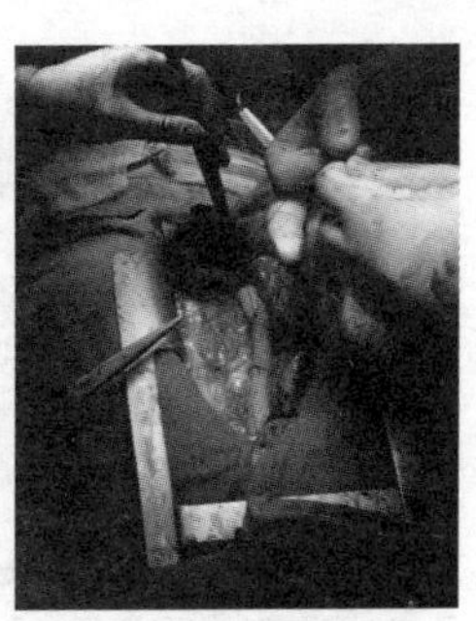
图 7-77 人工管道吻合

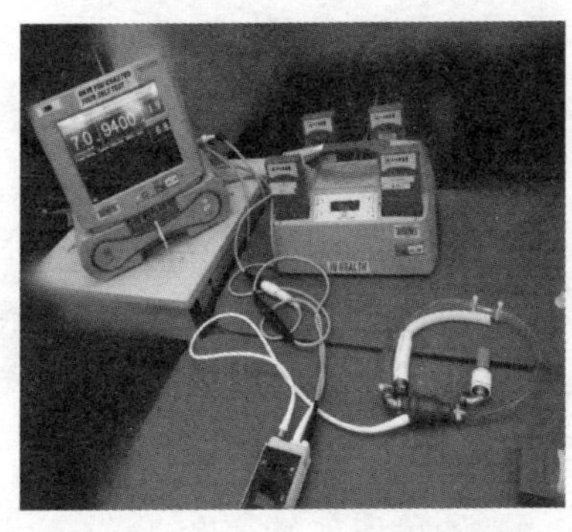

图 7-78 体外驱动装置及监测系统

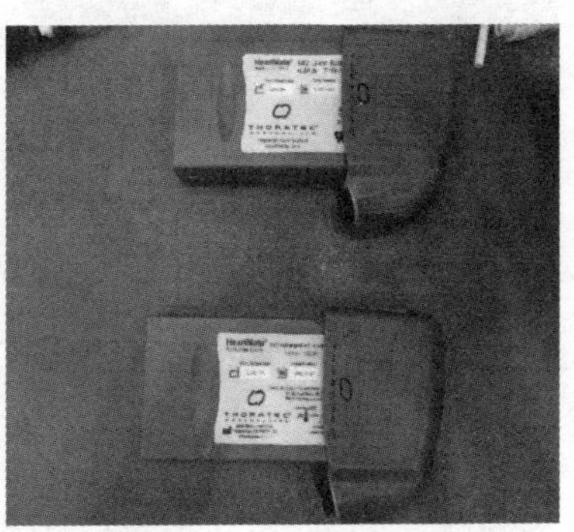

图 7-79 备用电池

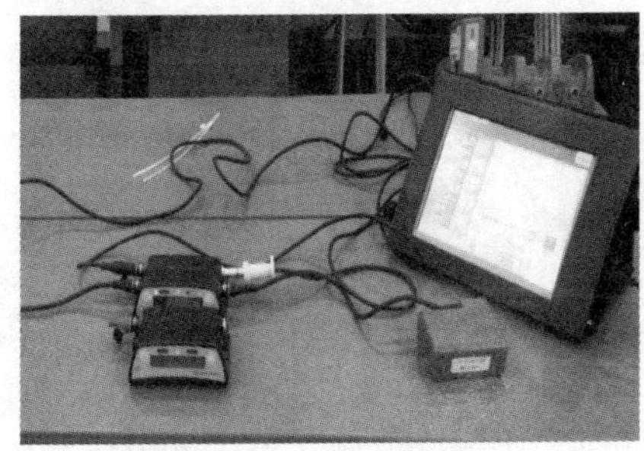
图 7-80 Heart Ware

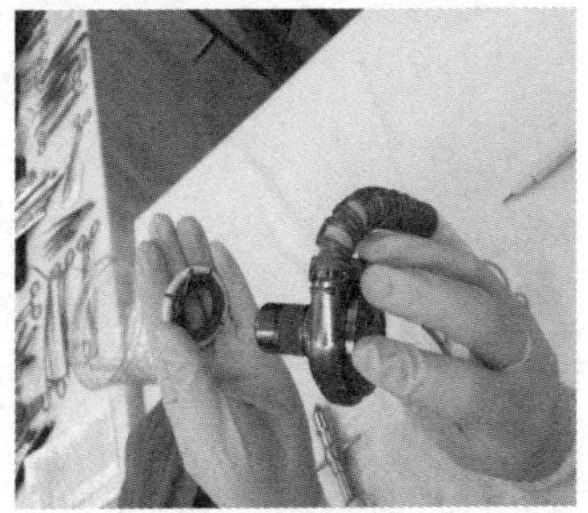
图 7-81 泵

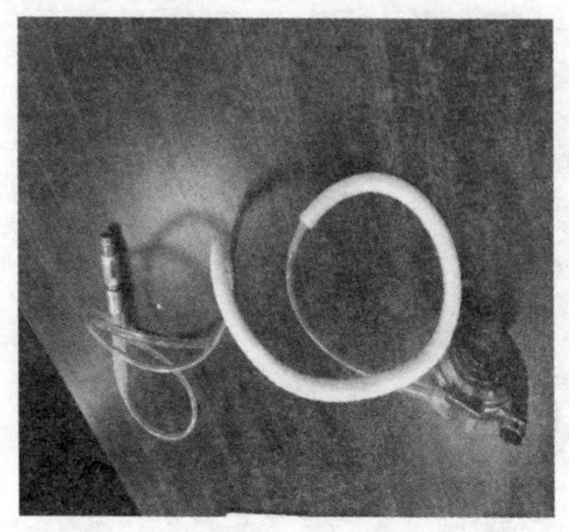

图 7-82　连接线

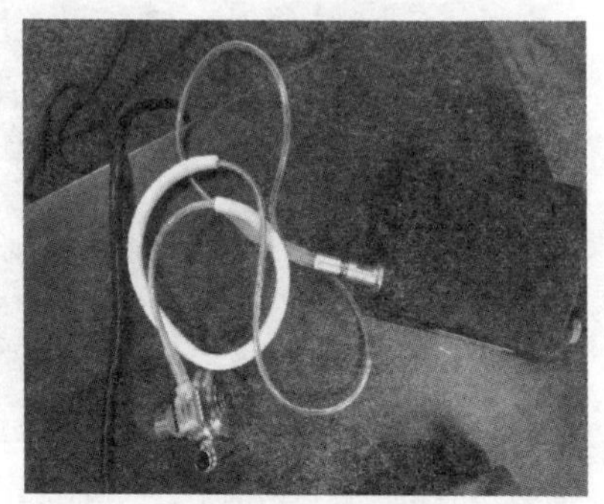

图 7-83　驱动装置

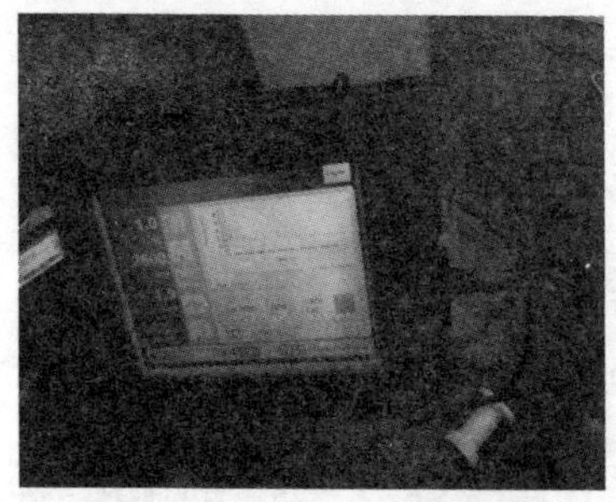

图 7-84　调节及监测装置

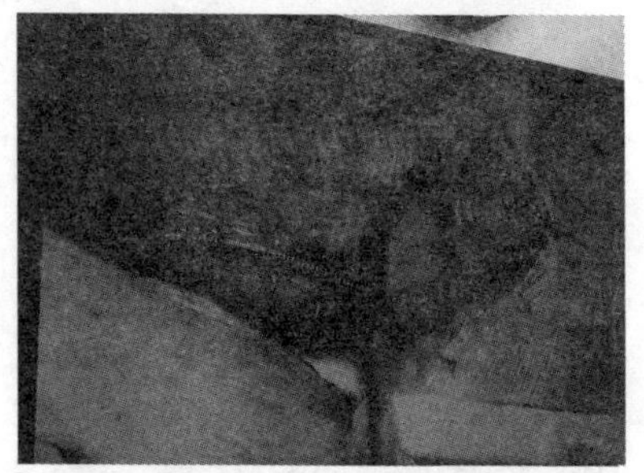

图 7-85　Heart Ware 的连接

(4) Cardiowest TAH：由气体驱动的搏动性双心室构成，从患者的心脏原位植入而取代其心脏和 4 个瓣膜。

233 什么是全人工心脏？

全人工心脏(total artificial heart，TAH)(图 7-86)主要适用于心力衰竭晚期两个心室都无法再发挥正常功能的患者。Cardiowest TAH 是由气体驱动的搏动性双心室构成，从患者的心脏原位植入机体。通过心室腔内隔膜的往返运动(气体推动)，使每次心搏可产生 70 mL 的搏出量。每次人工心脏搏动时，会将心室内的血液彻底排空。在右心室，其射血压调节在大于肺动脉压 30 mmHg，而左心室的压力则调节在大于体循环动脉压 60 mmHg，以达到充分排血。可以产生 7～8 L/min 的心排血量，维持机体平均动脉压在 70～90 mmHg，灌注压在 55～80 mmHg。

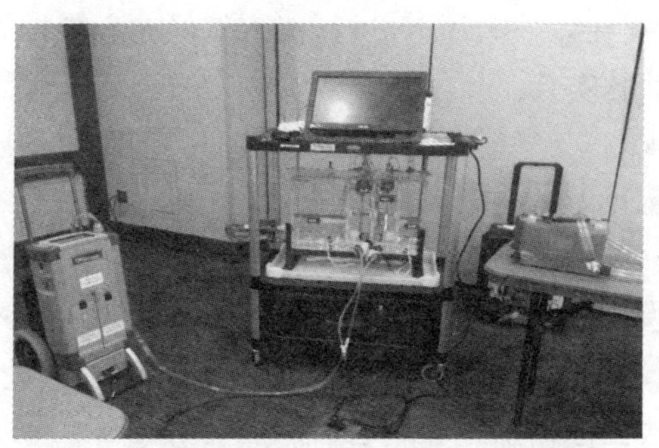

图 7-86　全人工心脏

234 哪些患者需要装全人工心脏?

(1) 心功能已完全衰竭需要心脏移植、暂时找不到供体,作为等待供体心脏期间的替代治疗。

(2) 患者自身不具备心脏移植的条件,但已经到了双心室逐渐丧失功能的心力衰竭晚期,安置全人工心脏后需永久携带。

(二) 机械辅助循环术前健康教育知识

235 机械辅助循环术前患者需进行哪些相关检查?

患者术前完善心脏 B 超、胸部 X 线、心电图、肝肾功能、电解质、凝血酶原时间、输血前检查等常规检查,以及磁共振、血管造影、肺功能等特殊检查,向患者解释这些检查的目的及意义。

236 机械辅助循环在患者身上具体是如何操作的?

(1) 临时性辅助用 VAD 的操作如下。

① 一般采用胸骨正中部位切口作为手术切口,在体外循环支持下进行。

② 插管的部位:安置左心辅助装置时,引流管插管的部位可选择左心房顶、右侧房间沟后(右上、肺静脉间)、左心耳及心尖部。一般会先选择左心房顶插管,将灌注管吻合于升主动脉。如安置右心辅助装置,引流管放置部位可选择右心房游离壁或者右心耳。

(2) 长期辅助用 VAD 的操作如下。

① DeBakey VAD 常规选择胸骨正中部位切口并延长至剑突

下几厘米，常规在体外循环下进行，流入管经左心尖插入左心室，流出管与升主动脉吻合。

② Jarvik 2000 VAD是将血泵连接心尖与降主动脉，与其他类型的VAD相比，其操作较简单，损伤较小，出血也比较少。

③ Heart Mate VAD的置入部位为腹膜外，具体操作方法是在左上腹的腹膜前做一个“泵兜”，在胸部正中做切口，心室辅助装置置入之后，驱动线通过皮下组织从左侧髂前上棘皮肤处引出。

237 机械辅助循环术前患者有哪些营养指导?

需要做机械辅助循环支持的患者，术前的身体素质一般比较差，再加上手术创伤，术前应给患者做好饮食指导，制订合理的饮食计划，进食清淡易消化的高蛋白、高维生素食物，增强体质，提高免疫力，以保证手术的顺利进行，术前需禁食12 h、禁水4～6 h，防止麻醉及手术过程发生呕吐及误吸。

238 机械辅助循环的患者术前可给予哪些活动与休息指导?

注意休息，适当活动，在身体状况允许的情况下，适当散步，可以改善血液循环，增加肌肉力量，开始行走时的速度和步伐以自己能够耐受为原则。可制订一个活动计划，如一天散步1～2次，每次30～60 min，中途若出现任何不适应立即停止，必要时给予氧气吸入，症状缓解后再逐步恢复活动。

239 机械辅助循环的患者术前可给予哪些心理指导?

(1) 术前多与患者沟通、交流，讲解手术的意义、重要性、必要性，讲解手术相关知识，使患者对手术及其目的、注意事项有一定的了解，耐心听取患者的意见和要求，让患者及家属建立信心，也让患者做好充分思想准备。

(2) 可介绍同病区做过该手术的患者与其交流经验，做过同类手术患者的经验和交流，对于术前患者的情绪影响是比较大的，可以让其充分建立信心并取得信任，介绍病区医护人员及管床医护人员的实力及情况，增加患者的安全感。

(3) 多与患者交流，给予精神上的支持和鼓励，减轻焦虑，让其对手术充满信心。

(三)机械辅助循环术后健康教育知识

240 机械辅助循环术后的观察要点有哪些?

(1) 参数设置不同类型的辅助装置设置参数不同,目标血流速率为4～6 L/min,平均动脉压为60～90 mmHg,转速不可设置过高,否则可能引起心律失常、左心室塌陷、心室内膜的改变。

(2) 监测血流动力学,血压控制。

① 严密监测患者的生命体征,维持平均动脉压在60～90 mmHg。

② 观察转速设置的改变对流速的影响。

③ 药物支持:遵医嘱给予异丙肾上腺素、去甲肾上腺素、多巴胺、多巴酚丁胺、米力农、硝酸甘油等强心药物。

④ 液体管理,维持中心静脉压在8～12 mmHg。

241 机械辅助循环术后有哪些常见并发症?

(1) 出血:部分患者在术前就存在着凝血功能障碍,而长时间的心功能不全可能导致机体的肝脏功能受损,降低了血小板的数量及功能,术中体外循环血液肝素化的影响,加上外科手术的剥离,因此,左心室辅助装置置入后,出血概率相对较高。

(2) 右心衰竭:左心室辅助装置的应用,增加了回心血量,而患者一般也会存在右心功能不全、回心血量增加等问题,一定程度上来说右心负荷加重,肺循环阻力上升,从而造成右心衰竭,右心衰竭又将导致左心回流血减少,使左心室辅助装置不能得到良好的充盈,造成心排血量下降,而避免右心衰竭发生的关键是要降低肺循环的阻力、加强右心收缩力,如果右心衰竭仍然得不到纠正,可置入右心室辅助装置。

(3) 血栓:因心脏辅助装置相对来说属于异物,随时可能发生血栓的危险,因此术后需进行抗凝治疗,严格检测各项出凝血指标。

(4) 气栓:当左心室辅助装置开始使用,而左心室内的血液未完全充满的状态下，此时辅助泵产生的负压可能会将左心室内的剩余空气吸入到泵体内，从而造成体循环的气栓，因此，在左心室辅助装置泵开始使用之前一定要将左心室充分地充盈和排气。

(5) 感染：患者抵抗力下降，各种管路的留置都可能导致感染的发生，术后除了应严格无菌操作、合理使用抗生素外，应尽早拔除尿管等不必要的管路。

242 机械辅助循环术后抗凝要点是什么？

(1) 制订有针对性的抗凝方案。

(2) 抗凝之前先评估：引流量应少于 40 mL/h，在不输注血制品的情况下红细胞压积(HCT)稳定，其他各项凝血指标接近正常。

(3) 通常情况下，使用低剂量肝素 10 U/(kg·h)，从术后第一天开始，维持 PTT 在 40～50 s。

(4) 逐步增加肝素剂量，将 PTT 维持在 50～60 s。

(5) 患者通常术后第 2～3 天开始服用华法林，将 INR 控制在 2.0～3.0。

(6) 通常，在引流正常的情况下，从术后第一天开始服用 325 mg 阿司匹林。

(7) 术后大于 4 天，若 INR＞2，可考虑停止肝素，观察患者出凝血情况。

243 机械辅助循环术后如何预防感染？

(1) 严格无菌操作。

(2) 预防性使用抗生素。

(3) 尽早拔除不必要的管道。

244 机械辅助循环术后出院指导有哪些？

(1) 家庭支持系统：因机械辅助循环的患者多为等待心脏移植、处于过渡期的患者，等待移植的时期是一个未知的时间，因此多数患者在安置机械辅助装置后病情稳定可回家调养，而安置了机械辅助循环装置需动态地监测辅助效果，需患者或家属自行更换电池、服用抗凝药物等，因此，出院前，医护人员会对患者及家属做充分的培训，必要时需要做考核，考核过关方可回家调养。

(2) 定期来院复查：出院后的患者随时与医院保持紧密联系，需定期到医院检查机械辅助循环治疗的效果，医生须了解患者的身心状况以及服用抗凝药物的效果等。

(刘　菊)

第八章 心脏外科疾病围手术期康复指导

（一）心脏外科疾病的基础知识

1 心脏疾病分哪几类?

心脏疾病可分为先天性心脏病（先心病）和后天（获得）性心脏病。

先天性心脏病又称先心病，根据血流动力学变化可分为三种：无分流型、左向右分流型、右向左分流型。

（1）无分流型（无青紫型）：此型心脏病，不涉及心脏左右两侧或动静脉之间的异常通道和分流，患者不出现发绀。它包括主动脉缩窄、肺动脉瓣狭窄、主动脉瓣狭窄以及单纯性肺动脉扩张、原发性肺动脉高压等。

（2）左向右分流型（潜伏青紫型）：此型心脏病，心脏的左右两侧血流循环途径之间有异常通道。早期由于左心体循环的压力大于右心肺循环的压力，血流会从左心向右心分流，患者不出现发绀。当啼哭、屏气或用力大便等情况使肺动脉或右心压力增高，达到并超过左心压力时，血液将出现自右向左的分流而出现暂时性发绀。此型心脏病包括房间隔缺损、室间隔缺损、动脉导管未闭、主动脉窦动脉瘤破裂等。

（3）右向左分流型（青紫型）：此型心脏病，心脏的左右两侧也有异常通道，来自右心的静脉血通过异常通道分流到左心，未氧合的静脉血进入体循环，患者可出现持续性发绀。此型心脏病包括法洛四联症、法洛三联症、右心室双出口、完全型大动脉转位、永存动脉干等。

后天性心脏病是出生后由于某种原因或饮食结构、生活习惯等

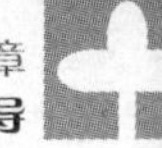

导致的心脏结构或功能的病变，又称获得性心脏病。我国最多见的是风湿性心脏病，还包括冠心病、大血管病变、心肌病等。

2 先心病如何早发现？

家长发现孩子有以下表现时，应警惕：经常感冒，反复出现支气管炎、肺炎；喂养或进食困难、吃吃停停、呼吸急促、憋气等；鼻尖、口唇、指趾甲床持续地发绀，会走路的孩子，活动后时常会蹲下片刻再站立玩耍；出现手指及脚趾末节粗大、颜色发绀；部分儿童仅表现为易疲乏、体力差、平素多汗、瘦弱、营养不良、发育迟缓等。

3 先心病会自愈吗？

绝大多数先心病是不能自愈的。先心病中可自愈的只有两种，一种是直径＜2 mm 的室间隔缺损，另一种是较细的动脉导管未闭。自行闭合的室间隔缺损仍有破裂的可能，因此绝大多数先心病是不能自愈的，应抓紧时机，尽早手术。当出现胸闷、心慌等症状时，可能提示肺动脉高压已经形成，患儿也错过了最佳的手术时机。

4 小儿患了先心病该怎么办？

先心病并不如想象中的可怕，尽早明确诊断是关键。绝大多数先心病通过听诊和心脏彩超即可确诊。室间隔缺损、房间隔缺损、动脉导管未闭等常见先心病，治疗成功率几乎达 100%，术后远期效果也好，不会影响孩子升学、就业以及婚育。

5 先心病都能进行经胸微创封堵吗？

随着医疗技术的发展，经胸微创封堵成为治疗简单先心病的有效方法，但并非所有先心病均适合经胸微创封堵。经胸微创封堵主要治疗单纯房间隔缺损（ASD）、室间隔缺损（VSD）和动脉导管未闭（PDA）。经胸微创封堵操作简单，手术时只需在胸骨的相应部位（ASD 在胸骨右缘第 4 肋间、VSD 在胸骨正中下段、PDA 在胸骨左缘第 2 肋间）开一个 2～3 cm 长的小切口，在超声的引导下经胸送入封堵器，将房间隔缺损、室间隔缺损或动脉导管堵住即可。

若出现以下情况则不能进行经胸微创封堵。

（1）合并其他复杂心脏畸形。

（2）艾森曼格综合征。

(3) 缺损较大,无明显边缘或边缘距离瓣膜近。

经胸微创封堵与传统开胸手术的比较见表 8-1,经胸微创封堵与内科介入治疗的比较见表 8-2。

表 8-1 经胸微创封堵与传统开胸手术的比较

	传统开胸手术	经胸微创封堵
创伤	大(20 cm)	小(2 cm)
手术时间	3 h 以上	30 min
手术风险	大	小
术后疼痛程度	部分患者疼痛感明显	轻
对儿童的影响	有可能造成鸡胸等	不影响骨骼发育
住院时间	1 周	2 天

表 8-2 经胸微创封堵与内科介入治疗的比较

	内科介入治疗	经胸微创封堵
治疗范围	较小,特别对于儿童	广泛,可治疗内科介入无法治疗的病例
手术时间	3 h 以上	30 min
成功率	低	高
操作难度	难	简单
操作地点	导管室	手术室,有利于突发情况的处理
辅助手段	胸部 X 线检查,对人体有损伤	超声检查,对人体安全

6 为避免婴幼儿患先天性心脏病,孕妇应注意什么?

(1) 避免接触射线、重金属,避免处于缺氧环境中。

(2) 怀孕前做好优生优育准备,每天服用 400 μg 的叶酸;怀孕最初的 3 个月要加强休息,不到人多的地方,以避免病毒感染,如流感病毒、流行性腮腺炎病毒、柯萨奇病毒、疱疹病毒等,特别是风疹病毒,否则婴幼儿易发生先天性心脏病。

(3) 孕妇若有糖尿病史,在受孕前应尽早治疗,使病情得到有效控制。

(4) 孕早期避免服用含致畸成分的药物,如苯妥英钠或类固醇

等。

(5) 避免近亲婚配，戒除不良嗜好。孕妇嗜烟或酗酒后受孕会增加婴幼儿患先心病的概率。

(二) 术前健康教育知识

7 心脏外科疾病手术前应注意什么?

(1) 禁止吸烟，因吸烟不仅会增加肺部并发症发生的可能，使术后排痰困难，还可引起冠状动脉痉挛，诱发心肌缺血。

(2) 注意避免受凉和感冒，预防呼吸道感染。

(3) 适度活动，不可过量，也不宜完全卧床不活动。

(4) 术前多吃富含蛋白质和维生素的食物。

(5) 注意自我保健:①数脉搏，每分钟低于60次或高于100次时及时告知医护人员;②关注尿量，如果尿量太少或有下肢水肿、食欲差等情况也应立即报告医生。

(6) 发绀型心脏病的患者，应注意多饮水，防止血液浓缩。切忌暴饮、暴食，以防止抽搐、晕厥、缺氧发作。病情严重的发绀型心脏病患者应遵循医生指导每日定时吸氧，预防缺氧发作。

(7) 对小儿患者，家长要注意饮食健康，不要让患儿一次吃得太多或吃不洁净的食物，以免影响患儿吃正餐，引起消化不良或肠道感染。

8 心脏外科疾病手术前有哪些准备工作?

(1) 术前谈话、签署知情同意书:术前，外科医生、麻醉医生将和患者及家属做术前谈话，交代手术及麻醉情况，告知其手术风险性，解答患者和家属疑虑，并让其签署知情同意书。

(2) 手术前准备如下。

① 手术前一天，需抽血和配血，做药物过敏试验，准备胸部和会阴部皮肤。冠状动脉搭桥手术的患者，则还需备双下肢的皮肤，以便取静脉血用。告知患者理发、沐浴，注意勿受凉感冒。

② 手术前8 h禁食、4 h禁水，以避免麻醉后胃内容物反流，引起误吸。

③ 术前一晚，成人可按需灌肠，婴幼儿和儿童可不灌肠。

(3) 手术当日准备如下。

① 去手术室前：取下义齿、首饰、手表等。肌内注射术前针，减少患者口咽部及气道分泌物并稳定患者情绪，打针后注意嘱咐患者躺在床上休息，谨防跌倒，等待手术室护士来接。

② 去手术室：手术室护士术前半小时到病房接患者至手术室。患者被接走后，家属应到手术室门口休息、等候，以便有事时及时被通知和联系。

③ 手术中：患者被接到手术室后，麻醉医生会为患者麻醉，行气管插管，用呼吸机辅助呼吸，直至手术结束。

9 心血管外科 ICU 环境与设备怎样?

心脏手术后所有患者均会入住心血管外科重症监护室(ICU)。重症监护室的医生和护士将在患者床边对其进行严密监护，从而保证患者安全，促进患者早日恢复。重症监护室配备有呼吸机、心电监护仪、血气分析仪、血透机、主动脉内球囊反搏动仪等多种监护抢救设备(图 8-1、图 8-2)。

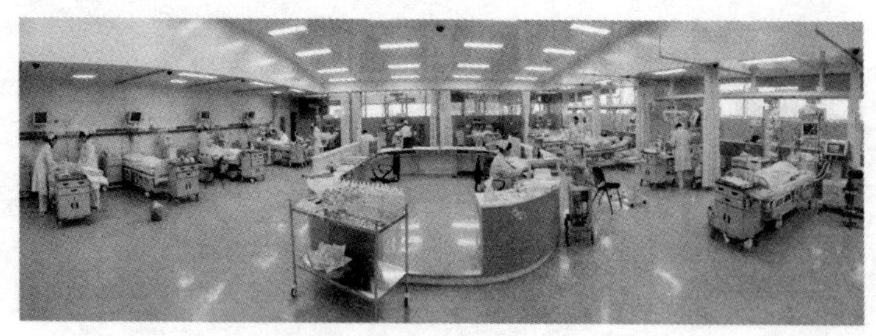

图 8-1　心血管外科 ICU 环境

10 在 ICU 内患者会有哪些经历？怎样才能配合好治疗？

患者将在全麻体外循环下行手术，术后返回 ICU 时会有气管插管连接呼吸机辅助呼吸，直至患者意识清楚、病情许可时才能拔出。在气管插管期间，为避免患者因躁动而意外拔出气管插管，医护人员会使用约束带将患者双手约束(图 8-3)。患者醒来后，不要恐惧害怕，头部不要左右摇晃，以防气管插管损伤咽喉或移位脱出。

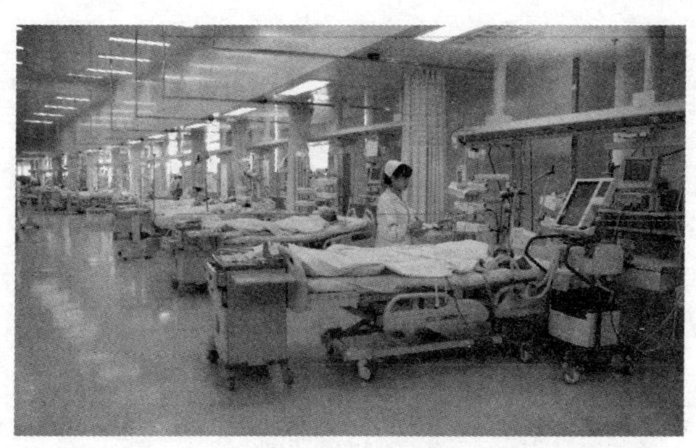

图 8-2　心血管外科 ICU 床单元与设备

为保持患者呼吸道通畅，护士每隔一段时间会为患者吸痰，患者会觉得不适，但这对顺利恢复极其重要。

当患者正进行气管插管，又需要表达意愿时，可通过肢体语言或书写白板、沟通图册（图 8-4）等与医护人员沟通。

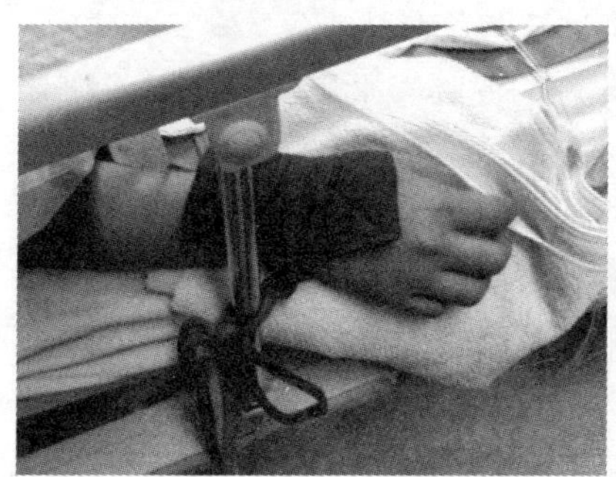

图 8-3　约束带约束双手

想咳嗽吗？
伤口疼吗？
you feel pain？
你想喝水吗？
Do you want to have some drink?

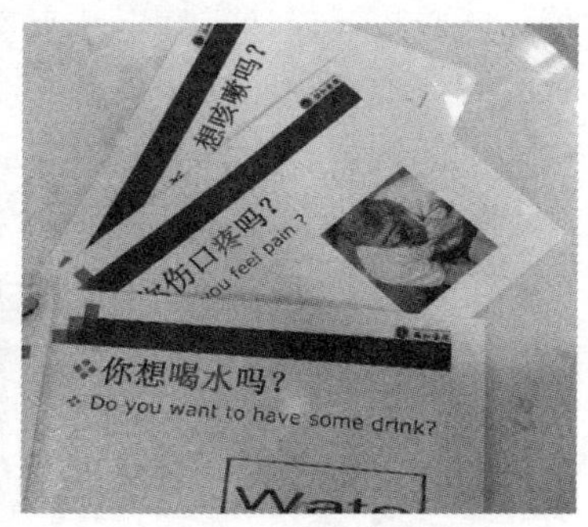

图 8-4　沟通图册

为促进气道内分泌物的排出，护理人员会为患者拍背助咳，拍背时护理人员会掌握合适的力度和频率，可能患者会觉得有些不适，但仍请患者能积极配合进行深呼吸锻炼与咳嗽，以减少肺部并发症的发生。记住：多咳嗽，少花钱，恢复快。

当患者清醒后会听到附近一些仪器工作或报警的声音，不必感到意外和紧张，医护人员会实时关注着患者的情况，为患者的康复保驾护航。

留置导尿管可能会使患者感到不舒服，有膀胱、尿道刺激感，总想小便，这是正常现象，拔出后不适感将很快缓解。

11 患者入住ICU期间家属能否探视？怎样知晓患者病情？

为避免交叉感染，患者入住ICU期间，将限制家属探视。一般医院的探视规定如下：周一至周五，17:00—18:00，监护室医生向家属交代患者病情；入住ICU超过3天的患者，病情交代完毕后将安排1～2名家属探视，时间为5～10 min；逢周末或节假日，将由手术组医生于上午查房后告知家属患者的情况。

12 如何进行有效咳嗽和深呼吸锻炼？

有效咳嗽和深呼吸锻炼能预防术后肺部感染和肺不张的发生。有效咳嗽是指深吸气后进行的暴发式的咳嗽，能促进深部痰液的排出，避免出现肺部感染，促进肺部扩张。建议分步进行。先深吸一口气后轻咳两声以松动痰液，再深吸气，屏气3～5 s后用力咳嗽，促使下呼吸道痰液运行到上呼吸道。若患者难以进行暴发式咳嗽，可嘱其深吸气、屏气，同时医护人员在患者吸气末用手指按压其胸骨切迹上的气管，刺激气管黏膜诱发咳嗽。

深呼吸锻炼是指经鼻腔慢慢吸气，使肺泡最大限度地膨胀，憋气3～5 s后再徐徐将气体经双唇间呼出。先呼后吸，呼气时收腹、缩唇(图8-5)，徐徐呼出，呼毕再慢慢吸气，每3～4 h进行1次，每次约10 min。

深呼吸锻炼的方法多样，现简介如下几种方法。

(1) 吹气球法：此方法经济、便捷，操作简单，富有趣味性，尤其适用于低龄儿童。

(2) 深呼吸训练器法：此方法能锻炼患者肺活量，操作前护士将刻度指针拨到目标水平。患者手持训练器，平静呼气后，紧含口含器，缓慢吸气，尽量升高活塞顶端到要求的水平，维持流量杯的顶端处于“Best”流量范围。吸气结束，移开口含器，屏气约2 s，然后平静呼气，使活塞重新回到容器底部。休息2 min后再重复上述训练。

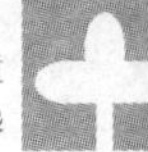

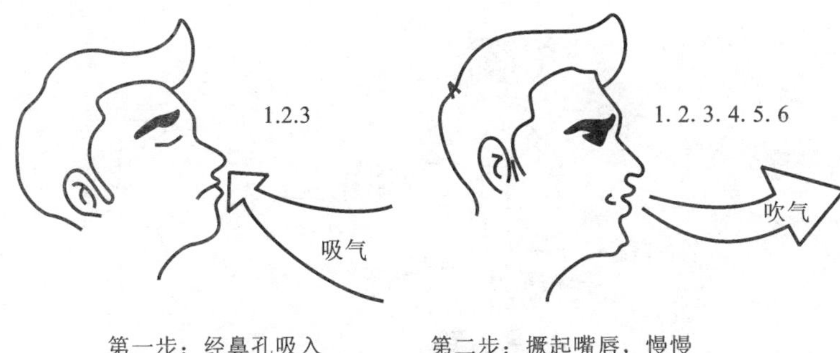

图 8-5　缩唇呼吸法

(3) 腹式呼吸法：患者半卧或半坐于床上，双膝弯曲，一只手放在胸骨柄上以感受胸部起伏，另一只手放在脐部以感觉腹部是否隆起。呼气时放在腹部的手向上向内推压，帮助腹肌收缩；吸气时，腹部隆起至不能再吸入气体为止，屏气 3 s 后缩唇、缓慢呼气至腹部凹陷。注意应缓慢呼气，可采取缩唇呼气法，时间至少是吸气时间的 2 倍(图 8-6)。

(三) 术后健康教育知识

13 心脏外科疾病术后多长时间可以进食、进水?

心脏外科疾病术后患者带气管插管返回 ICU。带气管插管期间，患者不能经口进食进水。拔出气管插管后，患者多口渴难耐，但因全麻使患者的吞咽和呛咳反射受损，极易造成误吸。为保障患者安全，拔出气管插管 4 h 后方可饮水，6～8 h 后可进食流食如稀饭、面条等。

14 患者心脏外科疾病术后饮食要注意什么?

合理膳食，均衡营养。根据食物金字塔，按比例摄取鱼、肉、新鲜蔬菜水果、谷物等即可。要控制食盐的摄入量。食盐摄入量过多，将引起血压升高，增加心脏负担，每日食盐摄入量应控制在 3～5 g。腌制品、榨菜、豆腐乳等含盐量高的食品应少吃。不能暴饮暴食。建议少食多餐。

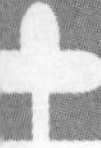

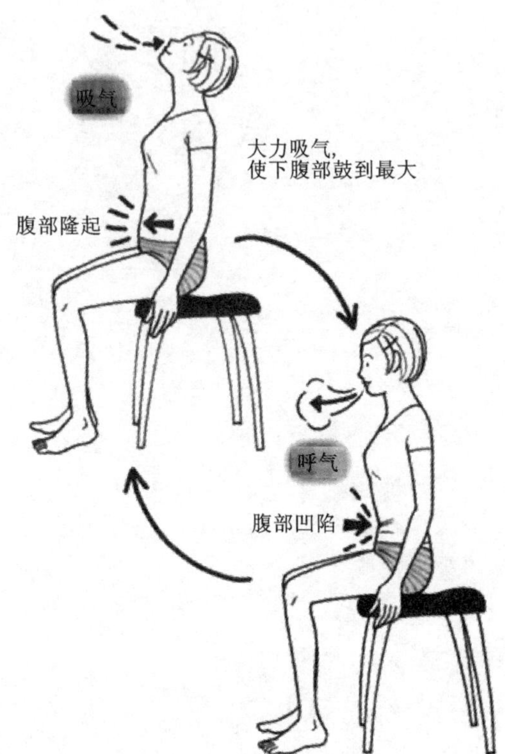

图 8-6　腹式呼吸法

15 心脏外科疾病术后休息与活动时应遵循哪些原则?

术后早期以慢步为宜，跑步、游泳等剧烈活动将增快心率，心肌耗氧量增加，不利于心功能的恢复。3 个月后可逐渐恢复正常生活、工作，也不宜从事重体力劳动。尽量少到人群密集的地方，避免上呼吸道感染。

16 开胸术后伤口如何护理?

保持伤口局部干燥，避免抓挠，一般 10 天左右可拆线。拆线后伤口上有干痂，待其自然脱落，不要用手剥除或用水浸泡。伤口局部及周围可能有疼痛不适，这是术后常见的反应。伤口若出现红肿、渗血、周围隆起时，应及时告知医护人员。

拆线后只要伤口愈合好就可以洗澡了，但不要用有刺激性的肥皂，不要用力摩擦伤口处皮肤，如果用润肤膏，不要将其直接涂在伤口上。当发现伤口有红、肿、胀痛的感觉或有流水、发热时，应尽快去医院检查是否有伤口感染。

出院后，因为伤口尚未完全愈合，胸骨尚不稳定，在最初几周患者可能会感到伤口不舒服，如打喷嚏、咳嗽、突然变换体位或长期不活动时会有疼痛或不适感，1～2个月以后会明显改善。

部分冠脉搭桥术后患者腿上可能会有一条很长的伤口，那是取用了患者自体的大隐静脉后所致。伤口两边皮肤有轻微麻木感是正常现象。术后3～6个月不宜久立，站立或外出散步时，取过血管的腿穿弹力袜可有效防止因静脉回流不畅所致的腿部肿胀。当坐下或躺下时，建议将取过血管的腿抬高。

(四)出院健康教育知识

17 如何避免开胸术后鸡胸的形成?

儿童因胸骨尚未发育完善，开胸术后，胸骨完整性被破坏，易出现胸骨凸隆的现象，俗称“鸡胸”。为避免出现鸡胸，术后早期，患儿应尽量避免侧卧睡觉，并配合使用胸带半年、保持正常的身体姿势。也可使用鸡胸防治仪予以压平并固定胸骨，使之生长平整、美观。

18 出院后需要休息多长时间才能上学或上班?

出院后建议患者休息3～6个月，待心功能恢复至一定水平，如上下楼梯、散步或久坐不觉劳累为宜。出院后在家中时应有意识地逐渐增加活动量，循序渐进地增加坐、站立、散步的时间和频率，为上学或上班做准备。

19 孩子出院后能按原计划预防接种吗?

一般来说，手术3个月后无发热等异常，即可进行预防接种。具体应谨听保健医生的建议。

20 术后复查怎样安排?

不同手术术后复查时间安排不一、复查内容也不尽相同，一般包括身体检查、心电图、超声心动图、胸部X线、血生化检查等。医生会根据本次复查情况通知患者下一次复查时间，表8-3为术后一般复查时间规律。

表 8-3　术后复查时间

疾病	复查时间
简单先心	术后1个月、术后3个月
复杂先心	术后1个月、3个月、6个月，根据是否行根治术由手术医生具体安排复查时间
瓣膜病	术后1周、2周、4周、2个月、3个月、6个月，以后每3～6个月复查一次
冠心病	术后1周、2周、4周、3个月、6个月，以后每3～6个月复查一次
大血管疾病	术后1个月、3个月、6个月，以后每半年复查一次
心脏移植	术后2周、4周、2个月、3个月、6个月，以后每3～6个月复查一次

（王慧华）

主要参考文献

［1］ 向国娇.单腔中心静脉导管在胸腔闭式引流中的临床应用及护理[J].当代护士,2015,6(2):139-140.

［2］ 张静娟,薛芃石,赵白雪,等.饮食干预对腹膜透析患者营养状况的影响[J].中华护理杂志,2015,50(1):62-65.

［3］ 杨莉.大量心包积液患者彩超监控下心包穿刺抽液的护理[J].大家健康,2014,8(10):68-69.

［4］ 李秋杰.42例肺动脉狭窄患者的护理体会[J].中外健康文摘,2014,19(19):216-217.

［5］ 曹芳,莫绪明.小儿先天性二尖瓣畸形的外科治疗进展[J].中华临床医师杂志(电子版),2014,8(19):3547-3552.

［6］ 栾颖,刘卓.防治心脏病从每天做起[M].2版.北京:人民军医出版社,2014.

［7］ 范英,赵香芝,高玉丽,等.实时三维超声心动图对三尖瓣下移畸形的诊断价值[J].临床超声医学杂志,2014,16(1):55-57.

［8］ 李燕君.曾珠.心脏移植护理学[M].北京:人民卫生出版社,2014.

［9］ 洛佩,程千鹏,武晋晓,等.实时动态血糖监测的准确性评估及相关因素分析[J].中华内分泌代谢杂志,2013,29(11):954-958.

［10］ 魏娟芳.中心静脉导管治疗自发性气胸的护理[J].当代护士(专科版),2013,6(11):66-67.

［11］ 刘芳芳.心包积液65例临床超声心动图[J].中国现代药物应用,2013,7(15):27-28.

［12］ 张海华,周冬兰,周泽虹.冠心病合并糖尿病的观察和护理进

展[J].实用临床医药杂志,2013,17(4):45-47.

[13] 陈晓娜,李慧慧.床旁临时起搏器安置的观察及护理[J].大家健康,2013,7(9):162.

[14] 丁文祥,苏肇伉.现代小儿心脏外科学[M].济南:山东科学技术出版社,2013.

[15] 阮满真,黄海燕.危重症护理监护技术[M].北京:人民军医出版社,2013.

[16] 符霞.血液透析护理实践指导手册[M].北京:人民军医出版社,2013.

[17] 康萍.系统化健康干预对腹膜透析患者依从性的影响[J].天津护理,2012,20(3):161.

[18] 王华.腹膜透析并发症的观察和护理体会[J].现代中西医结合杂志,2012,21(15):1693-1694.

[19] 邹朝晖,方慧苹,陈丽.腹膜透析相关性腹膜炎的原因分析及对策[J].护理实践与研究,2012,9(20):89-90.

[20] 刘成硅,董念国,孙宗全,等.120 例感染性心内膜炎的外科治疗[J].中国胸心血管外科临床杂志,2012,19(3):323-325.